STANISLAV UND CHRISTINA GROF

HOLOTROPES ATMEN

NACHTSCHATTEN VERLAG

STANISLAV UND CHRISTINA GROF

HOLOTROPES ATMEN

Eine neue Methode der Selbsterforschung und Therapie

Mit einem Vorwort von Jack Kornfield

Aus dem amerikanischen Englisch übersetzt von
Stephan Schuhmacher

NACHTSCHATTEN VERLAG

Verlegt durch:
Nachtschatten Verlag AG
Kronengasse 11
CH-4500 Solothurn
Tel: 0041 32 621 89 49
Fax: 0041 32 621 89 47
info@nachtschatten.ch
www.nachtschatten.ch

3. Auflage 2025

Der Nachtschatten Verlag wird vom Bundesamt für Kultur mit einem Strukturbeitrag für die Jahre 2021–2025 unterstützt.

Lektorat und Korrektorat: Iwona Eberle, Zürich
Umschlaggestaltung und Layout: Nina Seiler, Zürich
Mitarbeit: Chris Heidrich, Klaus John

Die Publikation dieses Buchs wurde ermöglicht durch Dr. Friederike Meckel Fischer, Zürich

Druck: Druckerei & Verlag Steinmeier, Deiningen
Printed in Germany

ISBN 978-3-03788-280-1

Auslieferung EU:
LKG
Agorando Technologies GmbH
An der Südspitze 1-12
D-04571 Rötha
info@agorando.com

Aus Gründen der besseren Lesbarkeit wird im deutschen Text verallgemeinernd das generische Maskulinum verwendet. Diese Formulierungen umfassen gleichermaßen weibliche und männliche Personen; alle sind damit selbstverständlich gleichberechtigt angesprochen.

INHALT

ANHANG 1

Spezielle Situationen und Interventionen in holotropen Atemsitzungen

VORWORT

Sie halten ein visionäres Buch in Händen, ein Buch, das ein neues Verständnis von Heilung, geistiger Gesundheit und des menschlichen Potenzials vermittelt – zusammen mit wirksamen Techniken zur Herbeiführung der entsprechenden Wandlungen. Ein derartig integriertes Verständnis zu entwickeln, ist von entscheidender Bedeutung für das 21. Jahrhundert.

Die vorherrschende materialistische Kultur hat zu einer aufgespaltenen Welt geführt, in der das Heilige in Kirchen und Tempel verbannt wurde, die Fitnesscenter für den Körper zuständig sind und die geistige Gesundheit von Pillen aus der Apotheke hergestellt werden soll. Das wirtschaftliche Wachstum wird vorangetrieben, als hätte es nichts mit der Umwelt zu tun, und Ignoranz, Rassismus und Kriege entzweien weiterhin Menschen und Nationen. Diese Spaltungen und das dadurch hervorgebrachte große Leiden sind das Ergebnis eines engen und eingeschränkten menschlichen Bewusstseins.

Im Laufe ihrer jahrzehntelangen Arbeit haben Christina und Stan eine Psychologie entwickelt, die das zersplitterte Bewusstsein der Welt wieder zu einer Einheit zusammenfügt. Sie bieten uns eine Psychologie der Zukunft an, eine Psychologie, die unser menschliches Potenzial erweitert und uns wieder miteinander und mit dem Kosmos verbindet. Beim Ausarbeiten dieses neuen Paradigmas haben sie den mutigen und prophetischen Geist von Pionieren an den Tag gelegt und sich damit in jene Handvoll bemerkenswerter Gestalten eingereiht, mit deren Hilfe es zu einem revolutionären Wachstumsschub auf dem Gebiet der Psychologie gekommen ist.

Dieses Buch ist in erster Linie eine detaillierte Anleitung zur Erfahrung und Ausübung des Holotropen Atmens, doch es führt weit darüber hinaus. Es skizziert die radikal von der herkömmlichen Psychologie abweichende Vision dieser neuen Psychologie. Zunächst einmal enthält es eine der umfassendsten Landkarten der menschlichen Psyche, die mir je begegnet sind. In ihrem Rahmen wird die gesamte Bandbreite der menschlichen Erfahrung gewürdigt und eingeordnet. Allein schon die Kenntnis dieser Landkarte, die Stan und Christina zu Beginn ihrer Workshops vorstellen, wirkt heilsam auf die Teilnehmer. Sie umfasst, validiert und integriert ein solch breites Spektrum von Erfahrungen, dass es im Herzen mancher Menschen, die nur davon hören, bereits zu Heilung kommt.

Die holotrope Landkarte der menschlichen Erfahrung ist nicht nur theoretischer Natur, sie ist aus umfangreicher klinischer und experimenteller Erfahrung entstanden. Wer eine große Gruppe bei der Ausübung des Holotropen Atmens beobachtet, wird Zeuge einer bemerkenswerten Bandbreite von Erfahrungen: Teilnehmer, die irgendein Stadium ihrer eigenen Geschichte erneut durchleben oder die in den Bereich der Archetypen, der Tiere oder von Geburt und Tod eintreten. Wer an einer Gruppensitzung mit dieser Atemarbeit teilnimmt, hat den Eindruck, sich mitten in Dantes *Göttlicher Komödie* zu befinden, wo die Bereiche von Paradies, Fegefeuer und Hölle zur Schau gestellt werden, während die Atmenden den tiefgreifenden Prozess des Atmens, der Heilung und des Erwachens durchlaufen.

Die Disziplin des Holotropen Atmens erweitert das Feld der geistigen Gesundheit und der Psychotherapie. Die meisten medizinischen Ausprägungen westlicher Psychologie haben sich auf das Studium krankhafter Erscheinungen beschränkt. Die Arbeit der Grofs führt jedoch nicht nur zu neuen Einsichten auf dem Gebiet der Psychopathologie, sondern liefert dar-über hinaus eine umfassende Sicht der geistigen Gesundheit und des menschlichen Wachstumspotenzials, eine Sicht, die den Horizont der Psychologie auf perinatale, transpersonale, transkulturelle und mystische Bereiche ausweitet. Sie umfasst in einem organischen Ansatz die indigene Weisheit des Schamanismus und ein Wissen um die natürliche Welt, das die kulturelle und historische Grundlage des Bewusstseins darstellt, sowie die weitreichenden Erkenntnisse der modernen Physik und der Systemtheorie. In diesem Rahmen werden persönliche und universale Aspekte gleichermaßen gewürdigt sowie die körperlichen und biografischen, die kulturellen, evolutionären und spirituellen Dimensionen unseres Menschseins berücksichtigt.

Die Vision, die hinter dem Holotropen Atmen steht, führt zudem zu einer grundsätzlichen Neudefinition des Heilers: Die Definition verschiebt sich vom „Heiler als Fachmann“ – dem Arzt, der am besten weiß, wie der unwissende Patient zu behandeln ist – zum „Heiler als Geburtshelfer". In dieser Rolle sichert, erleichtert und unterstützt der Heiler den tiefgreifenden natürlichen Selbstheilungsprozess des Patienten. Gemäß dieser neuen Vision liegt die Weisheit nicht beim Therapeuten, Psychiater oder Heiler, sondern in der Psyche des Individuums, dessen Weisheit gepflegt und zum Blühen gebracht wird.

Wie die Fallbeispiele in diesem Buch zeigen, sind die Früchte des Holotropen Atmens bemerkenswert. Aus diesem überaus wirksamen Prozess ergibt sich spontan die Heilung von Krankheiten, Angst, Depression und Konflikten. Traumata und Missbrauch werden geheilt, das Individuum wird wieder in Familie und Gemeinschaft integriert, Mitgefühl, Vergebung, Lebensmut und Liebe blühen auf, ein neuer Sinn wird gewonnen, und der Einzelne findet zurück zu seiner verlorenen Seele sowie zu höchsten spirituellen Einsichten.

Doch dieses Buch ist nicht nur visionär, es ist auch ein Leitfaden für Menschen, die das Holotrope Atmen praktizieren und erleben wollen. Auf ganz praktische Weise geben Christina und Stan Anleitungen für das Holotrope Atmen, dazu, wie man in die Praxis einführt, wie man die Patienten unterstützt und ihre Sicherheit gewährleistet, wie man mit unerwarteten Schwierigkeiten umgeht und wie man die gemachten Erfahrungen in den Alltag integriert. Sie betonen, wie wichtig die Entspannung und Heilung durch begleitende Körperarbeit ist, und sie gehen auf die Rolle von Musik, bildender Kunst und dem Geschichtenerzählen ein, die so wesentlich für die Atemarbeit sind.

Es war mir vergönnt, während fünfunddreißig Jahren von Stan und Christina zu lernen und mit ihnen zusammenzuarbeiten. Durch meine Schulung als buddhistischer Mönch in Burma, Thailand und Indien hatte ich bereits wirksame Atemübungen sowie visionäre Bereiche des Bewusstseins kennengelernt, und ich empfand es deshalb als großes Geschenk, in ihrer Arbeit eine wirkungsvolle Entsprechung zu diesen Praktiken in der westlichen Welt zu finden. Es war mir sehr wichtig, seit den Anfängen des Holotropen Atmens bis zu seiner heutigen Ausprägung zum Wachstum dieser Methode beitragen zu können, und ich lernte die internationale Gemeinschaft der Übenden, die mit dieser Praxis herangewachsen ist, zutiefst schätzen.

In der holotropen Atemarbeit haben Stan und Christina wissenschaftliches und intellektuelles Verständnis, das Männliche und das Weibliche sowie uralte und postmoderne Weisheit miteinander verschmolzen, und sie haben Menschen auf allen Kontinenten Zugang zu ihrer Arbeit und ihrer Ausbildung verschafft. Ich bin der Überzeugung, dass man ihre Arbeit eines Tages als einen wichtigen Beitrag zur Disziplin der Psychologie und zur Heilung der Welt ansehen wird.

Jack Kornfield
Spirit Rock Meditation Center
Woodacre, Kalifornien
2010

DANKSAGUNG

Meiner früheren Frau Christina, die dieses Buch gemeinsam mit mir schrieb und die am 15. Juni 2014 in Mill Valley, Kalifornien, gestorben ist, gedenke ich in Liebe und Dankbarkeit. Wir haben die holotrope Atemarbeit am Esalen-Institut in Big Sur, Kalifornien, im Jahr 1974 gemeinsam erschaffen. Wir lebten in Esalen und leiteten dort 14 Jahre lang Workshops zur holotropen Atemarbeit. Wir sind auch durch die Welt gereist und haben 25 Jahre lang Atemsitzungen, Vorträge, Seminare und Konferenzen abgehalten. 1989 begannen wir mit der Ausbildung im Holotropen Atmen. Christina organisierte außerdem gemeinsam mit mir die Internationalen Transpersonalen Konferenzen (ITA), wo wir vor der Konferenz jeweils große Workshops zum Holotropen Atmen anboten. Christina gründete 1980 zudem das Spiritual Emergency Network und hat zum Verständnis der Sucht als spirituelle Suche beigetragen. Ich bin zutiefst dankbar für ihre Unterstützung und ihre Beiträge über all die Jahre hinweg; die Erinnerung an sie bleibt in unseren Herzen und in den Herzen vieler anderer Menschen tief verankert.

Während dieser langen Zeit, in der Christina und ich das Holotrope Atmen entwickelt, praktiziert und gelehrt und unsere Arbeit in vielen Ländern der Welt verbreitet haben, wurde uns von vielen Freunden, Kollegen und Teilnehmern unseres Programms unschätzbar wertvolle emotionale, praktische und finanzielle Unterstützung zuteil. Wir danken all diesen Menschen hier pauschal, in aller Bescheidenheit und von ganzem Herzen. Mein besonderer Dank gilt Tav Sparks und Diane Haug, die mit mir viele Jahre im Grof Transpersonal Training als Lehrer in verschiedenen Ländern der Welt tätig waren, nachdem Christina aus gesundheitlichen Gründen nicht mehr reisen konnte. Auch allen anderen Lehrern unserer Arbeit, Facilitators und Teilnehmern an unseren Workshops und Trainings gebührt meine tiefe Dankbarkeit und mein Respekt für ihren Mut, diese innere Reise selbst anzutreten und die damit verbundenen Prozesse der Transformation und Heilung zu erleben und zu begleiten.

Seit 2015 bin ich nicht mehr mit dem Grof Transpersonal Training (GTT) und der Marke Holotropic Breathwork® assoziiert.

Im April 2016 heiratete ich meine Frau Brigitte Grof, und wir reisten und lehrten gemeinsam in vielen Ländern. Im August 2018 erlitt ich einen Schlaganfall, der mein Sprachzentrum beeinträchtigte. Brigitte hat mich seither mit ihrer Liebe und all der Arbeit, die sie für mich und unsere Projekte geleistet hat, wunderbar unterstützt, insbesondere bei der Entwicklung unseres neuen Trainings. Ohne sie wäre das alles nicht möglich gewesen. Im Jahr 2020 starteten wir das neue Training in holotropen Bewusstseinszuständen – das Grof® Legacy Training – in zahlreichen Ländern in Europa, den USA, dem spanischen und portugiesischen Südamerika und Asien. In unserem Training wird die Technik des Holotropen Atmens unter dem Markennamen Grof® Breathwork gelehrt. Die Studenten lernen, mit Grof® Breathwork mit einer Vielzahl von holotropen Bewusstseinszuständen zu arbeiten sowie Menschen in psychedelischen Sitzungen und in transpersonalen Krisen (spirituellen Notfällen) zu unterstützen.

Wir benötigten Hilfsmittel für unsere Lehrer und Schüler, insbesondere die Übersetzungen meiner Enzyklopädie für innere Reisen (*Der Weg des Psychonauten*) und für den von Susan Hess Logeais produzierten gleichnamigen Dokumentarfilm. Diese Projekte erforderten eine umfangreiche finanzielle Unterstützung, und ich bin unseren Freunden zutiefst dankbar für ihre großzügige finanzielle und emotionale Zuwendung, einige von ihnen erst seit Kurzem, andere schon seit vielen Jahren – John Buchanan, Betsy Gordon, Paul Grof, George Sarlo, Bo Shao, Oleg Gorelik, Bill Melton und Meihong Xu.

Die finanzielle Unterstützung von Konrad Fischer und Dr. Friederike Meckel-Fischer von der deutschen Publikation des Holotropen Atmens war für das Zustandekommen dieses Buches absolut notwendig.

Ich bin unseren Freunden Roger Liggenstorfer, Chris Heidrich, Markus Berger und Nina Seiler vom Nachtschatten Verlag sehr dankbar, dass sie dieses Buch nun schon in der 2. Auflage nochmals überarbeitet haben und verlegen.

Meine tiefe Dankbarkeit gilt auch Dr. Sylvester Walch, Dr. Ingo B. Jahrsetz und meiner Frau Brigitte Grof, geb. Ashauer, für ihr Engagement für das Holotrope Atmen seit Beginn der 90er Jahre in der Leitung von Seminaren und Ausbildungen im deutschsprachigen Raum.

EINLEITUNG

Dieses Buch beschreibt Theorie und Praxis des Holotropen Atmens, einer von uns beiden in der zweiten Hälfte der 1970er Jahre entwickelten neuen Methode der Selbsterforschung und Psychotherapie. Das Holotrope Atmen führt Elemente aus den unterschiedlichen Ansätzen der Tiefenpsychologie – der Theorie und Praxis der Schulen von Freud, Reich, Rank und Jung – zusammen und integriert diese; hinzu kommen Einsichten der modernen Bewusstseinsforschung und der Anthropologie sowie Praktiken der östlichen Spiritualität und der mystischen Traditionen der Welt (eine Erklärung des Begriffs „holotrop“ finden Sie auf Seite 39). Zwar haben wir das Holotrope Atmen seit mehr als dreißig Jahren im Rahmen unserer Workshops, von internationalen Konferenzen und bei der Ausbildung von Facilitators auf der ganzen Welt praktiziert, aber dieses Buch ist die erste umfassende Darstellung von Theorie und Praxis dieser neuen Strategie der Psychotherapie und Selbsterforschung.

Das Buch beginnt mit einem kurzen Überblick über die historischen Wurzeln des Holotropen Atmens. In Kapitel 1 erkennen wir den Einfluss der bahnbrechenden Arbeit von Sigmund Freud an, dem Begründer der Tiefenpsychologie, aber auch der Arbeit seiner Schüler, die das Verständnis der menschlichen Psyche weiter vertieft haben. Das Holotrope Atmen hat zudem bestimmte Elemente mit den erfahrungsorientierten Therapien gemeinsam, die während der 1960er Jahre im Rahmen der Humanistischen Psychologie auftauchten. Die Entdeckung der machtvollen psychoaktiven Wirkungen von LSD-25 und unsere Erfahrung mit der psychedelischen Therapie machten es uns möglich, die tiefsten Winkel der Psyche auszuloten und das erstaunliche therapeutische Potenzial außergewöhnlicher Bewusstseinszustände zu erkennen. Das Kapitel endet mit einer Darstellung der Ursprünge der Transpersonalen Psychologie, jener Disziplin, die das theoretische Fundament für das Holotrope Atmen liefert.

Kapitel 2 erörtert, inwiefern die Arbeit mit außergewöhnlichen Bewusstseinszuständen unser Verständnis der Natur des Bewusstseins und der menschlichen Psyche in Krankheit und Gesundheit verändert. Diese

„Psychologie der Zukunft“ (Grof 2000), die für die Ausübung des Holotropen Atmens unerlässlich ist, liefert uns eine enorm erweiterte Landkarte der Psyche, eine Karte, die sich nicht wie das Modell der akademischen Psychologie auf die nachgeburtliche Biografie und das freudsche individuelle Unbewusste beschränkt. Sie umfasst zwei wichtige zusätzliche Bereiche, den *perinatalen* (in Zusammenhang mit Erinnerungen an die biologische Geburt stehenden) sowie den *transpersonalen* Bereich (das historische und archetypische kollektive Unbewusste). Gemäß diesem neuen Verständnis der „Architektur der Psychopathologie“ liegen die Wurzeln von emotionalen und psychosomatischen Störungen nicht allein im Säuglingsalter und in der Kindheit, sondern sie reichen tief in diese bisher verkannten Bereiche des Unbewussten hinab. Diese scheinbar entmutigende Entdeckung wird aufgewogen durch die Entdeckung neuer, wirksamer therapeutischer Mechanismen, die uns in außergewöhnlichen Bewusstseinszuständen auf der perinatalen und der transpersonalen Ebene des Bewusstseins zur Verfügung stehen.

Die neuen Erkenntnisse zur Strategie der Selbsterforschung und Therapie stellen die wahrscheinlich radikalsten Innovationen der neuen Psychologie dar. Das breite Spektrum der psychotherapeutischen Schulen und der erstaunliche Mangel an Übereinstimmung zwischen ihnen in Hinsicht auf die fundamentalsten Aspekte von Theorie und Praxis sind Ausdruck der unzulänglichen Strategie, die ihnen allen (mit Ausnahme der Analyse nach Jung) gemeinsam ist. Sie versuchen nämlich, ein intellektuelles Verständnis der Funktionsweise der Psyche zu gewinnen und daraus dann eine Technik abzuleiten, die es ermöglicht, diese Funktionsweise zu korrigieren. Die Arbeit mit außergewöhnlichen Bewusstseinszuständen bietet eine völlig neue Herangehensweise, die den therapeutischen Prozess wesentlich vereinfacht. In diesen Zuständen wird ein „inneres Radar“ aktiviert, das automatisch das Material mit starker emotionaler Ladung ausfindig macht und es zur Bearbeitung ins Bewusstsein hebt. Der Therapeut greift nicht aktiv in diesen Prozess ein, sondern er ist ein „Mitabenteurer“, der das Geschehen auf intelligente Weise unterstützt.

In einem wichtigen Teil des zweiten Kapitels wird das Problem von Spiritualität und Religion angesprochen. Die traditionellen Psychiater und Psychologen haben sich einer materialistischen Einheitsweltanschauung verschrieben, in der es keinen Raum für irgendeine Form von Religion oder Spiritualität gibt. Dagegen basiert die Arbeit der Facilitators des Holotropen Atmens auf der Transpersonalen Psychologie, einer Disziplin, die eine auf direkter persönlicher Erfahrung beruhende Spiritualität als legitime und wichtige Dimension der menschlichen Psyche und des menschlichen Lebens ansieht. Viele Beobachtungen aus der holotropen Atemarbeit und aus anderen Ansätzen, die mit außergewöhnlichen Bewusstseinszuständen arbeiten, sind so einschneidend, dass sie nicht nur das Denkgebäude der gängigen Psychologie und Psychiatrie unterminieren, sondern auch die metaphysischen Grundannahmen der westlichen Wissenschaft über die Natur des Universums und die Beziehung zwischen Bewusstsein und Materie infrage stellen.

Kapitel 3 erörtert die Grundbestandteile des Holotropen Atmens und macht deutlich, dass sie im rituellen Leben der Stammeskulturen und in den spirituellen Praktiken der Weltreligionen sowie in verschiedenen mystischen Traditionen wurzeln. Hier erkunden wir die wesentliche Rolle, die Atmung und Musik im Verlauf der gesamten menschlichen Geschichte gespielt haben – in Heilungszeremonien und als wichtiges Element unterschiedlicher „Technologien des Heiligen". Der nährende Körperkontakt und die Körperarbeit, die im Holotropen Atmen angewendet werden, haben gleichfalls Vorläufer in verschiedenen Ritualen der Eingeborenen. Auch das Mandala-Malen, das den Prozess der Integration von holotropen Erfahrungen unterstützen soll, hat bereits eine lange Geschichte in den Ritualen der Stammeskulturen, im spirituellen Leben alter Zivilisationen sowie in den religiösen Traditionen des Ostens.

In Kapitel 4 findet sich eine detaillierte Darstellung der Praxis des Holotropen Atmens: Wie man ein sicheres Umfeld mit einer tragenden zwischenmenschlichen Unterstützung für die Teilnehmer schafft, wie man sie theoretisch und praktisch auf eine Sitzung vorbereitet, und wie man zuvor sicherstellt, dass es keine körperlichen oder emotionalen Kontraindikationen gibt. Hier werden die grundlegenden Prinzipien für die Durchführung einer Atemsitzung erörtert sowie die Rolle der Begleiter (Sitter) und der Facilitators sowie die Natur der Erfahrungen, zu denen es in einer holotropen Atemsitzung kommt. Ein wichtiges Thema in diesem Kontext ist das Mandala-Malen und die Anleitung von Gruppen, in denen die Erfahrungen aufgearbeitet werden.

Das Ergebnis einer holotropen Atemsitzung hängt ganz wesentlich von der guten Integration der Erfahrung ab. In Kapitel 5 werden wichtige Aspekte dieses Prozesses beschrieben: Wie man die bestmöglichen Rahmenbedingungen für eine erfolgreiche Integration schafft, wie man den Übergang ins Alltagsleben erleichtert, welche Wechselwirkungen mit der jeweiligen Kultur zu beachten sind und wie man die Nachbereitungsgespräche durchführt. Dabei gehen wir insbesondere auf die verschiedenen therapeutischen Ansätze ein, die sich zur Ergänzung der Atemarbeit eignen und die eine Integration der holotropen Erfahrung erleichtern – unter anderem die Gestalttherapie, gute Körperarbeit, Ausdruck durch Malerei und Tanz, Jacob Morenos Psychodrama, die Sandspieltherapie von Dora Kalff, Francine Shapiros EMDR *(Eye Movement Desensitization and Reprocessing)* und Bert Hellingers Familienaufstellung.

Das Holotrope Atmen ist eine radikale Neuerung auf dem Gebiet der Psychotherapie und weicht in vielerlei Hinsicht von den konventionellen Ansätzen ab. Zu seinen Besonderheiten gehören das Erzeugen außergewöhnlicher Bewusstseinszustände, die Verwendung ungewöhnlicher Musik von großer Lautstärke, der Ausdruck starker Emotionen und heftige körperliche Reaktionen sowie enger Körperkontakt. Dies alles kann bei Personen, die nicht mit dieser Arbeit vertraut sind, starke Reaktionen auslösen. Kapitel 6 trägt die Überschrift „Herausforderungen und Schwierigkeiten für die Facilitators des Holotropen Atmens". Es ist eine Sammlung von Geschichten über abenteuerliche Erfahrungen und Herausforderungen, denen wir bei der Durchführung von Workshops des Holotropen Atmens in verschiedenen Erdteilen und in unterschiedlichen Kulturkreisen begegnet sind.

In Kapitel 7 geht es um das therapeutische Potenzial des Holotropen Atmens und um die Mechanismen von Heilung und Transformation, die in außergewöhnlichen Bewusstseinszuständen zugänglich werden. Wir erörtern die positiven Auswirkungen, die diese Herangehensweise bei einer Vielzahl von emotionalen und psychosomatischen Störungen haben kann, ja sogar bei einigen Krankheiten, die nach Ansicht der Schulmedizin organischer Natur sind. Ein anderer wichtiger Aspekt der Wirkung des Holotropen Atmens sind seine Konsequenzen für die Persönlichkeit, die Lebensführung und das Wertesystem. Mit Beispielen der Erfahrung von Menschen, die von amerikanischen und australischen Ureinwohnern abstammen, zeigen wir, welches Potenzial zur Heilung von kulturellen Wunden und zur Auflösung historischer Konflikte das Holotrope Atmen hat.

Kapitel 8 erkundet die therapeutischen Mechanismen, die in der holotropen Atemarbeit wirksam werden. Dieser Ansatz intensiviert sämtliche aus den herkömmlichen Gesprächstherapien bekannten Vorgänge: das Aufweichen psychischer Verteidigungsmechanismen, das Erinnern vergessener oder verdrängter traumatischer Erfahrungen, das Rekonstruieren der Vergangenheit aus Träumen oder neurotischen Symptomen, intellektuelle und emotionale Einsichten sowie die Übertragungsanalyse. Darüber hinaus macht er eine Vielzahl von Prozessen zugänglich, deren außerordentlich heilende und transformierende Kraft in akademischen Kreisen noch nicht anerkannt wird – etwa das Wiedererleben traumatischer Erfahrungen durch komplette Regression in frühere Lebensalter, das Wiedererleben der Geburt sowie pränataler Traumata, die Erfahrung psychospirituellen Todes und psychospiritueller Wiedergeburt, Erinnerungen an vergangene Leben, Begegnungen mit archetypischen Gestalten sowie Gefühle der Einheit mit dem Kosmos.

Nach medizinischen Handbüchern über Atemphysiologie führt ein schnelleres Atmen leicht zum „Hyperventilationssyndrom“ mit seiner typischen Tetanie der Hände („Pfötchenstellung“) und der Füße („Spitzfußstellung“), begleitet von Angst und verschiedenen Formen körperlichen Unwohlseins. Diese Symptome gelten gemeinhin als zwangsläufige physio-logische Reaktionen auf die durch Hyperventilation hervorgerufenen chemischen Veränderungen. In Kapitel 9, das die physiologischen Veränderungen während des Holotropen Atmens beschreibt, entlarven wir dies als ein Märchen, das durch Beobachtungen in Atemsitzungen widerlegt wird. Aus diesen Beobachtungen wird deutlich, dass die Reaktion auf das schnellere Atmen die psychosomatische Geschichte des Atmenden widerspiegelt. Sie entspricht keinem rigiden Stereotyp, sondern manifestiert ein breites Spektrum an Erscheinungen – wozu gelegentlich sogar ein völliges Ausbleiben körperlicher Symptome gehört. Außerdem stellen die durch den schnelleren Atemrhythmus hervorgerufenen Symptome eher eine therapeutische Chance als eine krankhafte Erscheinung dar. Die aus der Arbeit mit holotropen Zuständen gewonnenen Einsichten sind zudem von besonderem Interesse für das Verständnis psychosomatischer Störungen – einen Forschungsbereich, der zurzeit an der Unvereinbarkeit widersprüchlicher Theorien krankt. Das Schlusskapitel (Kapitel 10) dieses Buches befasst sich mit der Vergangenheit, Gegenwart und Zukunft des Holotropen Atmens. Es verfolgt seine Geschichte zurück bis zu seiner Entstehung am Esalen Institute in Big Sur an der kalifornischen Küste und in die frühen Jahre, in denen wir beide es in Workshops in verschiedenen Teilen der Welt anboten. Weiterhin beschreiben wir die Entwicklung der Ausbildung von Facilitators für das Holotrope Atmen von deren Anfängen bis heute. Gegenwärtig gibt es weltweit mehr als tausend ausgebildete Praktizierende, und Hunderte weitere befinden sich in der Schulung. Da dem wachsenden Interesse am Holotropen Atmen in semiprofessionellen Kreisen und in der breiten Öffentlichkeit bisher keine ebenso freundliche Anerkennung in akademischen Institutionen und bei klinischen Psychologen entspricht, erörtern wir einigermaßen ausführlich die Gründe für diesen Widerstand.

Anschließend zeigen wir auf, wie förderlich und nützlich die holotrope Perspektive für jene Praktizierenden sein kann, die bereit sind, das damit einhergehende radikale Umdenken und die grundsätzliche Neuorientierung der therapeutischen Praxis zu akzeptieren. Zu diesen Vorteilen gehören ein tieferes Verständnis von emotionalen und psychosomatischen Störungen, bessere und schnellere therapeutische Ergebnisse, die Möglichkeit, Klienten zu erreichen, die auf die herkömmlichen Therapiemethoden nicht ansprechen, sowie erhellende Einsichten in Religion, Politik und Kunst. Die positive Wirkung des Holotropen Atmens und der verantwortungsbewussten Arbeit mit holotropen Bewusstseinszuständen im Allgemeinen geht über die Linderung und Auflösung von Symptomen hinaus. Begleiterscheinungen sind eine spirituelle Öffnung, die Entwicklung von Mitgefühl, Toleranz und ökologischem Bewusstsein sowie ein radikaler Wandel des Wertesystems. Diese Veränderungen sind nicht nur für das jeweilige Individuum, sondern auch für die menschliche Gesellschaft als ganze förderlich. Würde es in ausreichendem Umfang zu solchen Veränderungen kommen, könnte dies die Überlebenschancen der Menschheit in der rasch eskalierenden globalen Krise vergrößern.

Das Buch hat zwei Anhänge. Anhang 1, „Spezielle Situationen und Interventionen in holotropen Atemsitzungen", beschreibt relativ ausführlich, mit welchen Herausforderungen sich Facilitators bei der Begleitung der Atmenden konfrontiert sehen mögen und wie sie am wirksamsten damit umgehen können. Anhang 2 beleuchtet die Ähnlichkeiten und Unterschiede zwischen dem Holotropen Atmen und anderen Formen der mit Atemtechniken arbeitenden erfahrungsorientierten Therapie, wie etwa verschiedene neoreichianische Ansätze, das Rebirthing nach Leonard Orr sowie Radiance Breathwork nach Gay und Kathlyn Hendricks.

Wie diese Einführung zeigt, bietet das vorliegende Buch eine umfassende und detaillierte Beschreibung von Theorie und Praxis des Holotropen Atmens. Dies birgt jedoch *eine große potenzielle Gefahr:* Manche Leser könnten es als ein Handbuch missverstehen, das an sich schon ausreichende Informationen für die praktische Selbsterforschung bietet oder – schlimmer noch – für die Leitung anderer Menschen in Gruppensitzungen. Es ist relativ leicht, einen außergewöhnlichen Bewusstseinszustand zu induzieren, doch mit allen Situationen, die dabei auftreten mögen, umgehen und die Sitzung zu einem guten Abschluss bringen zu können, verlangt weitreichende Erfahrungen mit außergewöhnlichen Bewusstseinszuständen – sowohl bei einem selbst als auch bei anderen Menschen.

Wer das Holotrope Atmen selbst erfahren möchte, sollte dies deshalb unbedingt im Rahmen eines Workshops tun, der von ausgebildeten Facilitators angeboten wird. Facilitators sind von uns ausgebildete Personen, die in der Lage sind holotrope Prozesse kompetent zu begleiten. Wir verwenden den englischen Begriff auch hier im deutschen Text, da er sich nicht adäquat übersetzen lässt Wer andere in holotropen Atemsitzungen anleiten möchte, sollte zuerst unter fachkundiger Aufsicht eine entsprechende Ausbildung durchlaufen, während der sie oder er hinreichend Gelegenheit hat, diese Methode abwechselnd in der Rolle des Atmenden, des „Sitters" (des persönlichen Begleiters des Atmenden) und des „Floaters" (des Facilitators, der für die ganze Gruppe verantwortlich ist) kennenzulernen. Personen, die sich in der Ausbildung in holotroper Atemarbeit befinden oder die diese gerade abgeschlossen haben, können zusätzliche praktische Erfahrungen sammeln, indem sie in Workshops von erfahrenen Facilitators assistieren. Weitere Informationen hierzu finden sich auf unseren Websites www.grof-legacy-training.com und www.stanislavgrof.com.

KAPITEL 1

Die historischen Wurzeln des Holotropen Atmens

1. Sigmund Freud und die Morgenröte der Tiefenpsychologie

Das Holotrope Atmen ist einer der jüngeren Beiträge zur Tiefenpsychologie, einer Disziplin, die zu Beginn des 20. Jahrhunderts von dem österreichischen Neurologen Sigmund Freud begründet wurde. Seit Freud im Alleingang die Grundlagen dieses neuen Fachgebiets etablierte, hat die Tiefenpsychologie eine stürmische und komplexe Geschichte durchlaufen. Freuds Beiträge zur Psychologie und Psychiatrie waren wirklich bahnbrechend. Er bewies die Existenz des Unbewussten und beschrieb dessen Dynamik, er entwickelte die Technik der Traumdeutung, er identifizierte die an der Entstehung von Psychoneurosen und psychosomatischen Störungen beteiligten psychischen Mechanismen, er entdeckte die kindliche Sexualität, erkannte das Phänomen der Übertragung, erfand die Methode der Freien Assoziation und verdeutlichte die grundlegenden Prinzipien der Psychotherapie (FREUD und BREUER 1936; FREUD 1953, 1962).

Auch wenn Freuds Interesse anfänglich vor allem klinischer Natur war – er wollte die Ätiologie von Psychoneurosen erklären und eine Methode für ihre Behandlung finden –, erweiterte er seinen Horizont im Laufe seiner Forschungsarbeit ganz enorm. Zum Spektrum der Phänomene, die er untersuchte, gehörten neben dem Inhalt von Träumen und der Psychodynamik neurotischer Symptome Themen wie die Funktionsweise von Witzen und Versprechern sowie eine ganze Reihe kultureller und soziopolitischer Phänomene – Probleme der menschlichen Zivilisation, Geschichte, Kriege und Revolutionen, Religion und Kunst (FREUD 1955a und b, 1960a und b, 1964a und b).

Freud umgab sich mit einem Kreis außergewöhnlich talentierter und einfallsreicher Denker (dem „Wiener Kreis"), von denen einige eine ganz eigene Sichtweise hatten und davon ausgehend abtrünnige Schulen der Psychotherapie entwickelten. Während die freudsche Psychoanalyse zu einem wichtigen Teil des Denkgebäudes der etablierten Psychologie und Psychiatrie wurde, fanden die sogenannten abtrünnigen Schulen – die von Rank, Reich und Jung – keine Anerkennung in offiziellen akademischen Kreisen. Dennoch wurden einige von ihnen, wie wir noch sehen werden, im Laufe der vergangenen Jahrzehnte zunehmend populärer. Sie gewannen Einfluss als alternative Ansätze der Psychotherapie, und viele Ideen ihrer Begründer sind in Theorie und Praxis des Holotropen Atmens eingeflossen.

2. Die Humanistische Psychologie und erfahrungsorientierte Therapien

Mitte des 20. Jahrhunderts wurde die Psychologie in Amerika von zwei großen Schulen dominiert, dem Behaviorismus und der freudschen Psychoanalyse. Eine zunehmende Unzufriedenheit mit diesen beiden Ausrichtungen als angemessene Ansätze zum Verständnis der menschlichen Psyche führte zur Entwicklung der Humanistischen Psychologie. Ihr produktivster Vertreter und wichtigster Wortführer war der bekannte amerikanische Psychologe Abraham Maslow. Er kritisierte den Behaviorismus und die Psychoanalyse – die er „die Erste und die Zweite Kraft" in der Psychologie nannte – scharf wegen ihrer Begrenztheit, und er formulierte die Prinzipien einer neuen Sichtweise in der Psychologie (MASLOW 1962, 1964 und 1969).

Gegen den Behaviorismus brachte Maslow vor allem vor, Verhaltensstudien an Tieren wie Ratten und Tauben könnten nur Licht auf jene Aspekte der menschlichen Funktionsweise werfen, die wir mit diesen Tieren gemeinsam haben. Sie hätten damit keinerlei Relevanz für das Verständnis der höheren, spezifisch menschlichen Eigenschaften wie

Liebe, Ichbewusstsein, Selbstbestimmung, persönliche Freiheit, Moralität, Kunst, Philosophie, Religion und Wissenschaft. Auch in Hinsicht auf einige für den Menschen spezifische negative Eigenschaften – wie Habgier, Machtgier, Grausamkeit und die Neigung zu „böswilliger Aggression" – sei dieser Ansatz weitgehend unbrauchbar. Zudem kritisierte Maslow die Vernachlässigung von Bewusstsein und Introspektion durch die Behavioristen, die sich ausschließlich auf die Erforschung von äußerlich sichtbarem Verhalten stützten.

Im Gegensatz dazu galt das Hauptinteresse von Maslows „Dritter Kraft", der Humanistischen Psychologie, dem menschlichen Subjekt, und diese Disziplin erkannte Bewusstsein und Introspektion als wichtige Ergänzungen des objektiven Forschungsansatzes an. Die Ausschließlichkeit, mit der die Behavioristen die Determiniertheit durch Umwelt, Reiz/Reaktion und Belohnung/Bestrafung betonten, wurde abgelöst von einer Betonung des menschlichen Vermögens, sich von innen her in Richtung auf Selbstverwirklichung und die Entfaltung des eigenen menschlichen Potenzials lenken und motivieren zu lassen.

In seiner Kritik der Psychoanalyse wies Maslow darauf hin, dass sich die Schlussfolgerungen von Freud und dessen Anhängern über die menschliche Psyche hauptsächlich auf die Erforschung der Psychopathologie gründeten, und er wandte sich gegen ihren biologischen Reduktionismus und ihre Neigung, alle psychischen Prozesse als Ausdruck niederer Instinkte zu verstehen. Die Humanistische Psychologie erforschte im Kontrast hierzu vor allem gesunde Populationen oder auch Individuen, die in verschiedenen Bereichen übernormale Fähigkeiten an den Tag legten (Maslows „wachsende Speerspitze der Menschheit"). Sie interessierte sich in erster Linie für das Wachstum und Potenzial des Menschen sowie für die höheren Funktionen der Psyche. Außerdem betonte die Humanistische Psychologie, es sei wichtig für den Psychologen, für die praktischen Bedürfnisse des Menschen aufgeschlossen zu sein und vitalen Interessen und Zielen der menschlichen Gesellschaft zu dienen.

Innerhalb weniger Jahre nach der Gründung der Association for Humanistic Psychology (AHP) und der zugehörigen Zeitschrift durch Abraham Maslow und Anthony Sutich wurde die neue Bewegung unter amerikanischen

Fachleuten für Psychologie und Psychiatrie und sogar in der breiteren Bevölkerung sehr populär. Die multidimensionale Perspektive der Humanistischen Psychologie und ihre Wertschätzung der ganzen Person lieferten ein ausladendes Dach für die Entwicklung eines breiten Spektrums von neuen und sehr effektiven Therapieansätzen, durch die die Bandbreite der Möglichkeiten im Umgang mit emotionalen, psychosomatischen, zwischenmenschlichen und psychosozialen Problemen wesentlich erweitert wurde.

Zu den charakteristischen Eigenschaften dieser neuen Ansätze gehörten eine entschiedene Abwendung von den ausschließlich verbalen Strategien der traditionellen Psychotherapie („Gesprächstherapien") und eine Hinwendung zum direkten Ausdruck von Emotionen. Zudem verschob sich die therapeutische Vorgehensweise von der Erkundung der individuellen Geschichte und der unbewussten Motivation hin zu den Gefühlen und Denkprozessen der Klienten im Hier und Jetzt. Ein weiterer wichtiger Aspekt dieser therapeutischen Revolution war die Betonung der Vernetztheit und der Wechselwirkungen von Körper und Psyche, wodurch das Berührungstabu, das zuvor im Bereich der Psychotherapie gegolten hatte, überwunden wurde. So entstanden verschiedene Formen der Körperarbeit als integraler Bestandteil der neuen Behandlungsstrategien. Als herausragende Beispiele für Letztere wären die Gestalttherapie von Fritz Perls, Alexander Lowens Bioenergetik sowie andere neoreichianische Ansätze, Encountergruppen und Marathonsitzungen zu nennen.

3. Das Aufkommen der psychedelischen Therapie

Eine zufällige Entdeckung von Albert Hofmann, einem Schweizer Chemiker, der in den Laboratorien von Sandoz in Basel Forschungen über Ergotalkaloide durchführte, brachte ein völlig neues Element in die Welt der Psychiatrie, Psychologie und Psychotherapie ein – das heuristische (zu neuen Erkenntnissen führende) und heilende Potenzial von außergewöhnlichen Bewusstseinszuständen. Hoffman entdeckte die psychedelische Wirkung von LSD-25 oder Lysergsäurediethylamid im April 1942, als er während der Synthese dieser Substanz unbeabsichtigt eine geringe Menge davon zu sich nahm. Nach der Veröffentlichung der ersten klinischen Abhandlung über das LSD durch den Zürcher Psychiater Walter A. Stoll in der zweiten Hälfte der 1940er Jahre (Stoll 1947) wurde dieses neue halbsynthetische Ergotalkaloid, das seine Wirksamkeit in unglaublich winzigen Dosen von einigen Mikrogramm oder Gammas (Millionsteln eines Gramms) entfaltet, über Nacht zu einer Sensation in der Welt der Wissenschaft.

In klinischer Forschung und Selbstversuchen mit LSD entdeckten viele Experten, dass das damals gängige, sich auf die postnatale Biografie und das freudsche individuelle Unbewusste beschränkende Modell der Psyche oberflächlich und unzureichend war. Die neue Landkarte der Psyche, die aus dieser Forschungsarbeit erwuchs (Grof 1975), erweiterte das damalige Modell der Psyche um zwei große, jenseits der individuellen Biografie liegende Bereiche: die perinatale Ebene, die eng mit der Erinnerung an die biologische Geburt verbunden ist, und die transpersonale Ebene, die unter anderem den Bereich der Geschichte und der Archetypen sowie das kollektive Unbewusste umfasst, wie C. G. Jung es sich vorgestellt hatte (Jung 1959a). Frühe Experimente mit LSD zeigten zudem, dass die Ursprünge von emotionalen und psychosomatischen Störungen nicht allein – wie von den traditionellen Psychiatern angenommen – in traumatischen Erinnerungen aus der Kindheit und dem Säuglingsalter liegen, sondern dass ihre Wurzeln viel tiefer in die Psyche hinabreichen, in perinatale und transpersonale Bereiche (Grof 2000). Diese überraschende Enthüllung ging einher mit der Entdeckung neuer, überaus wirksamer therapeutischer Mechanismen, die auf diesen tiefen Ebenen der Psyche zum Tragen kommen.

Die Verwendung von LSD als Katalysator machte es möglich, den Anwendungsbereich der Psychotherapie auf Patientenkategorien auszuweiten, die zuvor nur schwer zu erreichen waren – etwa Alkoholiker und Drogensüchtige – und sogar das Verhalten von Menschen mit abweichendem Sexualverhalten und von rückfälligen Kriminellen positiv zu beeinflussen (Grof 1980). Besonders wertvoll und vielversprechend waren die frühen Versuche mit der Anwendung von LSD-Psychotherapie bei Krebskranken im Endstadium. Die Forschung mit dieser Patientengruppe zeigte, dass das LSD starke Schmerzen zu lindern vermochte, oft sogar bei Patienten, die nicht auf eine Medikation mit Narkotika angesprochen hatten. Bei einem großen Prozentsatz dieser Patienten war es zudem möglich, schwierige emotionale und psychosomatische

Symptome wie Depression, allgemeine Anspannung und Schlaflosigkeit zu lindern oder zu beseitigen, die Angst vor dem Tod zu lindern, ihre Lebensqualität für die ihnen verbleibenden Tage zu verbessern und die Erfahrung des Sterbens positiv zu transformieren (Cohen 1965; Kast und Collins 1966; Grof 2006b).

4. Abraham Maslow, Anthony Sutich und die Geburt der Transpersonalen Psychologie

Beobachtungen aus der Erforschung außergewöhnlicher Bewusstseinszustände – aus der Analyse von Erfahrungen in psychedelischen Sitzungen sowie aus Maslows Untersuchungen spontaner mystischer Erfahrungen („Gipfelerfahrungen") – revolutionierten in den 1960er Jahren das Bild der menschlichen Psyche und inspirierten eine radikale Neuausrichtung in der Psychologie. Ungeachtet der Popularität der Humanistischen Psychologie waren Abraham Maslow und Anthony Sutich, deren Begründer, zunehmend unzufrieden mit der Disziplin, die sie selbst ins Leben gerufen hatten. Ihnen wurde immer klarer, dass sie ein äußerst wichtiges Element – die spirituelle Dimension der menschlichen Psyche – nicht berücksichtigt hatten (Sutich 1976).

Maslows eigene Erforschung von „Gipfelerfahrungen", die therapeutische Nutzung von Psychedelika, die weitverbreiteten psychedelischen Experimente der jungen Generation in den wilden 1960er Jahren sowie das rasch zunehmende Interesse an östlichen spirituellen Philosophien, verschiedenen mystischen Traditionen, der Meditation und der uralten Weisheit der Stammesvölker ließen das herkömmliche Gedankengebäude der Psychologie unhaltbar werden. Es wurde deutlich, dass eine umfassende und kulturübergreifend gültige Psychologie Beobachtungen aus dem Bereich der mystischen Erfahrung, des kosmischen Bewusstseins, der psychedelischen Erfahrungen, von Trance-Phänomenen, der Kreativität sowie der religiösen, künstlerischen und wissenschaftlichen Inspiration berücksichtigen muss.

Im Jahre 1967 traf sich eine kleine Arbeitsgruppe, zu der Abraham Maslow, Anthony Sutich, Stanislav Grof, James Fadiman, Miles Vich und Sonya Margulies gehörten, wiederholt in Menlo Park in Kalifornien. Sie beabsichtigte, eine neue Psychologie zu begründen, die dem gesamten Spektrum der menschlichen Erfahrung, einschließlich verschiedener ungewöhnlicher Bewusstseinszustände, gerecht werden sollte. Im Verlauf dieser Diskussionen akzeptierten Maslow und Sutich den Vorschlag von Grof, die neue Disziplin „Transpersonale Psychologie" zu nennen. Dieser Begriff ersetzte den von ihnen anfänglich vorgesehenen Namen, nämlich „Transhumanistische" – das heißt „über den Rahmen des humanistischen Ansatzes hinausgehende" – Psychologie. Bald darauf gründeten sie die Association of Transpersonal Psychology (ATP) und die von ihr herausgegebene Zeitschrift, das *Journal of Transpersonal Psychology.* Einige Jahre später (1975) gründete Robert Frager in Palo Alto das inzwischen in Sofia University umbenannte (California) Institute of Transpersonal Psychology, das über mehr als drei Jahrzehnte die innovativste Institution für transpersonale Ausbildung, Forschung und Therapie geblieben ist.

KAPITEL 2

Die theoretischen Grundlagen des Holotropen Atmens

Das Holotrope Atmen ist eine wirksame Methode der Selbsterforschung und Therapie. Es bedient sich einer Kombination scheinbar einfacher Mittel – beschleunigter Atmung, stimulierender Musik sowie einer Art Körperarbeit, welche die verbleibenden bioenergetischen und emotionalen Blockaden aufzulösen hilft. Die Sitzungen werden gewöhnlich als Gruppensitzung abgehalten; die Teilnehmer arbeiten paarweise und wechseln sich in der Rolle des Atmenden und des Begleiters ab. Der Prozess wird von ausgebildeten Facilitators überwacht, die den Teilnehmern zur Seite stehen, wann immer eine besondere Intervention notwendig wird. Im Anschluss an die Atemsitzungen bringen die Teilnehmer ihre Erfahrungen durch das Malen von Mandalas zum Ausdruck und sprechen in kleinen Gruppen über ihre innere Reise. Die Nachbereitungsgespräche sowie verschiedene ergänzende Methoden werden, wo erforderlich, benutzt, um die in der Atemarbeit gemachte Erfahrung zu vervollständigen und zu integrieren.

In seiner Theorie und Praxis kombiniert und vereint das Holotrope Atmen verschiedene Elemente der Tiefenpsychologie, der modernen Bewusstseinsforschung, der Transpersonalen Psychologie, der spirituellen Lehren des Ostens sowie traditioneller Heilmethoden. Es unterscheidet sich deutlich von den traditionellen Formen der Psychotherapie, die vorwiegend verbale Methoden anwenden, wie etwa die Psychoanalyse und andere daraus abgeleitete Schulen der Tiefenpsychologie. Das Holotrope Atmen hat bestimmte Gemeinsamkeiten mit den erfahrungsorientierten

Therapien der Humanistischen Psychologie, etwa der Gestalttherapie und den neoreichianischen Ansätzen, nämlich die Betonung des direkten Ausdrucks von Emotionen und die Körperarbeit. Seine Besonderheit besteht jedoch darin, dass es sich das Heilpotenzial zunutze macht, das den außergewöhnlichen Bewusstseinszuständen innewohnt.

1. Holotrope Bewusstseinszustände

Das bemerkenswerte Heilpotenzial außergewöhnlicher Bewusstseinszustände, das in den alten Zivilisationen und Stammeskulturen schon seit vorgeschichtlicher Zeit bekannt war und genutzt wurde, ist in der zweiten Hälfte des 20. Jahrhunderts durch die moderne Bewusstseinsforschung und therapeutische Experimente bestätigt worden. Diese Forschung hat auch gezeigt, dass die in außergewöhnlichen Bewusstseinszuständen auftretenden und mit diesen Zuständen verbundenen Phänomene sich nicht im begrifflichen Rahmen der gegenwärtigen akademischen Psychiatrie und Psychologie erklären lassen. Da dieser Sachverhalt für das Verständnis des Holotropen Atmens ganz wesentlich ist, werden wir vor der Erörterung dieser Methode erst einmal aufzeigen, welche theoretische Herausforderung die außergewöhnlichen Bewusstseinszustände nicht nur für die Psychiatrie, die Psychologie und die Psychotherapie darstellen, sondern ebenso für die grundlegenden metaphysischen Postulate der westlichen Wissenschaft.

Beginnen wir mit einigen Begriffsbestimmungen. In diesem Buch geht es hauptsächlich darum, das heilende, transformierende und evolutionäre Potenzial von außergewöhnlichen Bewusstseinszuständen zu erkunden und aufzuzeigen, wie ungemein wertvoll sie als Quelle neuer, revolutionärer Erkenntnisse über das Bewusstsein, die menschliche Psyche und die Natur der Wirklichkeit sind. Aus dieser Perspektive betrachtet, ist der gemeinhin von den etablierten Therapeuten und Theoretikern verwendete Begriff „veränderte Bewusstseinszustände“ *(altered states of consciousness)* unzureichend. Er betont nämlich einseitig die Verzerrung oder Beeinträchtigung der „korrekten Weise“ der Selbst- und Welterfahrung. (Im umgangssprachlichen Englisch und im Sprachgebrauch der Tiermediziner bezeichnet das englische Wort *alter* die Kastration von domestizierten Hunden und Katzen.) Allerdings ist auch der etwas bessere Begriff „außergewöhnliche Bewusstseinszustände" im Grunde zu allgemein, da sich darunter ein breites Spektrum an Zuständen subsumieren lässt, die für unsere Diskussion irrelevant sind.

Das Bewusstsein mag durch eine Vielzahl von pathologischen Prozessen tiefgreifend verändert werden – durch Verletzungen des Gehirns, die Vergiftung mit schädlichen Chemikalien, Infektionen sowie degenerative Prozesse und Durchblutungsstörungen im Gehirn. Solche Umstände können zweifellos zu tiefgreifenden psychischen Veränderungen führen, die ebenfalls in die Kategorie der „außergewöhnlichen Bewusstseinszustände" einzuordnen sind. Sie verursachen jedoch etwas, das man als „gewöhnliches Delirium" oder „organische Psychose" bezeichnen müsste. Menschen, die unter deliranten Zuständen leiden, sind in der Regel verwirrt. Sie wissen nicht, wer sie sind, wo sie sich befinden und welcher Tag heute ist. Zudem sind ihre mentalen Funktionen deutlich beeinträchtigt. Sie lassen üblicherweise eine Störung der intellektuellen Funktionen erkennen und erinnern sich später nicht mehr an diese Erfahrungen. Für diese Leiden ist der Begriff „veränderte Bewusstseinszustände" gewiss zutreffend. Diese Zustände sind klinisch sehr wichtig, interessieren uns jedoch nicht in Hinsicht auf Therapie und Erkenntnisgewinn.

In diesem Buch werden wir uns auf eine große und wichtige Untergruppe von außergewöhnlichen Bewusstseinszuständen konzentrieren, auf Zustände, die sich wesentlich von den gerade beschriebenen unterscheiden. Es sind jene Zustände, die angehende Schamanen während ihrer Initiationskrisen erfahren und die sie später bei ihren Patienten hervorrufen. Alte und indigene Kulturen haben in Übergangsriten und in ihren Heilzeremonien von diesen Zuständen Gebrauch gemacht. Sie wurden von Mystikern aller Zeitalter sowie von den in die alten Mysterien von Tod und Wiedergeburt Eingeweihten beschrieben. Auch im Rahmen der großen Weltreligionen – Hinduismus, Buddhismus, Daoismus, Islam, Judentum und Christentum – wurden Verfahren zum Induzieren solcher Zustände entwickelt.

Welche große Bedeutung die alten und indigenen Kulturen den außergewöhnlichen Bewusstseinszuständen beimaßen, zeigt sich allein schon daran, wie viel Zeit und Energie die Menschen dort darauf verwandten, „Technologien des Heiligen" zu entwickeln, also Prozeduren, mit denen sich solche Zustände zu rituellen und spirituellen Zwecken hervorrufen lassen. Diese Methoden kombinieren auf unterschiedliche Weise das Trommeln und andere Perkussionsarten, Musik, Sprechgesang, rhythmischen Tanz, Veränderungen der Atemmuster und die Kultivierung spezieller Formen von Aufmerksamkeit. Längere Zeiten sozialer und sensorischer Isolation – wie etwa der Aufenthalt in einer Höhle, in der Wüste, im arktischen Eis oder im Hochgebirge – spielen ebenfalls eine wichtige Rolle als Mittel, mit denen sich diese Kategorie von außergewöhnlichen Bewusstseinszuständen hervorrufen lässt. Zu den extremen Eingriffen in die Physiologie, die zu diesem Zweck angewendet werden, gehören Fasten, Schlafentzug, Dehydrierung, die Verwendung von hochwirksamen Abführmitteln und Reinigungsdrogen und sogar körperliche Verstümmelungen, massiver Aderlass und das Zufügen von starken Schmerzen. Das bei Weitem wirksamste Mittel zur Erzeugung von heilenden und transformierenden außergewöhnlichen Bewusstseinszuständen war der rituelle Gebrauch von psychedelischen Substanzen.

Die Rituale der Eingeborenen wurden von den etablierten Psychiatern zunächst als Ausdruck eines auf Unwissenheit und magischem Denken beruhenden primitiven Aberglaubens abgetan und sogar verspottet. Für sie gehörten außergewöhnliche Bewusstseinszustände jeder Art in den Bereich der Psychopathologie. Doch im Laufe des 20. Jahrhunderts und besonders in dessen zweiter Hälfte begann sich diese Situation allmählich zu verändern, als westliche Wissenschaftler einige wichtige Beiträge zum Instrumentarium der Technologien des Heiligen leisteten. Klinische und experimentelle Psychiater und Psychologen bekamen nämlich Gelegenheit, aus erster Hand Erfahrungen mit chemisch reinen psychedelischen Substanzen zu machen sowie im Labor alle möglichen bewusstseinsverändernden Methoden von der sensorischen Deprivation (Reizentzug) bis zum Biofeedback kennenzulernen. Sie sahen außerdem, wie wirksam außergewöhnliche Bewusstseinszustände im Kontext verschiedener erfahrungsorientierter therapeutischer Techniken waren, die – wie die neoreichianischen Ansätze, das Rebirthing und das Holotrope Atmen – Atemtechniken und Körperarbeit kombinierten. Wenn sie nur aufgeschlossen genug waren, sich der Herausforderung dieser revolutionären Werkzeuge zu stellen, eröffnete sich diesen Psychiatern und Psychologen die Möglichkeit, deren Wirksamkeit und großes therapeutisches Potenzial zu entdecken.

Als wir die Einzigartigkeit dieser Kategorie von ungewöhnlichen Bewusstseinszuständen erkannten, fiel es uns schwer zu glauben, dass die moderne Psychiatrie über keine spezifische Kategorie und keinen Begriff für diese theoretisch und praktisch so wichtigen Erfahrungen verfügt. Da wir der Überzeugung waren, dass sie es verdienten, von veränderten Bewusstseinszuständen unterschieden und nicht als Ausdruck ernsthafter Geisteskrankheit gesehen zu werden, begannen wir sie als „holotrope" Zustände zu bezeichnen (Grof 1992). Dieser zusammengesetzter Ausdruck bedeutet wörtlich „auf Ganzheit ausgerichtet" oder „in Richtung auf Ganzheit strebend" (vom griechischen *holos* = ganz, und *trepein* = in Richtung auf etwas gehen). Der Begriff „holotrop" ist eine Wortneuschöpfung, die allerdings mit dem allgemein gebräuchlichen Terminus „heliotrop" vergleichbar ist, der die Eigenschaft von Pflanzen bezeichnet, sich immer zur Sonne hin auszurichten.

Als Begriff weist „holotrop" auf etwas hin, das für den westlichen Normalbürger vielleicht überraschend ist – nämlich dass wir uns im Alltagsbewusstsein nur mit einem kleinen Bruchteil dessen identifizieren, was wir wirklich sind, und nicht den vollen Umfang unseres Daseins erfahren. Holotrope Bewusstseinszustände können uns helfen zu erkennen, dass wir keine „in Haut eingekapselte Egos" sind – wie der britische Philosoph und Schriftsteller Alan Watts es nannte – und letztlich mit dem kosmischen schöpferischen Prinzip deckungsgleich sind. Mit den Worten des französischen Paläontologen und Philosophen Pierre Teilhard de Chardin könnte man auch sagen, dass wir „keine Menschenwesen sind, die spirituelle Erfahrungen machen, sondern spirituelle Wesen, die menschliche Erfahrungen machen" (de Chardin 1975).

Diese erstaunliche Vorstellung ist nichts Neues. In den alten indischen Upanischaden lautet die Antwort auf die Frage „Wer bin ich?" *„Tat tvam asi"*. Diese kurze Sanskrit-Formel bedeutet „Das bist du" oder „Du *(asi)* bist das Göttliche *(tat)*". Dies besagt, dass wir nicht *namarupa,* also „Name und Form" (Ego/Körper) sind, sondern dass unser tiefstes Wesen *(atman)* ein göttlicher Funke ist, der letztlich mit dem höchsten universalen Prinzip *(brahman)* identisch ist. Und der Hinduismus ist nicht die einzige Religion, die diese Entdeckung gemacht hat. Die Offenbarung der Identität des Individuums mit dem Göttlichen ist das letzte Geheimnis im mystischen Kern aller großen spirituellen Traditionen. Es gibt viele Namen für dieses Prinzip: Dao, Buddha, der Kosmische Christus, Allah, der Große Geist, Sila und andere. Holotrope Erfahrungen können uns helfen, unsere wahre Identität und unseren kosmischen Status aufzudecken (Grof 1998).

Die psychedelische Forschung und die Entwicklung intensiver Erfahrungstechniken in der Psychotherapie haben holotrope Zustände aus der Welt der Heiler schriftloser Kulturen in die moderne Psychiatrie und Psychotherapie übertragen. Therapeuten, die für diese Ansätze aufgeschlossen waren und sie in ihrer Praxis nutzten, vermochten zu bestätigen, welch außerordentliches Heilpotenzial den holotropen Zuständen innewohnt, und sie entdeckten deren Wert als Goldgruben umwälzender neuer Informationen über das Bewusstsein, die menschliche Psyche und die Natur der Wirklichkeit. Allerdings ist die etablierte Gemeinschaft der Akademiker diesen radikalen Neuerungen von Anfang an mit starkem Widerstand begegnet und hat sie bisher weder als Behandlungsmöglichkeiten noch als eine Quelle kritischer Herausforderungen anerkannt.

Angesichts der Reichweite und der Radikalität des Umdenkens, das nötig wäre, um die ganze Bandbreite der „anormalen Phänomene“ zu erklären, denen man bei der Erforschung holotroper Zustände begegnet, ist dieser Widerstand allerdings verständlich. Diese außerordentlichen Beobachtungen ließen sich nämlich nicht durch kleinere Anpassungen der existierenden Theorien (im Fachjargon Ad-hoc-Hypothesen genannt) erklären: Dazu müsste man vielmehr die gängigen grundlegenden Konzepte und metaphysischen Vorstellungen vollkommen neu überdenken. Das würde zu einer Erschütterung der Grundfesten des Denkgebäudes der Wissenschaft führen, die der Revolution vergleichbar wäre, die sich in den ersten drei Jahrzehnten des 20. Jahrhunderts in der Physik ereignete, als man von der newtonschen Physik zur Quantenphysik übergehen musste. Diese Neuorientierung wäre im Grunde genommen eine logische Vervollständigung des radikalen Wandels im Verständnis der Wirklichkeit, der sich in der Physik schon längst vollzogen hat.

Wir werden die Herausforderungen für unser Denken, welche die Erfahrungen und Beobachtungen in holotropen Zuständen darstellen, kurz umreißen sowie skizzieren, zu welchem Umdenken in Hinsicht auf das Bewusstsein und die menschliche Psyche sie uns zwingen. Nach Michael Harner, einem Anthropologen von gutem akademischen Ruf, dem während seiner Feldforschung im Amazonasdschungel eine schamanistische Initiation zuteilwurde, ist die westliche Psychiatrie und Psychologie in zumindest zweierlei Hinsicht stark voreingenommen – sie lässt sowohl eine *ethnozentrische* als auch eine *kognizentrische* Voreingenommenheit erkennen (Harner 1980).

Die etablierten Akademiker und klinischen Psychologen betrachten das von der materialistischen westlichen Wissenschaft entwickelte Verständnis der menschlichen Psyche und der Wirklichkeit nämlich als die einzig korrekte Sichtweise, die allen anderen Anschauungen überlegen ist. Sie verweisen das rituelle und spirituelle Leben der vorindustriellen Kulturen in den Bereich primitiven Aberglaubens, magischen Denkens oder reiner Geisteskrankheit (ethnozentrische Voreingenommenheit). In ihren theoretischen Überlegungen schenken sie zudem nur jenen Erfahrungen und Beobachtungen Beachtung, die in gewöhnlichen Bewusstseinszuständen gemacht werden, und sie ignorieren oder fehlinterpretieren Informationen aus der Erforschung holotroper Zustände (kognizentrische oder pragmazentrische Voreingenommenheit).

Michael Harners Kritik wirft einige interessante Fragen auf: Wie würden Psychiatrie und Psychologie aussehen, wenn sie ihre ethnozentrische Voreingenommenheit überwinden könnten – wenn sie also aufhörten, sämtliches Verhalten und alle Erfahrungen, die sich nicht im Rahmen des engen, einseitig materialistischen Paradigmas erklären lassen, als krankhaft zu bezeichnen, und wenn sie das rituelle und spirituelle Leben anderer Kulturen respektvoll behandeln würden? Zu welchen Veränderungen müsste es in der psychiatrischen Theorie und Praxis kommen, würde man die Ergebnisse der Erforschung holotroper Zustände einer ernsthaften wissenschaftlichen Prüfung unterziehen und sie als das anerkennen, was sie sind: ein reiches Spektrum an „anormalen Phänomenen", die mit den gegenwärtigen Theorien nicht erklärbar sind und die eine gewaltige Herausforderung für unser Denken darstellen?

Würden wir versuchen, den Begriffsapparat der traditionellen Psychologie und Psychiatrie anzuwenden, wenn wir das Holotrope Atmen üben, eine psychedelische Therapie durchführen oder Menschen helfen wollen, die sich in einer spirituellen Krise* befinden, so wäre das unangemessen, ineffektiv und sogar kontraproduktiv. Wir müssen hier vielmehr das Verständnis des Bewusstseins, der menschlichen Psyche sowie der Natur und Funktionsweise emotionaler und psychosomatischer Störungen heranziehen, das sich aus der modernen Bewusstseinsforschung oder, genauer gesagt, aus der Erforschung holotroper Bewusstseinszustände ergeben hat.

Die Erforschung holotroper Zustände macht Veränderungen unseres Denkens nötig, die sehr tiefgreifend sind und sich unter mehrere größere Kategorien einordnen lassen. Um die Beobachtungen der modernen Bewusstseinsforschung erklären zu können, muss das gegenwärtig von Psychiatern und Psychologen verwendete Modell der Psyche enorm erweitert werden, so dass es neue Bereiche umfasst, die von akademischen Kreisen bisher nicht erkannt oder fehlinterpretiert worden sind. Damit einhergehen muss ein neues Verständnis der Natur emotionaler und psychosomatischer Störungen, und man muss zudem begreifen, wie tief die Wurzeln dieser Störungen reichen. Dieser ernüchternde Befund wird aufgewogen durch die Entdeckung neuer Heilmechanismen und positiver Veränderungen der Persönlichkeit, die auf tiefen Ebenen des Unbewussten wirksam werden.

Zu den wahrscheinlich aufregendsten Innovationen, die sich aus der Erforschung holotroper Zustände ergeben haben, gehören zum einen der Umschwung von verbalen Methoden hin zu erfahrungsorientierten Methoden der Selbsterforschung und Psychotherapie und zum anderen die Abkehr von der führenden Rolle des Therapeuten oder Facilitators und die Hinwendung zu Methoden, welche die Heilintelligenz zur Geltung kommen lassen, die der Psyche des Klienten selbst innewohnt. Wird die wesentliche Rolle, die das kosmische Bewusstsein (C. G. Jungs *anima mundi)* für die universelle Ordnung der Dinge spielt, anerkannt und die Existenz des kollektiven Unbewussten akzeptiert, so führt das konsequenterweise zu dem Schluss, dass die auf unmittelbare Erfahrung gerichtete spirituelle Suche ein legitimer und wichtiger Aspekt des menschlichen Lebens ist.

---

* Die Autoren nennen eine solche Krise *„spiritual emergency"*, weil dieser Begriff sowohl auf eine Notsituation (engl. *emergency)* als auch auf das Auftauchen oder Hervortreten (engl. *emergence*) von etwas Neuem hinweist. (Anm. d. Übers.)

2. Dimensionen der menschlichen Psyche

Die traditionelle akademische Psychiatrie und Psychologie benutzen ein Modell der menschlichen Psyche, das auf die nachgeburtliche Biografie und das von Sigmund Freud beschriebene individuelle Unbewusste beschränkt ist. Nach Freud beginnt unsere psychische Geschichte nach unserer Geburt; das Neugeborene wird als Tabula rasa, ein unbeschriebenes Blatt, angesehen. Unsere psychische Funktionsweise wird angeblich determiniert von einem Wechselspiel zwischen biologischen Trieben und Einflüssen, die unser Leben seit unserer Geburt geprägt haben – wie gut wir gestillt wurden, wie unsere Sauberkeitserziehung ablief, welche psychosexuellen Traumata wir erlebten, wie sich unser Über-Ich entwickelte, wie wir auf das ödipale Dreieck reagierten und welche Konflikte und Traumata wir später in unserem Leben erfahren haben. Der Mensch, zu dem wir werden, sowie unsere psychische Funktionsweise werden nach dieser Anschauung von unserer persönlichen Geschichte nach unserer Geburt sowie von der Geschichte unserer zwischenmenschlichen Beziehungen determiniert.

Auch das individuelle Unbewusste ist nach Freud im Wesentlichen aus unserer postnatalen Geschichte abgeleitet. Es ist ein Speicher dessen, was wir vergessen, als unannehmbar zurückgewiesen und verdrängt haben. Diese Unterwelt der Psyche, das Es, wie Freud es genannt hat, ist ein Reich, das von primitiven Triebkräften beherrscht wird. Freud beschrieb die Beziehung zwischen der bewussten Psyche und dem Unbewussten mit seinem berühmten Bild eines Eisberges. Was wir für die Gesamtheit unserer Psyche gehalten haben, ist tatsächlich nur ein kleiner Teil davon – dem Teil eines Eisberges vergleichbar, der über der Wasseroberfläche sichtbar ist. Die Psychoanalyse entdeckte, dass ein sehr viel größerer Teil der Psyche – dem unter der Wasseroberfläche liegenden Teil eines Eisberges vergleichbar – unbewusst ist. Wir wissen nichts davon, aber er regiert unsere Denkprozesse und unser Verhalten. Dieses Modell ist in modifizierter und verfeinerter Form von der etablierten Psychologie und Psychiatrie übernommen worden.

Bei der Arbeit mit holotropen Bewusstseinszuständen, die entweder durch Psychedelika oder ohne Drogen durch verschiedene andere Methoden hervorgerufen werden, die aber auch spontan auftreten können, erweist sich dieses Modell als unzulänglich. Um all jene Phänomene erklären zu können, die in diesen Zuständen auftreten, müssen wir unser Verständnis der Dimensionen der menschlichen Psyche drastisch revidieren. Neben der Ebene der postnatalen Biografie, welche die neue, umfassendere Landkarte des menschlichen Geistes mit dem traditionellen Modell gemeinsam hat, umfasst sie noch zwei weitere große Bereiche.

Den ersten dieser beiden Bereiche nennen wir perinatal, weil er eng mit dem Trauma der biologischen Geburt verbunden ist. Diese Region des Unbewussten enthält die Erinnerungen an das, was der Fötus in den aufeinanderfolgenden Stadien des Geburtsprozesses erfahren hat, einschließlich all der Gefühle und körperlichen Empfindungen, die dieser Prozess mit sich gebracht hat. Diese Erinnerungen bilden vier unterscheidbare Erfahrungskonstellationen, die jeweils einem Stadium des Geburtsprozesses entsprechen. Wir können sie als Perinatale Grundmatrizen (PGM I–IV) bezeichnen.

Die PGM I besteht aus Erinnerungen an den Spätstatus des Fötus kurz vor der Geburt. Die PGM II hängt mit dem ersten Stadium der Geburt zusammen, wenn die Gebärmutter sich zusammenzieht, der Muttermund aber noch nicht offen ist. Die PGM III spiegelt den Kampf um das Geborenwerden wider, nachdem der Muttermund sich geöffnet hat. Und die PGM IV enthält die Erinnerung an das Hinaustreten in die Welt, die eigentliche Geburt. Der Inhalt dieser Matrizen ist allerdings nicht auf die Erinnerungen des Fötus beschränkt; jede von ihnen repräsentiert auch eine ganz bestimmte Öffnung für Bereiche des historischen und archetypischen kollektiven Unbewussten, das Motive ähnlicher Erfahrungseigenschaften enthält. Wir werden später in diesem Buch wieder auf das Konzept der Perinatalen Grundmatrizen zu sprechen kommen. Eine ausführliche Erläuterung der perinatalen Matrizen finden interessierte Leser in mehreren früheren Publikationen (Grof 1975, 1987 und 2000).

Den zweiten über die Biografie des Individuums hinausgehenden Bereich der neuen Landkarte des Bewusstseins nennt man am besten transpersonal, weil er Matrizen für ein breites Spektrum an Erfahrungen enthält, in denen das Bewusstsein die Grenzen von Körper/Ego sowie die gewöhnlichen Begrenzungen von linearer Zeit und dreidimensionalem Raum transzendiert. Dies führt zu einer Erfahrung der Identifikation mit anderen

Menschen, mit Gruppen von Menschen, mit anderen Lebensformen und sogar mit Elementen der anorganischen Welt. Die Überschreitung der Zeit verschafft der Erfahrung Zugang zu Erinnerungen von Ahnen, Rasse und Kollektiv, zu phylogenetischen und karmischen Erinnerungen.

Noch eine weitere Kategorie von transpersonalen Erfahrungen kann uns in den Bereich des kollektiven Unbewussten führen, den der Schweizer Psychiater C. G. Jung den archetypischen Bereich genannt hat. Diese Region beherbergt mythische Gestalten, Themen und Bereiche sämtlicher Kulturen und Zeitalter, auch solche, über die wir keinerlei intellektuelle Kenntnisse besitzen (Jung 1959a). In seiner größten Ausdehnung kann sich das individuelle Bewusstsein mit dem universellen Geist oder kosmischen Bewusstsein identifizieren, mit dem schöpferischen Prinzip des Universums. Die wahrscheinlich tiefste Erfahrung, die in holotropen Zuständen unmittelbar zugänglich ist, ist die Identifikation mit der überkosmischen und metakosmischen Leere, der ursprünglichen Leerheit und dem Nichtsein, das sich seiner selbst bewusst ist. Diese Leerheit ist paradoxer Natur: Sie ist eine Leere, weil sie keinerlei konkrete Formen enthält, aber sie ist auch eine Fülle, weil sie die gesamte Schöpfung in potenzieller Form zu enthalten scheint.

Angesichts dieses enorm erweiterten Modells der Psyche wollen wir Freuds Gleichnis von der Psyche als Eisberg neu formulieren. Wir könnten sagen, dass alles, was die freudsche Analyse über die Psyche herausgefunden hat, nur den Gipfel des Eisbergs darstellt, der über der Wasseroberfläche sichtbar ist. Die Erforschung holotroper Zustände hat es ermöglicht, auch den riesigen Rest des Eisbergs zu erkunden, der unter Wasser verborgen liegt und welcher der Aufmerksamkeit der Jünger Freuds – mit Ausnahme der bemerkenswerten Abtrünnigen Otto Rank und C. G. Jung – entgangen ist. Der Mythologe Joseph Campbell, der für seinen prägnanten irischen Humor bekannt war, verwendete eine andere Metapher: „Freud fischte, während er auf einem Wal saß." Eine detaillierte Erörterung des transpersonalen Bereiches mit Beschreibungen verschiedener Arten der transpersonalen Erfahrungen und Beispielen für diese findet sich in anderen Publikationen (Grof 1975, 1987 und 2000).

3. Die Natur, Funktion und Architektur emotionaler und psychosomatischer Störungen

Zur Erklärung der verschiedenen emotionalen und psychosomatischen Störungen, die keine organische Grundlage haben („psychogene Psychopathologie"), ziehen die traditionellen Psychiater das oben beschriebene oberflächliche Modell der Psyche heran. Ihrer Ansicht nach haben diese Leiden ihren Ursprung im Säuglingsalter und in der Kindheit und resultieren aus psychosexuellen Traumata sowie der zwischenmenschlichen Dynamik in der Familie. In der dynamischen Psychotherapie scheint man sich darüber einig zu sein, dass die Tiefe und Schwere dieser Störungen vom Zeitpunkt der ursprünglichen Traumatisierung abhängig ist.

Nach diesem Modell haben Alkoholismus, Drogenabhängigkeit und manisch-depressive Störungen ihren Ursprung in der oralen Phase der libidinösen Entwicklung. Zwangsneurosen haben ihre Wurzeln in der analen Phase, Phobien und Konversionshysterie entstehen aus in der phallischen Phase erlittenen Traumata sowie zur Zeit der Ödipus- und Elektrakomplexe, und so weiter (Fenichel 1945). Spätere Entwicklungen in der Psychoanalyse verbanden einige sehr tiefgehende Störungen – die autistische und die symbiotische infantile Psychose, eine narzisstische Persönlichkeit sowie Borderline-Persönlichkeitsstörungen – mit Störungen während der frühen Entwicklung der Objektbeziehung (Blanck und Blanck 1974 und 1979).

Diese Schlussfolgerungen wurden aus den Beobachtungen von Therapeuten gezogen, die sich vor allem verbaler Mittel bedienten. Das Verständnis psychogener Störungen verändert sich jedoch radikal, wenn wir Methoden anwenden, die mit holotropen Bewusstseinszuständen arbeiten. Diese Ansätze beziehen Ebenen des Unbewussten mit ein, die für die meisten Formen der Gesprächstherapie unerreichbar sind. In der Anfangsphase einer solchen Arbeit wird typischerweise relevantes traumatisches Material aus dem Säuglingsalter und der Kindheit aufgedeckt, das für emotionale und psychosomatische Probleme relevant ist und deren Quelle zu sein scheint. Geht der Prozess der Aufdeckung jedoch weiter, dann entfalten sich tiefere Ebenen des Unbewussten, und wir finden zusätzliche Wurzeln derselben Probleme auf der perinatalen und selbst auf der transpersonalen Ebene der Psyche.

Verschiedene Verfahrensweisen bei der Arbeit mit holotropen Zuständen – etwa die psychedelische Therapie, die holotrope Atemarbeit oder die Psychotherapie mit Menschen, die sich in einer spontanen psychospirituellen Krise befinden – haben gezeigt, dass sich emotionale und psychosomatische Probleme nicht hinreichend als bloße Resultate traumatischer Ereignisse nach der Geburt erklären lassen. Das mit diesen Problemen verbundene unbewusste Material bildet charakteristischerweise vielschichtige dynamische Konstellationen – *Systeme kondensierter Erfahrung* oder *COEX-Systeme* (Grof 1975 und 2000). Ein typisches COEX-System besteht aus vielen Schichten unbewussten Materials, denen ähnliche Emotionen oder körperliche Empfindungen gemeinsam sind. Die Beiträge zu einem COEX-System stammen also von unterschiedlichen Ebenen der Psyche. Die eher oberflächlichen Ebenen enthalten Erinnerungen an im Säuglingsalter, in der Kindheit und im späteren Leben erfahrene emotionale und physische Traumata. Auf einer tieferen Ebene ist jedes COEX-System typischerweise mit einem bestimmten Aspekt der Erinnerung an die Geburt verbunden, mit einer bestimmten perinatalen Grundmatrix. Welche Matrix gewählt wird, hängt von der Natur der jeweiligen emotionalen und körperlichen Gefühle ab. Ist Viktimisierung (Zum-Opfer-gemacht-Werden) das Thema des COEX-Systems, dann wäre dies die PGM II, ist es der Kampf mit einem machtvollen Gegner, so würde sich dies mit der PGM III verbinden, und so weiter.

Die tiefsten Wurzeln der den COEX-Systemen zugrunde liegenden emotionalen und psychosomatischen Störungen reichen in den transpersonalen Bereich der Psyche hinab. Sie haben die Form von Erinnerungen der Ahnen, der Rasse, des Kollektivs, also von phylogenetischen Erinnerungen an Erfahrungen, die anderen Leben zu entstammen scheinen (Erinnerungen an vergangene Inkarnationen). Sie können aber auch die Form von verschiedenen archetypischen Motiven haben. So mag zum Beispiel die therapeutische Arbeit mit Wut sowie Gewaltbereitschaft an einem bestimmten Punkt die Form einer erfahrenen Identifizierung mit einem Tiger oder einem Schwarzen Panther annehmen; die tiefsten Wurzeln eines schwer asozialen Verhaltens können im dämonischen Archetyp zu finden sein; und zur endgültigen Auflösung einer Phobie mag es durch das Wiedererleben und die Integration einer Erfahrung aus einem vergangenen Leben kommen.

Die Gesamtarchitektur der COEX-Systeme lässt sich am besten durch ein klinisches Beispiel demonstrieren. Eine Person, die an psychogenem Asthma leidet, entdeckt in einer Reihe von Sitzungen mit Atemarbeit vielleicht, dass dieser Störung ein machtvolles COEX-System zugrunde liegt. Der biografische Teil dieser Konstellation könnte aus Erinnerungen der Person daran bestehen, wie sie im Alter von sieben Jahren beinahe ertrank, wie sie im Alter von drei bis vier Jahren wiederholt von einem älteren Bruder gewürgt wurde, sowie aus Erinnerungen an einen schweren Keuchhusten oder Diphtherie im Alter von zwei Jahren. Die perinatale Komponente dieses COEX-Systems könnten zum Beispiel Erstickungsgefühle sein, die während der Geburt dadurch entstanden sind, dass sich die Nabelschnur um den Hals gewickelt hatte. Eine typische transpersonale Wurzel dieser Atemstörung könnte die anscheinend aus einem früheren Leben stammende Erfahrung sein, erhängt oder erwürgt worden zu sein. Eine ausführliche Erörterung der COEX-Systeme mit weiteren Beispielen findet sich in einigen früheren Publikationen (Grof 1975, 1987 und 2000).

4. Therapeutisch wirksame Mechanismen

Die traditionelle Psychotherapie kennt nur therapeutische Mechanismen, die auf der Ebene des biografischen Materials wirksam werden, etwa die Schwächung von psychischen Abwehrmechanismen, die Erinnerungen an vergessene oder verdrängte traumatische Ereignisse, die Rekonstruktion der Vergangenheit aus Träumen oder neurotischen Symptomen, die Gewinnung von intellektuellen und emotionalen Einsichten und die Übertragungsanalyse. Wie wir in einem späteren Teil dieses Buches ausführlicher erörtern werden (Seiten 265 ff.), bietet die mit holotropen Bewusstseinszuständen arbeitende Psychotherapie viele zusätzliche und sehr wirksame Mechanismen der Heilung und Transformation der Persönlichkeit, die zugänglich werden, wenn die Erfahrung eine Regression auf die perinatale und transpersonale Ebene erreicht. Dazu gehören das tatsächliche Wiedererleben traumatischer Erinnerungen aus dem Säuglingsalter, der Kindheit, der biologischen Geburt und dem Leben vor der Geburt sowie Erinnerungen an vergangene Leben, das Auftauchen von archetypischem Material, Erfahrungen kosmischen Einsseins und andere Erfahrungen.

5. Die Strategie der Psychotherapie und der Selbsterforschung

Der erstaunlichste Aspekt der modernen Psychotherapie ist die Vielzahl konkurrierender Schulen und der Mangel an Übereinstimmung zwischen ihnen. Zwischen ihnen herrschen enorme Meinungsverschiedenheiten über grundlegende Fragen, wie etwa: Was sind die Dimensionen der menschlichen Psyche, und worin bestehen ihre wichtigsten Motivationskräfte? Warum entwickeln sich Symptome, und was bedeuten sie? Welche der Probleme, mit denen ein Klient in die Therapie kommt, sind von zentraler Bedeutung, und welche davon sind weniger relevant? Und schließlich: Welche Technik und Strategie sollte man anwenden, um das emotionale, psychosomatische und zwischenmenschliche Funktionieren des Klienten zu korrigieren oder zu verbessern?

Das Ziel der traditionellen Psychotherapien besteht darin, zu einem intellektuellen Verständnis der menschlichen Psyche im Allgemeinen und der Psyche des Klienten im Besonderen zu gelangen und dieses Wissen dann dazu zu nutzen, eine wirksame therapeutische Technik und Strategie zu entwickeln. In vielen modernen Psychotherapien ist die „Interpretation" ein wichtiges Werkzeug. Durch sie enthüllt der Therapeut den Klienten die „wahre" oder „wirkliche" Bedeutung ihrer Gedanken, ihrer Emotionen und ihres Verhaltens. Diese Methode ist weitverbreitet bei der Analyse von Träumen und neurotischen Symptomen sowie von Verhalten und scheinbar trivialen alltäglichen Handlungen, wie etwa Versprechern und anderen kleinen Irrtümern, den freudschen „Fehlleistungen" (Freud 1960a). Ein anderer Bereich, in dem Interpretationen gewöhnlich angewendet werden, ist die zwischenmenschliche Dynamik, einschließlich der Übertragung verschiedener unbewusster Gefühle und Einstellungen auf den Therapeuten.

Die Therapeuten verwenden viel Mühe darauf herauszufinden, was in einer gegebenen Situation die angemessenste Interpretation ist und welches der passende Moment für die Interpretation ist. Denn selbst eine Interpretation, die in Hinsicht auf ihren Inhalt „richtig" ist, soll für den Patienten nutzlos oder sogar schädlich sein, wenn sie verfrüht gegeben wird, also bevor der Patient dazu bereit ist. Eine schwerwiegende Schwäche dieses Ansatzes der Psychotherapie besteht darin, dass verschiedene Therapeuten – besonders wenn sie zu unterschiedlichen Schulen gehören – denselben psychischen Erscheinungen oder Situationen völlig unterschiedlichen Wert beimessen und unterschiedliche und sogar widersprüchliche Interpretationen davon liefern.

Dies lässt sich durch ein amüsantes Beispiel aus unserer eigenen psychoanalytischen Ausbildung illustrieren. Als junger Psychiater befand sich Stan in einer Lehranalyse bei Dr. Theodor Dosužkov, dem Altmeister der tschechoslowakischen Psychoanalyse, der auch Präsident der Tschechoslowakischen Psychoanalytischen Gesellschaft war. Dr. Dosužkov befand sich in seinen späten Sechzigern, und unter seinen Analysanden – alles junge Psychiater – war bekannt, dass er dazu neigte, während der Analysestunden gelegentlich einzunicken. Über diese Angewohnheit machten seine Studenten gern Witze. Neben den individuellen Sitzungen der Lehranalyse führte Dr. Dosužkov auch Seminare durch, in denen sich seine Studenten über Bücher und Artikel austauschten, Fallgeschichten diskutierten und Fragen zur Theorie und Praxis der Psychoanalyse stellen konnten.

In einem dieser Seminare stellte ein Teilnehmer eine natürlich „rein theoretische" Frage: „Was geschieht, wenn der Psychoanalytiker während einer Analyse einschläft? Geht die Therapie weiter, wenn der Klient mit der freien Assoziation fortfährt, oder wird der Prozess unterbrochen? Sollte man dem Klienten das Geld für die verlorene Zeit zurückerstatten, da Geld in der freudschen Analyse ja so ein wichtiges Thema ist?"

Dr. Dosužkov vermochte nicht zu leugnen, dass es in psychoanalytischen Sitzungen zu einer solchen Situation kommen konnte. Ihm war klar, dass die Analysanden um seine Schwäche wussten, und er musste sich eine Antwort einfallen lassen. „Das kann schon einmal passieren", sagte er. „Manchmal ist man müde und schläfrig – man hat in der Nacht zuvor nicht gut geschlafen, man erholt sich gerade von einer Grippe oder man ist körperlich erschöpft. Aber wenn Sie lange genug in diesem Geschäft waren, dann entwickeln Sie eine Art sechsten Sinn. Sie schlafen nur dann ein, wenn das auftauchende Material nicht relevant ist. Sagt der Klient jedoch etwas wirklich Wichtiges, so wachen Sie auf und sind total präsent!"

Dr. Dosužkov war auch ein großer Bewunderer von I. P. Pawlow, dem russischen Physiologen und Nobelpreisträger, der seine Kenntnisse über das Gehirn durch Experimente mit Hunden gewonnen hatte. Pawlow schrieb sehr viel über die Hemmung der Großhirnrinde, zu der es während des Schlafes oder einer Hypnose kommt. Wie er sagt, gibt es in der gehemmten Hirnrinde manchmal einen „Aufwachpunkt". Sein Lieblingsbeispiel war das einer Mutter, die selbst bei starkem Lärm zu schlafen vermag, die jedoch sofort aufwacht, sobald ihr eigenes Kind jammert. „Es ist wie mit der Mutter, über die Pawlow geschrieben hat", erklärte Dr. Dosužkov. „Wenn Sie erst einmal genügend Erfahrung besitzen, werden Sie selbst dann in Verbindung mit Ihrem Klienten bleiben können, wenn Sie einschlafen."

Mit dieser Erklärung von Dr. Dosužkov gab es jedoch offensichtlich ein Problem. Was ein Therapeut nämlich in der Erzählung des Klienten für relevant hält, spiegelt seine eigene Ausbildung und seine persönliche Voreingenommenheit wider. Hätte Stan anstelle eines Freudianers einen Therapeuten aus der Schule von Adler, Rank oder Jung gehabt, dann wären diese zu jeweils anderen Zeitpunkten während einer Sitzung aufgewacht – nämlich dann, wenn in Stans Erzählung etwas aufgetaucht wäre, das ihrer Meinung nach „relevant" war. Angesichts der großen Unterschiede in Hinsicht auf die Auffassung der verschiedenen Schulen der Tiefenpsychologie stellt sich natürlich die Frage, welche von ihnen das richtigere Verständnis der menschlichen Psyche in Krankheit und Gesundheit besitzt.

Träfe es zu, dass richtige und zum rechten Zeitpunkt gegebene Interpretationen ein wichtiger Faktor in der Psychotherapie sind, dann müsste es hinsichtlich des von den verschiedenen Schulen erreichten Therapieerfolgs große Unterschiede geben. Würde man ihre therapeutischen Resultate als eine Gaußsche Glockenkurve abbilden, dann würden die Therapeuten, die zu der Schule mit dem zutreffendsten Verständnis und deshalb mit den treffendsten Interpretationen gehören, die besten Ergebnisse erzielen, und jene, die zu Richtungen mit einem weniger zutreffenden begrifflichen Rahmen gehören, würde man in den absteigenden Bereichen der Kurve wiederfinden.

Soweit wir wissen, gibt es jedoch keine wissenschaftlichen Studien, die eine klare Überlegenheit bestimmter Schulen der Psychotherapie über andere nachweisen. Wenn es überhaupt Unterschiede gibt, dann treten sie innerhalb der einzelnen Schulen auf und nicht zwischen den einzelnen Schulen. In jeder Schule gibt es bessere und weniger gute Therapeuten. Und höchstwahrscheinlich haben die therapeutischen Resultate sehr wenig mit dem zu tun, was der Therapeut seiner Meinung nach tut – also mit der Richtigkeit und dem guten Timing von Interpretationen, mit korrekter Übertragungsanalyse und mit anderen spezifischen Interventionen. Eine erfolgreiche Therapie ist wahrscheinlich von Faktoren abhängig, die nur wenig mit der intellektuellen Brillanz des Therapeuten zu tun haben und die sich nur schwer in wissenschaftlicher Sprache beschreiben lassen – etwa mit der „Qualität der menschlichen Begegnung" zwischen Therapeut und Klient oder mit dem Gefühl des Klienten, von einem anderen Menschen bedingungslos akzeptiert zu werden – oft zum ersten Mal in seinem Leben.

Das Fehlen einer allgemein akzeptierten Theorie der Psychotherapie sowie einer grundlegenden Übereinstimmung in Hinsicht auf die therapeutische Praxis ist ziemlich befremdlich. Unter diesen Umständen kann sich ein Klient mit einer emotionalen oder psychosomatischen Störung im Grunde nur durch Münzwurf für eine Schule entscheiden. Jede Schule hat eine andere Erklärung des Problems, mit dem der Klient in die Therapie kommt, und jede bietet eine andere Technik als die „Technik der Wahl" zu seiner Überwindung an. Ähnlich ist es mit der Entscheidung eines angehenden Therapeuten, sich in einer bestimmten therapeutischen Schule ausbilden zu lassen: Diese Entscheidung sagt mehr über seine eigene Persönlichkeit aus als über den Wert der Schule.

Es ist interessant zu sehen, wie eine mit holotropen Bewusstseinszuständen arbeitende Therapie uns helfen kann, das Dilemma dieser Situation zu vermeiden. Die Alternative, welche diese Arbeit darstellt, bestätigt in der Tat einige der Vorstellungen vom therapeutischen Prozess, die zuerst von C. G. Jung herausgearbeitet wurden. Nach Jung ist es unmöglich, zu einem intellektuellen Verständnis der Psyche zu gelangen und daraus eine für die Psychotherapie brauchbare Technik abzuleiten. In seinen späteren Jahren verstand er die Psyche nicht als ein in unserem Schädel angesiedeltes Produkt des Gehirns, sondern als das schöpferische Prinzip des Kosmos (die *anima mundi).* Es durchdringt die gesamte Existenz, und die individuelle Psyche eines jeden von uns wird aus dieser kosmischen Matrix herausgekitzelt. Der Intellekt ist demnach ein Teil der Funktion der Psyche, der uns helfen kann, uns in alltäglichen Situationen zurechtzufinden. Er ist jedoch nicht in der Lage, die Psyche zu verstehen und zu manipulieren.

In Victor Hugos Roman *Die Elenden* findet sich eine wundervolle Passage: „Es gibt nur ein Schauspiel, das großartiger ist als das Meer, und das ist der Himmel; es gibt nur ein Schauspiel, das großartiger ist als der Himmel, und das ist das Innere der Seele." Jung war sich der Tatsache bewusst, dass die Psyche ein tiefes Mysterium ist, dem man sich mit großem Respekt nähern muss. Ihm war auch klar, dass die Psyche unendlich kreativ ist und sich nicht mit einen Satz von Formeln beschreiben lässt, die man benutzen kann, um die psychischen Prozesse eines Klienten zu korrigieren. Sein Vorschlag für eine alternative Strategie für die Therapie unterschied sich wesentlich von dem Gebrauch intellektueller Konstrukte und äußerer Interventionen.

Was ein Psychotherapeut nach Ansicht von Jung tun kann, ist, ein unterstützendes Umfeld zu schaffen, in dem es zu einer psychospirituellen Transformation kommen kann. Man kann dieses „Gefäß" mit dem hermetischen Schmelztiegel vergleichen, der alchimistische Prozesse möglich macht. Der nächste Schritt besteht dann darin, eine Methode anzubieten, die einen Kontakt zwischen dem bewussten Ich und dem höheren Aspekt des Klienten, seinem Selbst, ermöglicht. Eines der von Jung zu diesem Zweck verwendeten Hilfsmittel war die „aktive Imagination", die Fortsetzung eines Traumes in der Praxis des Analytikers (Jung 1961; Franz 1997). Die Kommunikation zwischen dem Ich und dem Selbst vollzieht sich hauptsächlich mit den Mitteln einer symbolischen Sprache. In dieser Art von Arbeit ist Heilung nicht das Resultat brillanter Einsichten und Interpretationen des Therapeuten; der therapeutische Prozess wird vielmehr von innen her durch das Selbst geleitet.

Nach Jung ist das Selbst der zentrale Archetyp im kollektiven Unbewussten, und seine Funktion besteht darin, das Individuum in Richtung auf Ordnung, Struktur und Einheit zu führen. Jung bezeichnet diese Bewegung hin zur höchsten Einheit als den Individuationsprozess. Die Verwendung von holotropen Zuständen in Therapie und Selbsterforschung bestätigt Jungs Sichtweise im Wesentlichen und folgt derselben Strategie. Die Facilitators schaffen eine schützende und unterstützende Umgebung und helfen den Klienten, in einen holotropen Zustand einzutreten. Sobald es dazu gekommen ist, wird der Heilungsprozess des Klienten durch die ihm selbst innewohnende heilende Intelligenz geleitet; die Aufgabe des Facilitators besteht darin, dieses Geschehen zu unterstützen.

In diesem Prozess wird automatisch unbewusstes Material aktiviert, das emotional stark aufgeladen ist und am Tag der Sitzung zur Bearbeitung verfügbar ist. Dies erspart den Facilitators die hoffnungslose Aufgabe, an der die Gesprächstherapien kranken – nämlich herauszufinden, was denn nun „relevant" ist. Sie unterstützen einfach nur das spontane Auftauchen und die Manifestation des Materials von Moment zu Moment – in dem Vertrauen darauf, dass der Prozess von einer Intelligenz gelenkt wird, die über das intellektuelle Verständnis hinausgeht, zu dem eine professionelle Ausbildung durch irgendeine der psychotherapeutischen Schulen führen kann.

6. Die Rolle der Spiritualität im menschlichen Leben

Die westliche Wissenschaft wird von einer materialistischen Einheitsphilosophie beherrscht. Verschiedene wissenschaftliche Disziplinen haben die Geschichte des Universums als die Geschichte der Entwicklung der Materie beschrieben, und sie akzeptieren nur das als real, was sich messen und wägen lässt. Leben, Bewusstsein und Intelligenz werden als mehr oder weniger zufällige Nebenprodukte materieller Prozesse angesehen. Physiker, Biologen und Chemiker wissen zwar um die Existenz von Dimensionen der Wirklichkeit, die unseren Sinnen nicht zugänglich sind, aber sie erkennen nur jene Wirklichkeiten an, die physischer Natur sind und die sich durch den Gebrauch der verschiedenen Erweiterungen unserer Sinne – wie etwa Mikroskope, Teleskope und spezielle Aufzeichnungsverfahren – aufdecken und erforschen lassen.

In einem auf diese Weise verstandenen Universum hat keine Art von Spiritualität einen Platz. Die Existenz Gottes, die Vorstellung von unsichtbaren Dimensionen der Wirklichkeit, die von nichtmateriellen Wesen bewohnt sind, die Möglichkeit eines Überlebens des Bewusstseins nach dem Tode und die Konzepte von Reinkarnation und Karma wurden in den Bereich der Märchen und in die psychiatrischen Handbücher verbannt. Solche Dinge ernst zu nehmen, bedeutet aus psychiatrischer Sicht, unwissend zu sein, keine Ahnung von den Entdeckungen der Wissenschaft zu haben, abergläubischem und primitivem magischen Denken verfallen zu sein. Zeigt sich bei intelligenten Personen ein Glaube an Gott oder die

Göttin, so wird dies als ein Hinweis darauf angesehen, dass diese Personen noch nicht mit dem infantilen Bild von ihren Eltern als allmächtige Wesen zurechtgekommen sind, einem Bild, das in ihrer Säuglingszeit und Kindheit entstanden ist. Direkte Erfahrungen spiritueller Wirklichkeiten werden darüber hinaus als Ausdruck ernsthafter Geisteskrankheiten, als Psychosen, angesehen.

Die Erforschung holotroper Zustände hat neues Licht auf das Problem von Spiritualität und Religion geworfen. Der Schlüssel zu diesem neuen Verständnis ist die Entdeckung, dass man in diesen Zuständen einem breiten Spektrum von Erfahrungen begegnen kann, die den von den großen Weltreligionen inspirierten Erfahrungen sehr ähnlich sind – Visionen von Gott und verschiedenen göttlichen und dämonischen Wesen, Begegnungen mit körperlosen Wesen, Erfahrungen eines psychospirituellen Todes und der Wiedergeburt, Ausflüge in Himmel und Hölle, Erinnerungen an vergangene Leben und viele andere Erfahrungen. Die moderne Forschung hat zweifelsfrei erwiesen, dass diese Erfahrungen nicht das Produkt einer Beeinträchtigung des Gehirns durch krankhafte Prozesse sind, sondern Manifestationen archetypischen Materials aus dem kollektiven Unbewussten und damit normale und wesentliche Bestandteile der menschlichen Psyche. Auch wenn man zu diesen mythischen Elementen nur innerhalb der Psyche durch einen Prozess erfahrungsorientierter Selbsterforschung und Introspektion Zugang gewinnt, sind sie doch ontologisch gesehen wirklich, also objektiv existent. Um transpersonale Erfahrungen von den imaginären Produkten individueller Phantasie oder einer krankhaften Psyche zu unterscheiden, bezeichnen die Jungianer diesen Bereich als bildhaft.

Der französische Gelehrte, Philosoph und Mystiker Henri Corbin, der als Erster den Begriff *mundus imaginalis* verwendete, entlehnte diese Vorstellung der mystischen Literatur des Islam (Corbin 2000). Islamische Theosophen nennen diese bildhafte Welt, in der alles, was in der sinnlich wahrnehmbaren Welt existiert, seine Entsprechung hat, *'alam al-mithal* oder das „achte Klima", um es von den „sieben Klimata" oder Regionen der traditionellen islamischen Geografie zu unterscheiden. Die bildhafte Welt besitzt eine Ausdehnung sowie Dimensionen, Formen und Farben, aber diese sind für unsere Sinne nicht so wahrnehmbar, als wären sie

Eigenschaften physischer Objekte. Dennoch ist dieses Reich ontologisch ganz und gar wirklich und lässt sich – genauso wie die mit unseren Sinnesorganen wahrgenommene materielle Welt – durch Konsens mit anderen Menschen validieren.

Angesichts dieser Beobachtungen erscheint der erbitterte Kampf, den Religion und Wissenschaft im Laufe der vergangenen Jahrhunderte ausgefochten haben, lächerlich und völlig überflüssig. Echte Wissenschaft und authentische Religion konkurrieren nicht um dasselbe Territorium. Sie stellen vielmehr verschiedene Herangehensweisen an das Dasein dar, Ansätze, die einander ergänzen und sich nicht gegenseitig ausschließen. Die Wissenschaft erforscht Phänomene in der materiellen Welt, im Bereich des Messbaren und Wägbaren, Spiritualität und authentische Religion beziehen ihre Inspiration aus einem durch Erfahrung gewonnenen Wissen über die bildhafte Welt, wie sie sich in holotropen Bewusstseinszuständen manifestiert. Der Widerstreit, den es zwischen Religion und Wissenschaft zu geben scheint, ist Ausdruck eines fundamentalen Missverständnisses auf beiden Seiten. Werden diese beiden Bereiche richtig verstanden und angemessen praktiziert, dann kann es, wie Ken Wilber aufgezeigt hat, keinen Konflikt zwischen ihnen geben. Scheint ein Widerspruch zu existieren, so haben wir es wahrscheinlich mit „Scheinwissenschaft" und „Scheinreligion" zu tun. Die scheinbare Unvereinbarkeit beruht darauf, dass beide Seiten die Position der jeweils anderen Seite völlig missverstehen und wahrscheinlich auch eine unechte Version ihrer eigenen Disziplin vertreten (Wilber 1982).

Die einzige wissenschaftliche Disziplin, die relevante und gültige Urteile über spirituelle Angelegenheiten abgeben kann, ist die holotrope Zustände untersuchende Bewusstseinsforschung, denn dazu braucht man eine profunde Kenntnis des bildhaften Bereichs. In seinem wegweisenden Essay *Himmel und Hölle* sagt Aldous Huxley, die Konzepte von Hölle und Himmel stellten subjektive Wirklichkeiten da, die in ungewöhnlichen Bewusstseinszuständen auf sehr überzeugende Weise erfahren werden – in Zuständen, die durch psychedelische Substanzen wie LSD und Meskalin oder auch durch wirksame, nicht mit Drogen arbeitende Techniken induziert werden können (Huxley 1959). Der scheinbare Konflikt zwischen Wissenschaft und Religion beruht auf dem irrigen Glauben, diese Bereiche des Jenseits seien im physischen Universum angesiedelt – der Himmel im interstellaren Raum, das Paradies irgendwo in einem verborgenen Land auf der Oberfläche unseres Planeten und die Hölle im Inneren der Erde.

Die Astronomen haben hoch entwickelte Geräte wie das Hubble-Teleskop benutzt, um das gesamte Firmament zu erforschen und zu kartografieren. Das Ergebnis dieser Forschungsarbeit, die „dort oben" natürlich keinen Gott und keinen Himmel voller Harfe spielender Engel und Heiliger vorgefunden hat, wurde als Beweis dafür genommen, dass es keine solche spirituellen Wirklichkeiten gibt. Bei der Erforschung und beim Kartografieren jedes Quadratkilometers der Oberfläche unseres Planeten haben Forscher und Geografen zwar Gegenden mit außerordentlichen Naturschönheiten gefunden, aber keine davon entsprach den Beschreibungen des Paradieses, die sich in den heiligen Schriften der verschiedenen Religionen finden. Und die Geologen haben herausgefunden, dass der Kern unseres Planeten aus Schichten von festem und geschmolzenen Nickel und Eisen besteht und dass seine Temperatur noch höher ist als die Temperatur auf der Oberfläche der Sonne. Dies ist gewiss kein sehr plausibler Ort für die finsteren Höhlen Satans.

Die jüngere Erforschung holotroper Zustände untermauert Huxleys Einsichten. Sie belegt, dass Himmel, Paradies und Hölle ontologisch wirklich sind: Sie repräsentieren charakteristische und wichtige Bewusstseinszustände, die alle menschlichen Wesen unter bestimmten Umständen zu Lebzeiten erfahren können. Visionen von Himmel, Paradies und Hölle sind übliche Bestandteile des Erfahrungsspektrums von psychedelischen inneren Reisen, sogenannten Nahtod-Zuständen, mystischen Erfahrungen sowie von schamanistischen Initiationskrisen und anderen Arten einer spirituellen Krise. Psychiater erhalten von ihren Patienten oft Berichte von Gotteserfahrungen, Erfahrungen von Himmel und Hölle, von archetypischen göttlichen und dämonischen Wesen sowie von psychospirituellem Tod und psychospiritueller Wiedergeburt. Da sie jedoch nur über ein unzureichendes und oberflächliches Modell der Psyche verfügen, missverstehen sie diese Berichte als Ausdruck von Geisteskrankheiten, die durch unbekannte Krankheitsursachen hervorgerufen werden. Sie erkennen nicht, dass es in den tiefsten Tiefen der unbewussten Psyche eines jeden Menschen Matrizen für diese Erfahrungen gibt.

Es ist ein erstaunlicher Aspekt der transpersonalen Erfahrungen, die sich in verschiedenen holotropen Zuständen einstellen, dass man ihre Inhalte in den Mythen aller Kulturen der Welt wiederfindet, auch in solchen, von denen das Individuum keinerlei intellektuelle Kenntnisse besitzt. C. G. Jung demonstrierte diese außerordentliche Tatsache anhand der mythischen Erfahrungen, die in den Träumen und psychotischen Erfahrungen seiner Patienten auftauchten. Auf der Grundlage dieser Beobachtungen wurde ihm klar, dass die menschliche Psyche nicht nur Zugang zum freudschen individuellen Unbewussten hat, sondern auch zum kollektiven Unbewussten, das ein Speicher des gesamten kulturellen Erbes der Menschheit ist. Kenntnisse auf dem Gebiet der vergleichenden Mythologie sind deshalb mehr als nur eine Frage von persönlichem oder akademischem Interesse. Für Menschen, die eine erfahrungsorientierte Therapie durchlaufen und sich selbst erforschen wollen, sind sie ein wichtiger und nützlicher Führer, und für die Menschen, die sie auf ihren Reisen begleiten und unterstützen, sind sie ein unerlässliches Werkzeug (Grof 2006b).

Die Erfahrungen, die aus tieferen Ebenen der Psyche stammen, aus dem kollektiven Unbewussten, haben eine bestimmte Qualität, die Jung als Numinosität bezeichnete. Das Wort „numinos" ist relativ neutral und deshalb ähnlichen Begriffen – wie etwa „religiös", „mystisch", „magisch" oder „heilig" – vorzuziehen, da diese oft in problematischen Zusammenhängen verwendet werden und deshalb leicht irreführend sind. Der Begriff „Numinosität", der zur Beschreibung transpersonaler Erfahrungen gebraucht wird, weist auf die außerordentliche Natur dieser direkten Wahrnehmungen hin. Sie führen nämlich zu dem sehr überzeugenden Eindruck, dass sie zu einer höheren Ordnung der Wirklichkeit gehören, einem Bereich, der heilig ist und sich radikal von der materiellen Welt unterscheidet.

Angesichts der ontologischen Wirklichkeit des bildhaften Bereichs ist Spiritualität als sehr wichtige und natürliche Dimension der menschlichen Psyche und die spirituelle Suche als eine legitime und völlig berechtigte menschliche Strebung anzusehen. Hier muss allerdings betont werden, dass sich dies auf authentische Spiritualität bezieht, die auf persönlicher Erfahrung beruht, und dass damit nicht die Ideologien und Dogmen der organisierten Religionen bestätigt werden. Will man Missverständnisse und

Verwechslungen vermeiden, die in der Vergangenheit viele ähnliche Diskussionen überschattet haben, ist es ganz wesentlich, klar zwischen Spiritualität und Religion zu unterscheiden.

Spiritualität basiert auf der direkten Erfahrung der gewöhnlich unsichtbaren numinosen Dimensionen der Wirklichkeit, die in holotropen Bewusstseinszuständen zugänglich werden. Sie verlangt weder einen speziellen Ort für ihre Ausübung noch von einer Organisation offiziell ernannte Personen, die den Kontakt mit dem Göttlichen vermitteln. Die Mystiker brauchen keine Kirchen oder Tempel. Der Kontext, in dem sie die heiligen Dimensionen der Wirklichkeit sowie ihre eigene Göttlichkeit erfahren, wird von ihrem Körper und ihrer Natur gestellt. Und anstelle von amtierenden Priestern brauchen sie eine sie unterstützende Gruppe von Weggefährten oder die Führung durch einen Lehrer, der auf der inneren Reise bereits weiter fortgeschritten ist als sie selbst.

Direkte spirituelle Erfahrungen zeigen sich in zwei verschiedenen Formen. Zur ersten dieser Formen, der Erfahrung des *immanenten Göttlichen,* gehört eine auf subtile, aber tiefgreifende Weise transformierte Wahrnehmung der alltäglichen Wirklichkeit. Ein Mensch, der diese Art von Erfahrung macht, sieht Menschen, Tiere und unbelebte Objekte in seiner Umgebung als strahlende Manifestationen eines einheitlichen Feldes kosmischer Schöpfungskraft und erkennt, dass die Grenzen zwischen ihnen unwirklich und illusorisch sind. Dies ist eine direkte Erfahrung Gottes in der Natur oder Gottes als die Natur. Um die Analogie eines Fernsehgerätes zu gebrauchen: Man könnte diese Erfahrung mit einer Situation vergleichen, in der ein Schwarzweißbild plötzlich umschlägt in ein Bild mit lebhaften, „lebendigen“ Farben. Wie bei der Erfahrung des immanenten Göttlichen bleiben viele der Eigenschaften des Fernsehbildes dieselben, und doch gewinnt das Bild durch das Hinzukommen einer neuen Dimension etwas ganz Entscheidendes hinzu.

Zur zweiten Form der spirituellen Erfahrung, der Erfahrung des *transzendenten* Göttlichen, gehört die Manifestation archetypischer Wesen und Bereiche, die im alltäglichen Bewusstseinszustand nicht wahrnehmbar sind. In dieser Art von spiritueller Erfahrung scheinen sich völlig neue Elemente zu „entfalten“, oder sie werden, um einen Begriff des Physikers David Bohm zu verwenden, „explizit", und zwar aus einer anderen Ebene oder einer anderen Ordnung der Wirklichkeit heraus. Um zu der Analogie des Fernsehgerätes zurückzukehren: Dies wäre so, als entdeckten wir, dass es neben dem Sender, den wir bisher gesehen haben, noch völlig andere Kanäle gibt.

Spiritualität beinhaltet eine spezielle Art der Beziehung zwischen dem Individuum und dem Kosmos, und sie ist im Wesentlichen eine persönliche und private Angelegenheit. Im Vergleich dazu ist die organisierte Religion eine institutionalisierte Gruppenaktivität, die an einem vorbestimmten Ort stattfindet, in einem Tempel oder einer Kirche. Sie verlangt darüber hinaus ein System von in ein Amt eingesetzten Mittlern, die eine persönliche Erfahrung spiritueller Wirklichkeiten haben mögen – oder auch nicht. Ist eine Religion erst einmal institutionalisiert, dann verliert sie oft gänzlich den Kontakt zu ihrer spirituellen Quelle und wird zu einer weltlichen Organisation, welche die spirituellen Bedürfnisse der Menschen ausnutzt, ohne sie zu befriedigen.

Institutionalisierte Religionen neigen dazu, hierarchische Systeme aufzubauen, in denen es um den Erwerb von Macht, Kontrolle, politischem Einfluss, Geld, Besitz und um andere weltliche Bestrebungen geht. Einer solchen religiösen Hierarchie sind direkte spirituelle Erfahrungen ihrer Mitglieder in der Regel ein Dorn im Auge, weil diese zu Unabhängigkeit führen und sich nicht wirksam kontrollieren lassen. Wo das der Fall ist, findet ein authentisches spirituelles Leben nur in den mystischen Ablegern, den klösterlichen Orden sowie ekstatischen Sekten der Religion statt. Menschen, die eine direkte Erfahrung des immanenten oder transzendenten Göttlichen machen, öffnen sich nämlich eher für die in den mystischen Zweigen der großen Weltreligionen oder in deren klösterlichen Orden anzutreffende Spiritualität als für die etablierten Institutionen. Durch eine tiefe mystische Erfahrung werden leicht die Abgrenzungen zwischen den einzelnen Religionen aufgehoben, und es kommt eine tiefe Übereinstimmung zwischen ihnen zum Vorschein. Im Gegensatz dazu neigen die Dogmen der institutionalisierten Religionen dazu, vor allem die Unterschiede zwischen den einzelnen Glaubensbekenntnissen zu betonen und so Gegnerschaft und Feindseligkeit zu fördern.

Die Dogmen der institutionalisierten Religionen stehen fast immer in fundamentalem Gegensatz zur Wissenschaft, ob diese Wissenschaft nun von dem mechanistisch-materialistischen Modell ausgeht oder in dem entstehenden neuen Paradigma verankert ist. Bei der auf spirituellen Erfahrungen beruhenden authentischen Mystik ist dies jedoch ganz anders. Die großen mystischen Traditionen haben ein umfangreiches Wissen über das menschliche Bewusstsein und die spirituellen Bereiche angesammelt – und zwar auf eine der wissenschaftlichen Methode zur Gewinnung von Erkenntnissen über die materielle Welt vergleichbare Weise. Zu ihrer Methodik gehören die Auslösung transpersonaler Erfahrungen, die systematische Sammlung von Daten und die Validierung dieser Daten durch intersubjektiven Vergleich.

Spirituelle Erfahrungen lassen sich – wie alle anderen Aspekte der Wirklichkeit auch – durch sorgfältige und aufgeschlossene Untersuchungen wissenschaftlich erforschen. Es ist durchaus nichts Unwissenschaftliches an der unvoreingenommenen und methodisch strengen Erforschung transpersonaler Phänomene sowie der Herausforderungen, die diese für das materialistische Weltverständnis darstellen. Nur ein solcher Ansatz vermag eine Antwort auf die wesentliche Frage nach dem ontologischen Status mystischer Erfahrungen zu geben: Offenbaren sie, wie es verschiedene Systeme der Ewigen Philosophie (Philosophia perennis) behaupten, tiefe Wahrheiten über einige grundlegende Aspekte des Daseins, oder sind sie, wie die materialistische Wissenschaft des Westens meint, Produkte von Aberglauben, bloßer Phantasie oder von Geisteskrankheit?

Die westliche Psychiatrie macht keinen Unterschied zwischen einer mystischen und einer psychotischen Erfahrung; sie sieht beide als Ausdruck von Geisteskrankheit an. In ihrer Ablehnung der Religion differenziert sie nicht zwischen dem primitiven Volksglauben der buchstäblichen Interpretation religiöser Schriften durch Fundamentalisten und den hoch entwickelten mystischen Traditionen oder den großen spirituellen Philosophien des Ostens, die auf jahrhundertelanger systematischer Erforschung der Psyche durch Introspektion beruhen. Die moderne Bewusstseinsforschung hat überzeugende Beweise für die objektive Existenz des bildhaften Bereiches erbracht und hat damit die metaphysischen Grundannahmen der mystischen Weltanschauung, der östlichen spirituellen Philosophien und sogar bestimmter Glaubenssätze von Stammeskulturen bestätigt.

7. Die Natur der Wirklichkeit: Psyche, Kosmos und Bewusstsein

Einige Beobachtungen aus der Erforschung von holotropen Zuständen sind so einschneidend, dass sie nicht nur die Theorie und Praxis von Psychiatrie, Psychologie und Psychotherapie infrage stellen, sondern auch einige der metaphysischen Grundfesten der westlichen Wissenschaft untergraben. Die größte dieser Herausforderungen für unser Denken ist zweifellos das, was man über die Natur des Bewusstseins und seine Beziehung zur Materie herausgefunden hat. Nach Ansicht der westlichen Neurowissenschaften ist das Bewusstsein eine Begleiterscheinung der Materie, ein Nebenprodukt der komplexen physiologischen Prozesse im Gehirn, und es wohnt deshalb dem Körper inne und ist von diesem untrennbar. Diese Hypothese hat die moderne Bewusstseinsforschung der letzten fünf Jahrzehnte ernsthaft infrage gestellt.

Nur wenigen Menschen – und dazu gehören auch die meisten Wissenschaftler – ist klar, dass wir nicht den geringsten Beweis dafür haben, dass Bewusstsein tatsächlich im Gehirn und vom Gehirn hervorgebracht wird. Zweifellos gibt es eine Unmenge klinischer und experimenteller Belege, die signifikante Wechselwirkungen und Beziehungen zwischen der Anatomie, Physiologie und Biochemie des Gehirns auf der einen Seite und Bewusstseinszuständen auf der anderen Seite aufzeigen. Aus den verfügbaren Daten jedoch zu schließen, diese Korrelationen seien der Beweis dafür, dass das Gehirn tatsächlich die Quelle des Bewusstseins ist, stellt einen ziemlich großen logischen Sprung dar. Diese Ableitung wäre dem Schluss vergleichbar, das Fernsehprogramm werde im Fernsehgerät erzeugt, weil es eine enge Korrelation zwischen dem guten oder schlechten Funktionieren seiner Bauteile und der Qualität seines Bildes und seiner Klangqualität gibt. Dieses Beispiel sollte deutlich machen, dass eine enge Beziehung zwischen der Gehirntätigkeit und dem Bewusstsein die Möglichkeit nicht ausschließt, dass das Gehirn das Bewusstsein nur vermittelt, es aber nicht erzeugt. Die Erforschung holotroper Zustände hat viele Belege für diese Alternative erbracht.

Es gibt keine wissenschaftlichen Theorien, die zu erklären vermögen, wie Bewusstsein von einem materiellen Prozess hervorgebracht wird, und niemand hat auch nur die geringste Vorstellung davon, wie so etwas möglich sein könnte. Die Kluft zwischen Bewusstsein und Materie ist so enorm, dass es unmöglich ist, sich vorzustellen, wie man sie überbrücken könnte. Doch obwohl es keinerlei überzeugende Beweise dafür gibt, dass Bewusstsein eine Begleiterscheinung von Materie ist, stellt dieses metaphysische Postulat auch weiterhin eine der richtungweisenden Grundannahmen der materialistischen westlichen Wissenschaft dar. Es gibt zwar keinen wissenschaftlichen Beweis dafür, dass das Gehirn das Bewusstsein erzeugt, aber es gibt zahlreiche Beobachtungen, die darauf hindeuten, dass Bewusstsein unter gewissen Umständen unabhängig vom Gehirn und der Welt der Materie funktionieren kann.

In holotropen Zuständen kann unser Bewusstsein weit über die Grenzen unseres Körpers/Egos hinausreichen und zutreffende Informationen über verschiedene Aspekte der materiellen Welt erlangen, die uns nicht während dieses Lebens durch unserer Sinnesorgane vermittelt wurden. Wir haben bereits das Wiedererleben der Geburt, von Erinnerungen an die Zeit vor der Geburt und an die Zeugung erwähnt. In transpersonalen Erfahrungen kann sich unser Bewusstsein mit anderen Menschen identifizieren, aber auch mit Mitgliedern verschiedener Spezies des Tierreiches, von Primaten bis zu einzelligen Organismen, mit der Flora und sogar mit anorganischen Stoffen und Prozessen. Es mag auch die lineare Zeit transzendieren und sehr lebhaft Episoden erfahren, die zum Erbe von unseren Ahnen und unserer Rasse gehören, die karmischer oder phylogenetischer Natur sind und dem kollektiven Unbewussten entstammen.

Durch transpersonale Erfahrungen vermögen wir nicht nur neue und genaue Informationen über verschiedene Aspekte der materiellen Welt zu erlangen – auch über solche, von denen wir vorher nichts wussten –, wir können auch Gestalten und Bereiche aus dem Reich des kollektiven Unbewussten erfahren. Wir mögen Zeuge von ganz detailliert und präzise dargestellten mythischen Sequenzen aus jeder beliebigen Kultur der Welt und aus jedem historischen Zeitalter werden oder uns sogar als Teilnehmer davon erfahren. Es wäre absurd, diese riesige Bandbreite von Erfahrungen, die ein genaues Abbild verschiedener Aspekte der materiellen Welt in Gegenwart und Vergangenheit darstellen und in denen Gestalten, Bereiche und Themen aus der Welt der Mythologie auftauchen, irgendeiner noch unbekannten krankhaften Erscheinung im Gehirn zuzuschreiben.

Die überzeugendsten Belege dafür, dass das Bewusstsein kein Produkt des Gehirns ist und unabhängig von diesem funktionieren kann, hat die noch junge wissenschaftliche Disziplin der Thanatologie, der Erforschung des Todes und des Sterbens, erbracht. Es ist inzwischen eine von vielen unabhängigen Beobachtungen untermauerte und erwiesene Tatsache, dass das vom Körper losgelöste Bewusstsein von Menschen in Nahtod-Situationen zutreffende Wahrnehmungen der näheren Umgebung sowie von entfernten Orten und Ereignissen haben kann. Individuen, die klinisch tot sind (sich im Zustand des Herztodes und sogar des Gehirntodes befinden), sind in der Lage, ihren Körper und die laufenden Rettungsmaßnahmen von oben herab zu beobachten und ungehindert zu anderen Teilen des Gebäudes, in dem sich ihr Körper befindet, oder zu verschiedenen entfernten Orten zu „reisen". Unparteiische Forschung hat wiederholt die Genauigkeit von Beobachtungen, die ein vom Körper abgelöstes Bewusstsein gemacht hat, bestätigt (Ring und Valarino 1998; Sabom 1982 und 1998).

Diese Erfahrungen ähneln verblüffend den Beschreibungen des Bardo-Körpers, die sich im sogenannten Tibetischen Totenbuch *(Bardo Thödol)* finden. Dieser berühmte spirituelle Text behauptet, dass die sterbende Person im *Chönid Bardo* zunächst vor Angst das Bewusstsein verliert, dann aber im *Sidpa Bardo* in einer neuen Form – dem Bardo-Körper – wieder erwacht. Dieser Bardo-Körper unterscheidet sich vom grobstofflichen Körper des Alltagslebens. Er besteht nicht aus Materie und hat bemerkenswerte Eigenschaften, wie etwa das Vermögen ungehinderter Bewegung, die Fähigkeit, durch solide Objekte hindurchzugehen und die Fähigkeit, die Welt ohne Vermittlung der Sinne wahrzunehmen. Wer sich in der Form des Bardo-Körpers befindet, kann augenblicklich zu jedem Ort auf der Erde und sogar zu dem heiligen kosmischen Berg Meru reisen. Nur zwei Orte sind dieser Form nicht zugänglich: der mütterliche Schoß sowie Bodhgaya. Diese beiden Orte sind ein deutlicher Hinweis darauf, dass das Bewusstsein zur Zeit der Empfängnis oder der Erleuchtung den Bardo-Zustand verlässt (Evans-Wentz 1957).

Umfassende von Kenneth Ring und seinen Kollegen durchgeführte Untersuchungen haben diesen Beobachtungen eine faszinierende Dimension hinzugefügt: Menschen, die aus organischen Gründen von Geburt an blind waren und die ihr gesamtes Leben lang nie irgendetwas sehen konnten, vermögen ihre Umgebung wahrzunehmen, wenn sich ihr Bewusstsein in bestimmten lebensbedrohlichen Situationen von ihrem Körper löst. Der

Wahrheitsgehalt vieler dieser Visionen wurde durch konsensuelle Validierung bestätigt. Ring bezeichnet solche Visionen als „veridikale“ (wahrheitsgetreue) außerkörperliche Erfahrungen (AKE) (Ring und Valarino 1998; Ring und Cooper 1999). Die Aspekte der Umgebung, die von dem vom Körper losgelösten Bewusstsein blinder Personen wahrheitsgetreu wahrgenommen wurden, reichen von Einzelheiten der elektrischen Installationen an der Decke des Operationssaales bis zur Umgebung des Krankenhauses, die aus der Vogelperspektive wahrgenommen wurde. Die moderne thanatologische Forschung hat damit einen wichtigen Aspekt der klassischen Beschreibungen von außerkörperlichen Erfahrungen, wie man sie in der spirituellen Literatur und in philosophischen Texten findet, bestätigt.

Zu wahrheitsgetreuen außerkörperlichen Erfahrungen kommt es nicht nur in Situationen der Todesnähe. Wir haben sie wiederholt bei Menschen angetroffen, die eine psychospirituelle Krise durchlebten, aber auch bei Teilnehmern von Workshops mit dem Holotropen Atmen. Einige dieser Personen waren in der Lage, die Gruppe von oben zu beobachten und ungewöhnliches Verhalten einiger ihrer Mitglieder zu beschreiben, obwohl sie selbst dabei waren, mit geschlossenen Augen zu atmen. Das Bewusstsein anderer verließ das Gebäude und beobachtete die Umgebung aus der Vogelperspektive oder reiste zu entfernten Orten und beobachtete dort stattfindende Ereignisse. Gelegentlich tauchte diese Sicht aus der Vogelperspektive auch in den Mandalas auf.

Diese Beobachtungen demonstrieren ohne jeden Zweifel, dass das Bewusstsein kein Produkt des Gehirns und damit eine Begleiterscheinung von Materie ist. Mit größerer Wahrscheinlichkeit ist das Bewusstsein zumindest ein ebenbürtiger Partner der Materie, wenn es der Materie nicht sogar übergeordnet ist. Die Matrizen für viele der zuvor erwähnten Erfahrungen sind offensichtlich nicht im Gehirn enthalten, sondern in irgendwelchen immateriellen Feldern oder im Feld des Bewusstseins selbst gespeichert. Die in Hinsicht auf die Erklärung transpersonaler Erfahrungen vielversprechendsten Ansätze aus dem streng wissenschaftlichen Bereich sind David Bohms implizite Ordnung (Bohm 1980), Rupert Sheldrakes Konzept der morphogenetischen Felder (Sheldrake 1981 und 1988) sowie Ervin Laszlos Hypothese des Psi-Feldes oder Akasha-Feldes (Laszlo 1993 und 2004).

KAPITEL 3

Wesentliche Bestandteile des Holotropen Atmens

Theorie und Praxis des Holotropen Atmens beruhen auf Beobachtungen der modernen Bewusstseinsforschung, die wir in den vorangegangenen Kapiteln erörtert haben, sowie auf den revolutionären Einsichten in die menschliche Psyche in Krankheit und Gesundheit, zu denen diese Forschung geführt hat. Diese Methode der Therapie und Selbsterforschung kombiniert sehr einfache Mittel, mit denen sich holotrope Bewusstseinszustände hervorrufen lassen – nämlich beschleunigtes Atmen, stimulierende Musik und lösende Körperarbeit –, und sie nutzt die heilende und verwandelnde Kraft dieser Zustände.

Durch das Holotrope Atmen erlangt man Zugang zu den biografischen, perinatalen und transpersonalen Bereichen des Unbewussten und damit zu den tiefen psychospirituellen Wurzeln emotionaler und psychosomatischer Störungen. Es ermöglicht außerdem die Anwendung von Mechanismen zur Heilung und Transformation der Persönlichkeit, die auf diesen tiefen Ebenen der Psyche wirksam werden. Im Holotropen Atmen vollzieht sich der Prozess der Selbsterforschung und Therapie spontan und autonom. Er wird von der inneren Heilintelligenz des Atmenden gelenkt und nicht von einem Therapeuten, der den Prinzipien einer bestimmten Schule der Psychotherapie folgt.

Die neuesten revolutionären Entdeckungen zum Bewusstsein und der menschlichen Psyche sind allerdings nur für die moderne Psychiatrie und Psychologie neu. Als integraler Bestandteil der Rituale und des spirituellen

Lebens vieler alter Kulturen und Stammeskulturen sowie derer Heilmethoden haben sie bereits eine lange Geschichte. Deshalb sind sie im Grunde eine Wiederentdeckung, Bestätigung und moderne Neuformulierung uralter Weisheit sowie von Vorgehensweisen, die sich zum Teil bis in die Frühzeit der menschlichen Geschichte zurückverfolgen lassen. Wie wir sehen werden, gilt dasselbe für die Hauptbestandteile des Holotropen Atmens – beschleunigtes Atmen, Instrumentalmusik, Sprechgesang, Körperarbeit sowie Mandala-Malen oder andere Formen künstlerischen Ausdrucks. Sie wurden seit unvordenklichen Zeiten in den heiligen Praktiken der alten Kulturen und Stammeskulturen verwendet.

1. Die heilende Kraft des Atems

In der Kosmologie, Mythologie und Philosophie der alten und vorindustriellen Gesellschaften spielten der Atem und die Atmung eine wesentliche Rolle. Sie waren ein wichtiges Werkzeug in Ritual, Spiritualität und Heilkunst. Bereits seit der Frühgeschichte wurde der Atem in praktisch jedem größeren psychospirituellen System zum Verständnis der menschlichen Natur als wesentliches Bindeglied zwischen der materiellen Welt, dem menschlichen Körper, der Psyche und der spirituellen Dimension verstanden. Dies spiegelt sich auch sehr deutlich in den Wörtern wider, die in vielen Sprachen für den Atem verwendet werden.

In der frühen indischen Literatur bezeichnet der Begriff *prana* nicht nur den körperlichen Atem sowie Luft; er stand auch für die heilige Essenz des Lebens. In der traditionellen chinesischen Medizin ist es ähnlich: Das Wort „Qi" bezieht sich ebenso auf die kosmische Essenz und die Lebensenergie wie auf die natürliche Luft, die wir in unsere Lunge einatmen. In Japan ist das entsprechende Wort *ki*. Das *ki* spielt in den spirituellen Praktiken und Kampfkünsten Japans eine äußerst wichtige Rolle. Im antiken Griechenland bezeichnete das Wort Pneuma sowohl Luft oder Atem als auch Geist oder die Lebensessenz. Für die Griechen war der Atem ebenfalls eng mit der Psyche verbunden. Der Begriff *phren* bezeichnete sowohl das Zwerchfell, den größten der an der Atmung beteiligten Muskeln, als auch den Geist (wie in dem Begriff Schizophrenie = wörtlich „gespaltener Geist").

In der alten jüdischen Tradition bezeichnete dasselbe hebräische Wort Ruach sowohl den Atem als auch den kreativen Geist; die beiden wurden als identisch angesehen. Das folgende Zitat aus der Genesis zeigt den engen Zusammenhang zwischen Gott, Atem und Leben: „Da machte Gott der Herr den Menschen (hebr. Adam) aus Erde vom Acker und blies ihm den Odem des Lebens in seine Nase. Und so ward der Mensch ein lebendiges Wesen." Im Lateinischen wurde dasselbe Wort für Atem und Geist verwendet, nämlich *spiritus.* Auch in den slawischen Sprachen haben Geist und Atem dieselbe linguistische Wurzel.

In der Überlieferung und Medizin der Ureinwohner von Hawaii *(kanaka maoli lapa'au)* bezeichnet das Wort *ha* den göttlichen Geist, Wind, Luft und den Atem. Dieses Wort ist in dem bekannten hawaiianischen Begriff *aloha* enthalten, der in vielen unterschiedlichen Zusammenhängen und bei vielen verschiedenen Gelegenheiten benutzt wird. Er wird gewöhnlich übersetzt als „Gegenwart" *(alo)* des „göttlichen Atems" *(ha).* Sein Gegenteil, *Ha'ole,* was wörtlich „ohne Atem" oder „ohne Leben" bedeutet, ist das Wort, mit dem die hawaiianischen Ureinwohner seit der Ankunft des berüchtigten britischen Kapitäns James Cook im Jahre 1778 die weißhäutigen Fremden bezeichnet haben. Die Kahunas oder „Bewahrer des Geheimen Wissens" haben Atemübungen verwendet, um spirituelle Energie *(mana)* zu erzeugen.

Es ist seit Jahrhunderten bekannt, dass man das Bewusstsein durch Techniken beeinflussen kann, in denen die Atmung eine Rolle spielt. Die Methoden, die von verschiedenen alten und nicht-westlichen Kulturen zu diesem Zweck verwendet wurden, reichen von sehr einschneidenden Eingriffen in die Atmung bis hin zu den äußerst subtilen und hoch entwickelten Übungen verschiedener spiritueller Traditionen. So gehörte zur ursprünglichen Form der Taufe bei den Essenern ein gewaltsames Untertauchen des Initianden für einen längeren Zeitraum. Dies führte zu einer eindrücklichen Erfahrung von Tod und Wiedergeburt. In einigen anderen Volksgruppen wurden die Neophyten mit Rauch, durch Strangulation oder durch Druck auf die Halsschlagadern beinahe erstickt.

Durch die beiden Extreme der Veränderung der Atemfrequenz – also Hyperventilation und langes Anhalten des Atems – sowie durch deren abwechselnde Verwendung lassen sich tiefgreifende Bewusstseinsveränderungen herbeiführen. In der alten indischen Wissenschaft vom Atem, dem Pranayama, finden sich sehr fortgeschrittene und hoch entwickelte Methoden dieser Art. William Walker Atkinson, ein amerikanischer Schriftsteller, der zu Beginn des 20. Jahrhunderts großen Einfluss auf die philosophisch-spirituelle Bewegung in den Vereinigten Staaten hatte, schrieb unter dem Pseudonym Yogi Ramachakra eine umfassende Abhandlung über die hinduistische Wissenschaft vom Atmen (Ramachakra 1903). Spezifische Techniken, bei denen man intensiv atmet oder den Atem anhält, gehören auch zu verschiedenen Übungen des Kundalini-Yoga, des Siddha-Yoga, des tibetischen Vajrayana, der Praxis der Sufis, der Meditation der burmesischen Buddhisten, der Daoisten sowie zu vielen anderen spirituellen Übungen. Auf indirekte Weise werden die Tiefe und der Rhythmus der Atmung auch stark von solch künstlerischen Ritualen wie dem Ketjak, dem balinesischen Affengesang, den Kehlkopf-Gesängen der Inuit, dem Singen von Kirtans und Bhajans sowie den Dhikrs der Sufis beeinflusst.

Subtilere Techniken, die anstelle von Veränderungen der Atemdynamik eine besondere Aufmerksamkeit auf die Atmung betonen, spielen im Buddhismus eine wichtige Rolle. Anapanasati ist eine grundlegende vom Buddha gelehrte Meditationsform. *Anapanasati* bedeutet wörtlich „Atem-Achtsamkeit" (von Pali *anapana* = einatmen und ausatmen, *sati* = Achtsamkeit). Der Buddha lehrte diese Methode, weil er sie als Hilfsmittel zur Verwirklichung seiner eigenen Erleuchtung erfahren hatte. Er betonte, es sei nicht nur wichtig, das Atmen achtsam zu verfolgen, sondern den Atem auch dazu zu benutzen, sich des gesamten Körpers und aller eigenen Erfahrungen bewusst zu werden. Nach dem *Anapanasati-Sutta* (Sanskrit: A*napanasati-Sutra)* führt die Übung dieser Form der Meditation zur Beseitigung aller den Geist trübenden Leidenschaften (Pali: *kilesa,* Sanskrit: *klesha).* Wie der Buddha lehrte, führt die systematische Übung von Anapanasati zur endgültigen Befreiung (Pali: *nibbana,* Sanskrit: *nirvana*).

Im Denken der materialistischen Wissenschaften verlor das Atmen seine heilige Bedeutung und wurde seiner psychischen und spirituellen Dimensionen beraubt. Die Medizin des Abendlandes reduzierte die Atmung auf ihre wichtige physiologische Funktion, und die körperlichen und psychischen

Manifestationen, die mit den verschiedenen Manipulationen des Atems einhergehen, wurden als krankhaft angesehen. Die psychosomatische Reaktion auf beschleunigtes Atmen, das sogenannte Hyperventilationssyndrom, gilt als krankhafter Zustand und wird nicht als das verstanden, was sie wirklich ist: ein Prozess mit einem enormen Heilpotenzial. Wo eine Hyperventilation spontan auftritt, wird sie üblicherweise unterdrückt – durch die Anwendung von Tranquilizern, intravenöse Injektionen von Calcium oder die Verwendung einer Papiertüte über Mund und Nase, um die Anreicherung der Atemluft mit Kohlendioxid zu erhöhen und dadurch der durch das schnellere Atmen hervorgerufenen Alkalose entgegenzuwirken.

In den vergangenen Jahrzehnten haben westliche Therapeuten das heilende Potenzial des Atmens wiederentdeckt und entsprechende Techniken entwickelt. Im Rahmen unserer einmonatigen Seminare am Esalen Institute in Big Sur an der kalifornischen Küste haben wir selbst mit verschiedenen Ansätzen der Atemarbeit experimentiert. Dazu gehörten einerseits Atemübungen aus alten spirituellen Traditionen unter der Anleitung von indischen und tibetischen Lehrern und andererseits von westlichen Therapeuten entwickelte Techniken. Jeder dieser Ansätze betont spezifische Aspekte und verwendet die Atmung auf unterschiedliche Weise. Auf unserer Suche nach einer wirksamen Methode zur Verwendung des Heilpotenzials der Atmung haben wir versucht, diesen Prozess so weit wie möglich zu vereinfachen.

So sind wir zu dem Schluss gelangt, dass es genügt, schneller und wirksamer zu atmen als gewöhnlich und sich dabei ganz auf den inneren Prozess zu konzentrieren. Statt eine spezifische Atemtechnik zu betonen, folgen wir auch hier der allgemeinen Strategie der holotropen Arbeit – nämlich auf die dem Körper innewohnende Weisheit zu vertrauen und der Wegweisung aus dem Inneren zu folgen. Im Holotropen Atmen fordern wir die Menschen auf, die Sitzung mit schnellerer und etwas tieferer Atmung zu beginnen und Ein- sowie Ausatmen zu einem kontinuierlichen Atemkreislauf zu verbinden. Sobald sie in den Prozess eingestiegen sind, finden sie dann ihren eigenen Rhythmus und ihre eigene Weise zu atmen.

Wir konnten dabei wiederholt eine Beobachtung von Wilhelm Reich bestätigen – nämlich dass psychische Widerstände und Verteidigungsmechanismen mit einer eingeschränkten Atmung zusammenhängen (Reich 1949,

1961). Die Atmung ist eine autonome Funktion, aber sie lässt sich auch willentlich beeinflussen. Eine absichtliche Beschleunigung des Atemrhythmus lockert typischerweise psychische Verteidigungsmechanismen, setzt unbewusstes (und überbewusstes) Material frei und lässt es an die Oberfläche gelangen. Solange man noch nicht Zeuge dieses Prozesses geworden ist oder ihn persönlich erfahren hat, kann man sich allein aufgrund theoretischer Überlegungen nur schwer vorstellen, wie tiefgreifend und wirksam dieser Ansatz ist.

2. Das therapeutische Potenzial von Musik

Beim Holotropen Atmen wird die bewusstseinserweiternde Wirkung des Atmens durch die Verwendung von stimulierender Musik noch verstärkt. Instrumentalmusik und andere Formen der Klangerzeugung – etwa monotones Trommeln, Rasseln und monotoner Sprechgesang – wurden ebenso wie die Atmung bereits seit Jahrhunderten oder gar Jahrtausenden in verschiedenen Erdteilen als wichtige Hilfsmittel in schamanistischen Praktiken, Heilritualen und Übergangsriten verwendet. Viele der vorindustriellen Kulturen haben unabhängig voneinander Trommelrhythmen entwickelt, die, wie westliche Laborexperimente zeigen konnten, eine deutliche Wirkung auf die Gehirnwellenaktivität haben (Jilek 1974, 1982; Neher 1961, 1962; Kamiya 1969; Maxfield 1990, 1994). Das von Kulturanthropologen gesammelte Material enthält zahlreiche Beispiele für äußerst wirksame Trance induzierende Methoden, die Musik, Perkussion, menschliche Stimmen und Körperbewegungen kombinieren.

In vielen Kulturen wurde Musik im Rahmen komplizierter Zeremonien speziell zum Zwecke der Heilung eingesetzt. Die von ausgebildeten Sängern durchgeführten Heilrituale der Navajo sind von einer ungewöhnlichen Komplexität, die mit der Komplexität der Partituren der Opern von Wagner verglichen wurde. Wie eine ganze Reihe von anthropologischen Studien und Filmen dokumentiert hat (Lee und DeVore 1976; Katz 1976), hat der Trancetanz der !Kung-Buschleute aus der afrikanischen Kalahari-Wüste eine außerordentliche Heilwirkung. Das heilende Potenzial der synkretistischen religiösen Rituale in der Karibik und in Südamerika – wie etwa der kubanischen Santería oder des brasilianischen Umbanda – wird von vielen professionellen Ärzten in diesen Ländern, die eine Ausbildung in abendländischer Schulmedizin genossen haben, anerkannt. Auch aus den Zusammenkünften christlicher Gruppen, die Musik, Gesang und Tanz verwenden, wie es etwa die mit Schlangen hantierenden Holy Ghost People, die Anhänger der Erweckungsbewegung und die Mitglieder der Pfingstgemeinde tun, werden bemerkenswerte Fälle emotionaler und psychosomatischer Heilung berichtet.

Einige spirituelle Traditionen haben Klangtechnologien entwickelt, die nicht nur einen allgemeinen Trancezustand hervorrufen, sondern die ganz spezifische Auswirkungen auf das Bewusstsein, die menschliche Psyche und den Körper haben. So beschreiben etwa indische Lehren spezielle Verbindungen zwischen akustischen Frequenzen und den einzelnen Chakras. Durch die systematische Anwendung dieses Wissens ist es möglich, den Bewusstseinszustand eines Menschen auf eine angestrebte und vorhersehbare Weise zu beeinflussen. Von der Nada-Yoga (Yoga des Klanges) genannten alten indischen Praxis der Einswerdung durch Klänge wird berichtet, dass sie die emotionale, psychosomatische und physische Gesundheit erhält, verbessert und wiederherstellt und das Wohlergehen fördert. Nach dem alten indischen Text *Svara-Shastra* kann das Singen bestimmter Gesänge mit voller Hingabe und der richtigen Aussprache eine Wirkung auf die Energiekanäle des feinstofflichen Körpers (die *nadis* und Chakras) haben und das Fließen der Lebensenergie sowie den Blutkreislauf positiv beeinflussen. Die Vertreter einer *Raga Chikitsa* („Heilung mit Ragas") genannten Überlieferung behaupten, man könne bestimmte Ragas zur Heilung spezifischer Krankheiten verwenden – der *Pahadi Raga* habe eine positive Wirkung bei Atembeschwerden, der *Raga Chandrakauns* bei Herzbeschwerden, der *Raga Bhupali* und der *Raga Todi v*ermöchten hohen Blutdruck zu senken, während der *Raga Asawari* niedrigen Blutdruck anheben könne.

Die Obertongesänge der tibetischen Gyuto-Mönche und der mongolischen Schamanen sowie der Tuva-Schamanen, die Bhajans und Kirtans der Hindus, die Santo-Daime-Gesänge (Ikaros), die bei Zeremonien mit dem halluzinogen wirkenden Pflanzengebräu Ayahuasca gesungen werden, die Kehlkopfmusik der Inuit-Eskimos oder die heiligen Gesänge verschiedener

Sufi-Orden sind Beispiele für außerordentliche stimmliche Darbietungen, die zu rituellen, spirituellen und Heilzwecken benutzt werden. Dies sind nur einige wenige Beispiele für den sehr verbreiteten Gebrauch von Instrumentalmusik und Gesang zur Heilung, im Ritual und in der Spiritualität.

In holotropen Bewusstseinszuständen kann sorgfältig ausgewählte Musik verschiedene wichtige Funktionen erfüllen. Sie mobilisiert mit verdrängten Erinnerungen verbundene Emotionen, bringt sie an die Oberfläche und erleichtert ihren Ausdruck. Sie hilft, die Pforte zum Unbewussten zu öffnen, sie intensiviert und vertieft den Heilungsprozess, und sie liefert einen sinnvollen Rahmen für die Erfahrung. Das kontinuierliche Fließen der Musik erzeugt eine Trägerwelle, die dem Individuum hilft, durch schwierige Erfahrungen und Blockaden hindurchzugehen, psychische Abwehrmechanismen zu überwinden, sich hinzugeben und loszulassen. In holotropen Atemsitzungen, die gewöhnlich als Gruppensitzungen durchgeführt werden, hat die Musik eine zusätzliche wichtige Funktion: Sie kaschiert die von den Teilnehmern hervorgebrachten Geräusche und verschmilzt mit diesen Geräuschen zu einer komplexen ästhetischen Form.

Will man Musik als Katalysator für erfahrungsorientierte Arbeit und tiefe Selbsterforschung benutzen, so ist es nötig zu lernen, auf eine neue und für unsere Kultur fremde Weise Musik zu hören und eine Beziehung zu ihr herzustellen. Wir gebrauchen Musik oft als einen akustischen Hintergrund, der wenig emotionale Bedeutung hat. Typische Beispiele hierfür sind die Verwendung von Popmusik bei Cocktailpartys oder die Musikberieselung (Muzak) in Fahrstühlen und Einkaufszentren. Eine andere Herangehensweise an Musik durch ein kultiviertes Publikum ist das disziplinierte und aufmerksame Zuhören in Opern- und Konzertsälen. Der für Rockkonzerte typische Gebrauch von Musik mit großer Lautstärke und elementarer Kraft entspricht schon eher der Verwendung von Musik beim Holotropen Atmen. Bei solchen Darbietungen ist die Aufmerksamkeit des Publikums jedoch im Allgemeinen nach außen gewandt, und deshalb fehlt in dieser Erfahrung ein Element, das für die holotrope Selbsterforschung oder Therapie ganz wesentlich ist – die durchgängige, gesammelte Innenschau.

In der Arbeit mit holotropen Bewusstseinszuständen ist es wichtig, dass man sich dem Fluss der Musik völlig überlässt, dass man sie im gesamten

Körper Resonanz finden lässt und dass man auf spontane und ursprüngliche Weise darauf reagiert. Dazu gehören Äußerungen, die in einem Konzertsaal undenkbar wären, wo sogar Husten oder Weinen als Störung gelten und deshalb zu Verstimmung und Beschämung führen. Beim Holotropen Atmen soll man allem, was die Musik hervorbringt, vollen Ausdruck geben – ob es nun lautes Schreien oder Lachen, Babysprache, animalische Geräusche, schamanistischer Gesang oder Zungenreden ist. Ebenso wichtig ist es, körperliche Impulse wie bizarre Grimassen, sinnliche Bewegungen des Unterleibes, starkes Zittern, heftige Zuckungen oder Verrenkungen des gesamten Körpers nicht zu kontrollieren. Natürlich gibt es Ausnahmen zu dieser Regel: Gegen einen selbst, gegen andere oder gegen die physische Umgebung gerichtetes destruktives Verhalten ist nicht zulässig.

Wir fordern die Teilnehmer außerdem auf, von jeglicher intellektuellen Aktivität Abstand zu nehmen – etwa davon, erraten zu wollen, wer die Musik komponiert hat oder aus welcher Kultur sie stammt. Zu weiteren Möglichkeiten, sich der emotionalen Wirkung der Musik zu entziehen, gehören professionelle Urteile, etwa die Beurteilung der Qualität eines Orchesters, das Erraten der verwendeten Instrumente oder das Kritisieren der technischen Qualität der Aufnahme oder der Musikanlage im Raum. Gelingt es uns, diesen Fallgruben aus dem Weg zu gehen, dann kann die Musik zu einem machtvollen Hilfsmittel werden, mit dem sich holotrope Bewusstseinszustände hervorrufen und aufrechterhalten lassen. Damit sie die Erfahrung vorantreiben kann, muss die Musik von hoher technischer Qualität und ausreichender Lautstärke sein. Die Kombination von Musik mit beschleunigter Atmung hat eine bemerkenswerte aktivierende Wirkung auf die Psyche und eine erstaunliche bewusstseinserweiternde Kraft.

Christina hat die Grundprinzipien der Verwendung von Musik beim Holotropen Atmen und die Auswahlkriterien für spezifische Stücke während unterschiedlicher Phasen der Sitzung formuliert. Ihr Vater war Musiker, und Musik war schon seit ihrer frühen Kindheit ein wichtiger Teil ihres Lebens. Sie hat das musikalische Ohr ihres Vaters und dessen tiefes Interesse an dieser universalen Sprache geerbt. Wird die Atemarbeit ohne Musik angewendet, dann folgt die Erfahrung einem natürlichen Verlauf, welcher der Kurve eines Orgasmus gleicht: Die Intensität der Gefühle und körperlichen Empfindungen steigert sich bis zu einem Kulminationspunkt und flacht dann allmählich wieder ab, auch wenn die Person weiterhin schneller atmet. Dieser Verlauf gibt die Richtlinie für die Auswahl der Musik für die Sitzungen vor.

Die allgemeine Regel für die Auswahl der Musik besagt, dass sie einfühlsam auf die jeweilige Phase, Intensität und den Inhalt der Erfahrungen der Teilnehmer antworten soll, statt zu versuchen, sie auf irgendeine Weise zu programmieren. Dies entspricht der allgemeinen Philosophie des Holotropen Atmens, insbesondere dem tiefen Respekt für die Weisheit des inneren Heilers, für das kollektive Unbewusste und für die Autonomie und Spontaneität des Heilprozesses. Wenn wir private Atemsitzungen durchführen, ist es nicht schwer, dieses Prinzip anzuwenden. Bei Gruppensitzungen folgen die Erfahrungen der Teilnehmer in Hinsicht auf ihre Natur und auf das Timing der Stadien unterschiedlichen individuellen Mustern. Hier lässt sich die Auswahl der Musik nicht individuell abstimmen. Die bestmögliche Vorgehensweise ist hier, Stücke auszuwählen, welche die allgemeine emotionale Atmosphäre im Raum widerspiegeln und unterstützen.

Im Lauf der Jahre hat Christina eine große Zahl von Aufnahmen aus unterschiedlichen Erdteilen gesammelt. Dazu gehört ein breites Spektrum von Musikgattungen, das von weniger bekannten klassischen Kompositionen über religiöse Musik, Filmmusik und gute elektronische Musik bis hin zu ausgewählten Stücken ethnischer Musik und Trance induzierenden Klängen reicht. Christina bleibt während einer Sitzung gern in Kontakt mit der Gruppe und reagiert einfühlsam auf die Energie im Raum, auch wenn das bedeuten mag, dass sie von einem Tonträger vielleicht jeweils nur ein Stück abspielt.

Viele der Facilitators, die durch unsere Ausbildung gegangen sind, haben diese Vorgehensweise verändert und benutzen eine vorgefertigte Musikauswahl. Diese Praxis ist nicht ideal, da sich die Dynamik von Sitzung zu Sitzung unterscheidet. Hat man die Musik für die gesamte Sitzung bereits im Voraus zusammengestellt und aufgenommen, so kann man nicht mehr einzelne Stücke auswählen, welche die augenblicklichen Veränderungen der emotionalen Atmosphäre im Raum widerspiegeln. Dennoch ist diese Vor-gehensweise sehr populär geworden, da sie den die Mühe und den finanziellen Aufwand erspart, ihre eigene umfangreiche Musiksammlung zu erstellen, und es ihnen ermöglicht, während der Sitzung mehr mit den Teilnehmern zu arbeiten.

Was die spezifische Auswahl der Musik angeht, werden wir nur die allgemeinen Prinzipien skizzieren und einige auf unserer eigenen Erfahrung beruhende Vorschläge machen. Wir bevorzugen stereofone Musik, die anregend ist, einen gleichmäßigen Rhythmus und eine durchgehende Intensität besitzt und bei der es keine Pausen zwischen den einzelnen Stücken gibt. Wir versuchen Stücke zu vermeiden, die schrill und dissonant sind und Beklemmung hervorrufen können. Außerdem empfehlen wir, keine Lieder und andere Gesangsstücke in Sprachen zu spielen, welche die Teilnehmer verstehen und die deshalb durch ihren verbalen Inhalt eine spezifische Botschaft vermitteln oder ein bestimmtes Thema anklingen lassen. Wenn wir Vokalmusik spielen, ziehen wir Stücke vor, die in fremden Sprachen gesungen werden, so dass die menschliche Stimme nur als ein weiteres Musikinstrument wahrgenommen wird. Aus demselben Grund versuchen wir Stücke zu vermeiden, die sehr bekannt sind, die spezifische intellektuelle Assoziationen hervorrufen oder die den Inhalt der Sitzung vorprogrammieren könnten, wie etwa die Hochzeitsmärsche von Richard Wagner oder Felix Mendelssohn-Bartholdy sowie die Ouvertüren der *Carmen* von Georges Bizet oder der *Aida* von Giuseppe Verdi.

Etwa anderthalb Stunden nach Beginn der Atemsitzung, wenn die Erfahrung normalerweise auf ihren Höhepunkt zuzusteuern beginnt, setzen wir das ein, was wir „Dramamusik“, „Durchbruchmusik“ oder „Gipfelmusik“ nennen, wobei die Auswahl von sakraler Musik – Messen, Oratorien, Requiems oder Sufi-Dhikrs – über kraftvolle Orchesterstücke bis hin zu Auszügen aus dramatischen Filmmusiken reicht. In dieser Sequenz spielen wir kraftvolle, dramatische Musikstücke, die schließlich in einer triumphalen Durchbruchsmusik gipfeln, die ein Gefühl der Vollendung vermittelt, gefolgt von schönen Gesängen oder Melodien. Dies ist der Übergang zum zweiten Teil der Sitzung, in dem die Intensität der Musik allmählich abnimmt und wir zu erhebenden und emotional bewegende Stücken („Herzmusik“) übergehen. In der Endphase der Sitzung hat die Musik schließlich einen beruhigenden, fließenden, zeitlosen und meditativen Charakter. Diese meditative Musik spielt eine wichtige Rolle im

Integrations- und Heilungsprozess am Ende der Sitzung und sollte so lange gespielt werden, wie die Teilnehmer sich im Prozess befinden. Die Atemsitzungen dauern in der Regel zwischen drei und vier Stunden, und die Workshopleiter sollten die Musik für diese Zeitspanne vorbereiten.

Bei der Auswahl der Musik für eine Sitzung versuchen wir eine große Bandbreite von Stilen, Instrumenten und Musikgattungen ins Spiel zu bringen und ein Gleichgewicht zwischen maskulinen und femininen Stücken zu finden. In der Endphase der Sitzungen ist sanfte und lieblich klingende Musik mit Frauenstimmen besonders wichtig, da dies hilft, die Erfahrung zu integrieren und positiv abzuschließen. In holotropen Bewusstseinszuständen reagieren die Menschen gewöhnlich äußerst sensibel auf Musik, und sie neigen dazu, natürliche Klänge vorzuziehen, also menschliche Stimmen oder von Menschen gespielte Instrumente. Elektronische Musik kann sich dann kalt und künstlich anhören, solange sie nicht sehr reich an Obertönen ist, was den Klang weniger technisch erscheinen lässt.

Für das Holotrope Atmen von besonderem Interesse sind Kompositionen, die einen schnellen pulsierenden Rhythmus mit langgezogenen melodischen Linien verbinden. Das ermöglicht es den einzelnen Atmenden, sich auf denjenigen Aspekt der Musik zu konzentrieren, der die Art ihrer Erfahrung am besten widerspiegelt – entweder starke Aktivität und inneres Ringen oder eine Bewegung in Richtung Entspannung und Öffnung.

Genauso wichtig wie die Musikauswahl ist die Qualität der Wiedergabegeräte. Wir haben gelernt, dafür zu sorgen, dass ein Verstärker und Lautsprecher von hoher Qualität sowie zwei CD-Spieler und ein Mischpult oder ein Computer zur Verfügung stehen, wenn wir einen Workshop mit Atemarbeit planen. Das ermöglicht es, unsere Musikauswahl mit ausreichender Lautstärke und hoher akustischer Qualität abzuspielen und ein Musikstück sanft in das nächste übergehen zu lassen. Es wäre ideal, Reservegeräte zur Verfügung zu haben, die im Fall eines technischen Ausfalls zum Einsatz kommen können. Musik ist ein wesentlicher Bestandteil der Erfahrung des Holotropen Atmens. Die Fähigkeit des Seminarleiters, die richtige Musik auszuwählen, ist oft ausschlaggebend dafür, ob eine Sitzung tief bedeutsam wird oder sogar ein Leben verändern kann, oder ob sie einfach nur eine frustrierende Zeitvergeudung darstellt.

3. Die Anwendung von lösender Körperarbeit

Die körperliche Reaktion auf das Holotrope Atmen variiert von Person zu Person ganz beträchtlich. Im Allgemeinen führt das schnellere Atmen zunächst zu mehr oder weniger intensiven psychosomatischen Manifestationen. Die Lehrbücher der Atemphysiologie bezeichnen diese Reaktion auf das beschleunigte Atmen als „Hyperventilationssyndrom". Hier wird diese Reaktion als stereotypes Muster physiologischer Reaktionen beschrieben, das hauptsächlich aus Krämpfen in Händen und Füßen (Karpopedalspasmen) besteht. Wir haben bis heute mehr als 35 000 Sitzungen mit dem Holotropen Atmen durchgeführt und dabei festgestellt, dass das gängige medizinische Verständnis der Auswirkungen beschleunigter Atmung unzutreffend ist (eine ausführlichere Erörterung der Kontroverse in Hinsicht auf das Problem des Hyperventilationssyndroms in der medizinischen Literatur findet sich auf den Seiten 290ff.).

Bei vielen Menschen führt ein über einen Zeitraum von drei bis vier Stunden ausgedehntes schnelles Atmen nicht zum klassischen Hyperventilationssyndrom, sondern zu fortschreitender Entspannung, intensiven sexuellen Gefühlen oder sogar zu mystischen Erfahrungen. Bei anderen Menschen kommt es zu Spannungen in verschiedenen Körperteilen, sie lassen aber keine Anzeichen von Karpopedalspasmen erkennen. Außerdem führt die fortgesetzte beschleunigte Atmung bei jenen Menschen, die Spannungen entwickeln, nicht zu einer fortschreitenden Zunahme der Spannungen; es besteht vielmehr eine Tendenz zur Selbstbeschränkung dieser Spannungen. Sie erreichen typischerweise einen Kulminationspunkt, auf den tiefe Entspannung folgt. Das Muster dieser Sequenz ähnelt in mancher Hinsicht dem des sexuellen Orgasmus.

Im Verlauf wiederholter holotroper Atemsitzungen tendiert dieser Prozess der Intensivierung von Spannungen und der darauf folgenden Entspannung dazu, sich auf eine von Person zu Person unterschiedliche Weise von einem Körperbereich in einen anderen zu verlagern. Mit der Zahl der durchgeführten Sitzungen nimmt das Gesamtvolumen muskulärer Spannungen und damit verbundener intensiver Emotionen ab. Das über einen längeren Zeitraum ausgedehnte schnellere Atmen verändert die Chemie des Organismus dergestalt, dass blockierte körperliche und emotionale

Energien, die mit verschiedenen traumatischen Erinnerungen verbunden sind, freigesetzt werden. Sie können dann an die Oberfläche treten und verarbeitet werden. Dies ermöglicht das Auftauchen von zuvor verdrängten Inhalten in das Bewusstsein, wo sie integriert werden können. Es geht hier also um einen heilsamen Prozess, den wir fördern und unterstützen möchten, und nicht um einen krankhaften Prozess, der unterdrückt werden muss, wie es in der Schulmedizin im Allgemeinen gehandhabt wird.

Die körperlichen Manifestationen, die sich während des Atmens in verschiedenen Körperbereichen entwickeln, sind nicht bloß physiologische Reaktionen auf eine Hyperventilation. Sie besitzen eine komplexe psychosomatische Struktur und haben für das jeweilige Individuum eine ganz spezifische psychische Bedeutung. Manchmal sind sie eine intensivierte Version von Spannungen und Schmerzen, welche die Person aus ihrem Alltagsleben kennt – entweder als ein chronisches Problem oder als Symptome, die in Zeiten emotionaler oder körperlicher Belastung, bei Erschöpfung, Schlafmangel, Schwächung durch eine Krankheit oder beim Gebrauch von Alkohol oder Marihuana auftauchen. Manchmal sind sie auch als eine Wiederaktivierung alter latenter Symptome erkennbar, an denen das Individuum als Säugling, in seiner Kindheit, während seiner Pubertät oder zu anderen Zeiten seines Lebens litt.

Die Spannungen, die wir in unserem Körper mit uns tragen, lassen sich auf zwei unterschiedliche Weisen lösen. Zur ersten Weise gehören Katharsis und Abreaktion – die Entladung von aufgestauten körperlichen Energien durch Zittern, Zuckungen, verschiedene Bewegungen, Husten oder Erbrechen. Zu Katharsis und Abreaktion gehört typischerweise auch die Freisetzung von blockierten Emotionen durch Weinen, Schreien oder andere Arten des stimmlichen Ausdrucks. Der griechische Philosoph Aristoteles prägte den Begriff *katharsis,* der wörtlich so viel wie „Reinigung" bedeutet, zur Beschreibung der emotionalen Befreiung, die das Publikum der griechischen Tragödien und die an den alten Mysterien teilnehmenden Eingeweihten erfuhren (Aristoteles 2006). In der modernen Psychiatrie bezeichnet der Begriff Situationen, in denen das emotionale und körperliche Loslassen nicht mit dem Auftauchen von spezifischem unbewusstem Material verbunden ist.

Der Begriff „Abreaktion" ist Situationen vorbehalten, in denen eine solche spezifische Verbindung hergestellt werden kann.

Abreaktion ist in der traditionellen Psychiatrie als Mechanismus bekannt, seit Sigmund Freud und Joseph Breuer ihre *Studien über Hysterie* veröffentlicht haben (FREUD und BREUER 1936). Verschiedene Techniken der Abreaktion sind erfolgreich in der Behandlung von traumatischen emotionalen Neurosen eingesetzt worden, und die Abreaktion ist auch ein integraler Bestandteil der neuen erfahrungsorientierten Psychotherapien, wie etwa der neoreichianischen Arbeit, der Gestalttherapie und der Primärtherapie. Wir werden die Kontroverse in Hinsicht auf den therapeutischen Wert von Abreaktion in der gängigen Psychiatrie und Psychotherapie später in diesem Buch einigermaßen ausführlich behandeln (Seiten 267ff.).

Der zweite Mechanismus, durch den körperliche und emotionale Spannungen aufgelöst werden können, spielt im Holotropen Atmen und in anderen Formen der mit Atemtechniken arbeitenden Therapie eine wichtige Rolle. Seine Anwendung ist eine neue Entwicklung in der Psychiatrie und der Psychotherapie, und er ist ebenso wirksam wie die Abreaktion oder sogar noch wirksamer als diese. Hier treten die tiefen Spannungen in Form von unnachgiebigen Muskelkontraktionen von unterschiedlicher Dauer (Tetanie) an die Oberfläche. Indem sie diese Muskelspannungen für längere Zeiträume aufrechterhalten, verbrauchen die Atmenden große Mengen der zuvor aufgestauten Energie und vereinfachen das Funktionieren ihres Körpers dadurch, dass sie diese Energie abbauen. Die tiefe Entspannung, die typischerweise auf die zeitweilige Intensivierung alter Spannungen oder die volle Manifestation von zuvor latenten Spannungen folgt, bestätigt die heilsame Natur dieses Prozesses.

In der Sportphysiologie gibt es Parallelen zu diesen beiden Mechanismen. Wie man weiß, ist es möglich, Muskeln auf zwei unterschiedliche Weisen aufzubauen: durch *isotonische* und durch *isometrische* Übungen. Wie der Name bereits sagt, bleibt die Muskelspannung bei den isotonischen Übungen konstant, während die Länge der Muskeln schwankt. Das Boxen oder aerobe Übungen sind gute Beispiele für isotonische Aktivitäten, während Gewichtheben und Bankdrücken ausgesprochen isometrische

Aktivitäten sind. Beide Mechanismen sind äußerst wirksam zur Auflösung tief sitzender und chronisch gewordener Muskelspannungen. Trotz ihrer oberflächlichen Unterschiede dienen sie demselben Zweck, und beim Holotropen Atmen ergänzen sie sich sehr effektiv.

In vielen Fällen werden die problematischen Emotionen und körperlichen Manifestationen, die während der holotropen Sitzungen aus dem Unbewussten auftauchen, automatisch aufgelöst, und die Atmenden befinden sich letztlich in einem tief entspannten meditativen Zustand. In diesem Fall sind keine äußerlichen Interventionen notwendig, und die Atmenden bleiben in diesem Zustand, bis sie in den gewöhnlichen Bewusstseinszustand zurückkehren. Nach einer kurzen Überprüfung durch den Facilitator begeben sie sich dann in den Malraum, um dort ein Mandala zu malen. Wenn das Atmen an sich nicht zu einem guten Abschluss führt und noch Restspannungen oder unaufgelöste Emotionen zurückbleiben, dann bieten die Facilitators den Teilnehmern eine besondere Art von Körperarbeit an, die ihnen hilft, einen besseren Abschluss für die Sitzung zu finden.

Die allgemeine Strategie für diese Körperarbeit besteht darin, den Atmenden aufzufordern, seine Aufmerksamkeit auf den Bereich zu richten, wo es ein Problem gibt, und sich darum zu bemühen, die vorhandene Empfindung noch zu verstärken. Durch geeignete Interventionen von außen hilft der Facilitator dann dabei, diese Gefühle weiter zu intensivieren. Während die Aufmerksamkeit der Atmenden auf die energetisch aufgeladenen Problemzonen gerichtet ist, fordern wir sie auf, motorisch oder stimmlich spontan auf diese Situation zu reagieren. Der Atmende sollte sich nicht bewusst zu dieser Reaktion entscheiden, sondern sie sollte sich ganz aus dem unbewussten Prozess ergeben. Sie nimmt dann manchmal eine ganz unerwartete und überraschende Form an – etwa die von Zungenreden, Babysprache, Stammeln, der Stimme eines bestimmten Tieres, eines schamanistischen Gesanges oder einer anderen Form der stimmlichen Darbietung aus einer bestimmten, dem Atmenden nicht bekannten Kultur.

Ebenso häufig sind völlig unerwartete körperliche Reaktionen, wie etwa starkes Zittern, Zuckungen, Husten, Würgen und Erbrechen sowie Bewegungen, die für verschiedene Tiere charakteristisch sind – Klettern, Fliegen, Graben, Krabbeln, Kriechen und andere Bewegungen. Es ist ganz wesentlich, dass die Faciliatators das spontane Auftauchen solcher Reaktionen fördern und unterstützen, statt irgendeine von einer bestimmten Therapieschule angebotene Technik anzuwenden. Diese Arbeit wird so lange fortgesetzt, bis Facilitator und Atmender übereinkommen, dass die Sitzung zu einem angemessenen Abschluss gelangt ist.

Auch wenn uns der Atmende die Erlaubnis gegeben hat, mit ihm Körperarbeit durchzuführen oder sogar darum gebeten hat, behält er die ganze Zeit die Kontrolle durch ein vereinbartes „Stopp“-Signal. Wenn wir dieses Wort hören, unterbrechen wir alles, was wir gerade tun, um herauszufinden, warum er dieses Wort ausgesprochen hat. Manchmal liegt es daran, dass er meint, die Intervention sei nicht passend oder effektiv. Häufiger ist es so, dass die Körperarbeit zwar richtig angewendet wird, dass sie aber mehr unbewusstes Material an die Oberfläche holt, als der Atmende im Moment zu verarbeiten bereit ist. In beiden Fällen wird die Arbeit unterbrochen, und wir empfangen Rückmeldung von dem Atmenden. Nachdem klar ist, warum das Signal benutzt worden ist, entscheiden wir, wie es weitergehen soll.

Nachdem der Atmende das Stoppsignal gegeben hat, setzen wir die Körperarbeit in keinem Fall fort, auch wenn wir überzeugt sind, dass unsere Intervention angemessen ist und hilfreich wäre. Dies könnte bei der betreffenden Person zu einem ernsthaften Vertrauensverlust auf einer tiefen und entscheidenden Ebene führen und unsere Beziehung dauerhaft gefährden. Andererseits lassen wir die Teilnehmer im Voraus wissen, dass wir die Arbeit nicht unterbrechen werden, solange sie nicht ausdrücklich das Wort „Stopp“ benutzen. Aufforderungen wie „Lass mich in Ruhe“, „Hau bloß ab“, „Du machst mich fertig“, „Finger weg, du Scheißkerl“ oder „Verpiss dich“ werden als Teil der Auseinandersetzung der Atmenden mit den Protagonisten eines inneren Schauspiels angesehen und nicht als an die Facilitators gerichtete Signale.

4. Unterstützender und nährender Körperkontakt

Beim Holotropen Atmen wenden wir auch noch eine andere Form der körperlichen Intervention an, die den Atmenden auf einer tiefen vorverbalen Ebene unterstützen soll. Diese Intervention basiert auf der Beobachtung, dass es zwei fundamental unterschiedliche Formen des Traumas gibt, die zwei völlig gegensätzliche Herangehensweisen verlangen. Die erste Form könnte man als *Trauma durch Zufügung* bezeichnen. Ein solches Trauma resultiert aus äußeren Einflüssen, die sich auf die weitere Entwicklung des Individuums schädlich ausgewirkt haben. Hierzu gehören Verletzungen wie körperlicher, emotionaler oder sexueller Missbrauch, angsteinflößende Situationen, destruktive Kritik oder Spott. Solche Traumata stellen Fremdkörper im Unbewussten dar, die ins Bewusstsein gehoben, emotional entladen und aufgelöst werden können.

Auch wenn diese Unterscheidung von der gängigen Psychotherapie nicht anerkannt wird, ist die zweite Form des Traumas, das *Trauma durch Unterlassung,* etwas völlig anderes. Hier wird der genau entgegengesetzte Mechanismus wirksam – die Abwesenheit von positiven Erfahrungen, die für eine gesunde emotionale Entwicklung wesentlich sind, oder ein Mangel an solchen. Babys, aber auch ältere Kinder, haben starke primitive Bedürfnisse nach Triebbefriedigung und Sicherheit, die Kinderärzte und Kinderpsychologen anaklitische Bedürfnisse (abgeleitet von dem griechischen Wort *anaklinein* = sich auf etwas stützen) nennen. Dazu gehören das Bedürfnis, gehalten zu werden und Körperkontakt zu erfahren, gestreichelt und getröstet zu werden, sowie das Bedürfnis, dass jemand mit einem spielt und dass man im Mittelpunkt der Aufmerksamkeit eines anderen Menschen steht. Werden diese Bedürfnisse nicht erfüllt, so hat das ernste Konsequenzen für die Zukunft des betreffenden Individuums.

Viele Menschen haben in ihrer Kindheit emotionale Entbehrung, Verlassenwerden und Vernachlässigung erfahren, wodurch die anaklitischen Bedürfnisse tief unbefriedigt blieben. Der einzige Weg zur Heilung dieser Art von Trauma besteht darin, in einem holotropen Bewusstseinszustand eine korrigierende Erfahrung in Form von unterstützendem Körperkontakt zu ermöglichen. Damit dieser Ansatz seine Wirksamkeit entfalten kann, muss man das Individuum tief in ein kindliches Stadium der Entwicklung zurückführen, da die korrigierende Maßnahme sonst nicht das Entwicklungsstadium, in dem es zu dem Trauma gekommen ist, anspricht. Je nach den Umständen und nach vorausgegangener Vereinbarung kann diese körperliche Unterstützung von einem einfachen Halten der Hand oder einer Berührung der Stirn bis hin zu vollem Körperkontakt reichen.

Der Einsatz von nährendem Körperkontakt ist eine sehr wirksame Weise der Heilung von frühen emotionalen Traumata. Sie verlangt jedoch die Einhaltung strikter ethischer Regeln. Wir müssen den Teilnehmern vor der Sitzung die Gründe für diese Intervention erklären und von ihnen die Erlaubnis erhalten, sie anzuwenden. Solche Interventionen sollten auf keinen Fall ohne die vorherige Zustimmung einer Person angewendet werden, und man sollte auch keinen Druck ausüben, um eine solche Erlaubnis zu erhalten. Für viele Menschen, die sexuellen Missbrauch erfahren haben, ist der Körperkontakt nämlich eine sehr heikle und aufgeladene Angelegenheit. Sehr oft haben gerade jene Menschen, die ihn am dringendsten benötigen, den stärksten Widerstand dagegen. Manchmal kann es lange Zeit dauern, bis eine Person genügend Vertrauen zu den Facilitators und zu der Gruppe entwickelt hat, um diese Form der Unterstützung annehmen und davon profitieren zu können.

Unterstützender Körperkontakt muss zudem ausschließlich zur Befriedigung der Bedürfnisse des Atmenden und nicht der Bedürfnisse des Begleiters oder des Facilitators angewendet werden. Hiermit meinen wir nicht nur sexuelle Bedürfnisse oder das Bedürfnis nach Intimität, was natürlich die offensichtlichsten Themen sind. Ebenso problematisch kann ein starkes Bedürfnis des Sitters sein, gebraucht, geliebt oder gewürdigt zu werden, wozu auch unerfüllte mütterliche Gefühle und andere, weniger extreme Formen von emotionalen Wünschen und Bedürfnissen gehören können. Etwas, das sich in einem unserer Workshops am Esalen Institute in Big Sur ereignete, ist ein gutes Beispiel für das, was wir hier meinen.

Zu Beginn unseres fünftägigen Workshops erzählte eine der Teilnehmerinnen – eine Frau, die ihre Menopause bereits hinter sich hatte –, dass sie sich immer Kinder gewünscht hatte und sehr darunter leide, dass sie nie Kinder bekommen habe. Mitten in der holotropen Atemsitzung, in der sie Begleiterin für einen jungen Mann war, zog sie den Oberkörper ihres Partners plötzlich auf ihren Schoß und begann, ihn zu wiegen und zu trösten. Wie sich im Nachhinein, als die Teilnehmer von ihrer Erfahrung erzählten, herausstellte, hätte ihr Timing nicht schlechter sein können. Der junge Mann durchlief zu jenem Zeitpunkt nämlich gerade eine Erfahrung aus einem vergangenen Leben, in der er sich als machtvoller

Krieger der Wikinger auf einem Feldzug erlebte. Er beschrieb mit beträchtlichem Sinn für Humor, wie er anfänglich versucht hatte, das Wiegen als die Bewegung seines Schiffes auf dem Ozean zu erfahren; sobald die Frau dann aber auch noch in Babysprache auf ihn einredete, holte ihn das in die Realität zurück.

Gewöhnlich erkennt man leicht, ob ein Atmender in die frühe Kindheit regrediert ist. Bei einer wirklich tiefen Altersregression verschwinden gewöhnlich alle Falten im Gesicht, und das Individuum mag tatsächlich so aussehen und sich so verhalten wie ein Kleinkind. Hierzu können verschiedene kindliche Körperhaltungen und Gesten gehören, aber auch ein starker Speichelfluss und Daumenlutschen. Bei anderen Gelegenheiten wird aus dem Kontext offensichtlich, dass das Anbieten von Körperkontakt angemessen ist – zum Beispiel, wenn der Atmende gerade die biologische Geburt neu durchlebt hat und einsam und verloren wirkt. In jenem Workshop in Esalen waren die mütterlichen Bedürfnisse der Frau so stark, dass sie überhandnahmen und die Frau die Situation nicht mehr objektiv einzuschätzen und dementsprechend zu handeln vermochte.

Pauline McCririck und Joyce Martin, zwei Psychoanalytikerinnen aus London, entwickelten die Anwendung von unterstützendem Körperkontakt in holotropen Bewusstseinszuständen zur Heilung von durch Verlassenwerden, Zurückweisung und emotionale Deprivation verursachten Traumata. Sie verwendeten diese Methode, die sie Fusionstherapie nannten, bei der Therapie mit LSD (Martin 1965; McCririck 1966). Während ihrer Sitzungen verbrachten ihre Klienten mehrere Stunden in tiefer Altersregression. Sie lagen, mit einer Decke zugedeckt, auf einer Couch, während Joyce und Pauline neben ihnen lagen und sie sanft im Arm hielten, wie es eine gute Mutter beim Trösten ihres Kindes tun würde.

Ihre revolutionäre Methode polarisierte und schaffte es, die Gemeinde der LSD-Therapeuten zu entzweien. Einigen Therapeuten war klar, dass dies eine sehr wirksame und logische Weise war, „Traumata durch Unterlassung" zu heilen, also Probleme, die durch emotionale Entbehrung und einen Mangel an mütterlicher Fürsorge verursacht worden waren. Andere Therapeuten waren entsetzt über diese radikale „anaklitische Therapie". Sie warnten vor einer nicht wiedergutzumachenden Schädigung der Übertragungs- und Gegenübertragungsbeziehung durch den engen Kontakt zwischen Therapeut und Klient in einem außergewöhnlichen Bewusstseinszustand.

Im Jahre 1964 hatte Stan Gelegenheit, auf dem Ersten Internationalen Kongress für Sozialpsychiatrie in London einen Vortrag von Joyce und Pauline über die Fusionstherapie zu hören, und er war davon fasziniert. Ihm war klar, dass ein „Trauma durch Unterlassung" nicht durch eine Gesprächstherapie geheilt werden kann. Er fragte Joyce und Pauline über ihren unorthodoxen Ansatz aus, und als diese sahen, dass er ernsthaft daran interessiert war, luden sie ihn ein, einige Zeit in ihrer Klinik in der Welbeck Street in London zu verbringen, ihren Klienten zu begegnen und eine persönliche Erfahrung mit ihrem Ansatz zu machen. Als er sah, wie gut ihren Klienten der nährende Körperkontakt tat, der ihnen in den psychedelischen Sitzungen zuteilwurde, war er tief beeindruckt. Im Gespräch mit den Patienten wurde ihm auch deutlich, dass Joyce und Pauline es sehr viel weniger mit Übertragungsproblemen zu tun bekamen als der durchschnittliche freudsche Analytiker mit seinem distanzierten Ansatz der Therapie mit „versteinerter Miene".

Nachdem er von den Patienten von Joyce und Pauline begeisterte Berichte gehört hatte, wollte Stan unbedingt aus erster Hand eine Erfahrung mit der Fusionstherapie machen. Er berichtet über diese Sitzung:

> Meine eigene Sitzung mit Pauline war in der Tat eine außerordentliche Erfahrung. Obwohl wir beide voll angekleidet und durch eine Decke getrennt waren, erfuhr ich eine tiefe Altersregression in meine frühe Kindheit und identifizierte mich mit einem Säugling, der an der Brust einer guten Mutter gesäugt wurde und den Kontakt mit ihrem nackten Körper spürte. Dann vertiefte sich die Erfahrung noch weiter, und ich wurde zu einem Fötus, der glückselig im Fruchtwasser eines behütenden Mutterschoßes schwebte.
>
> Für mehr als drei Stunden, einen Zeitraum, der sich wie eine Ewigkeit anfühlte, erfuhr ich weiterhin diese beiden Situationen – die „gute Brust" und die „gute Gebärmutter" –, entweder gleichzeitig oder abwechselnd. Ich fühlte mich durch den Fluss nährender Flüssigkeiten – Milch und Blut –,

der sich an diesem Punkt wie etwas Heiliges anfühlte, mit meiner Mutter verbunden. Das Erlebnis kulminierte in der Erfahrung einer numinosen Vereinigung mit der Gottheit der Großen Mutter anstelle einer menschlichen Mutter. Es ist wohl überflüssig zu betonen, dass ich diese Sitzung als zutiefst heilsam empfand.

Auf der Internationalen Konferenz für LSD-Psychotherapie, die im Mai 1965 in Amityville im Bundesstaat New York stattfand, zeigten Joyce und Pauline ihren faszinierenden Film über die Anwendung der Fusionstechnik in der psychedelischen Therapie (Martin 1965). In der hitzigen Diskussion, die sich daran anschloss, kreisten die meisten Fragen um das Thema der Übertragung/Gegenübertragung. Pauline lieferte eine sehr interessante und überzeugende Erklärung dafür, dass ihr Ansatz in dieser Hinsicht weniger Probleme verursache als die orthodoxe freudsche Herangehensweise. Sie wies darauf hin, dass die meisten Patienten, die in eine Therapie kommen, in ihrem Säuglingsalter und ihrer Kindheit unter einem Mangel an Zuwendung von ihren Eltern litten. Die kühle Vorgehensweise des freudschen Analytikers reaktiviert tendenziell die aus diesem Mangel resultierenden emotionalen Wunden und löst verzweifelte Versuche vonseiten der Patienten aus, jene Aufmerksamkeit und Befriedigung zu gewinnen, die ihnen als Kind versagt blieb.

Im Gegensatz dazu vermittle, wie Pauline betonte, die Fusionstherapie eine korrigierende Erfahrung, die alte anaklitische Bedürfnisse befriedige. Wenn die emotionalen Wunden erst einmal geheilt seien, würden die Patienten erkennen, dass der Therapeut kein angemessenes Sexualobjekt für sie sei, und sie seien deshalb in der Lage, außerhalb der therapeutischen Beziehungen einen geeigneten Partner zu finden. Wie Pauline erklärte, sei dies eine Parallele zu der Situation im frühen Stadium der Entwicklung der Objektbeziehung. Individuen, die als Säuglinge und in der Kindheit ausreichend Zuwendung von der Mutter erhalten, sind fähig, sich emotional von ihrer Mutter zu lösen und erwachsene Beziehungen zu finden. Anders ist es bei jenen Individuen, die emotionale Entbehrung erfahren haben: Sie bleiben pathologisch fixiert und gehen mit einer Sehnsucht und der Suche nach der Befriedigung primitiver infantiler Bedürfnisse durch das Leben.

Als Ergebnis seiner Erfahrung in London setzte Stan die Fusionstherapie gelegentlich im psychedelischen Forschungsprogramm am Maryland Psychiatric Research Center ein, insbesondere in der Arbeit mit Krebspatienten im Endstadium. Als er in der Mitte der 1970er Jahre das Holotrope Atmen entwickelte, wurde die anaklitische Unterstützung ein integraler Bestandteil unserer Workshops und unserer Ausbildung.

5. Das Malen von Mandalas: Die Ausdruckskraft der Kunst

Mandala ist ein Sanskrit-Wort, das wörtlich „Kreis" oder „Kugel" bedeutet. In seinem allgemeinsten Sinn kann dieser Begriff jede Struktur bezeichnen, die eine komplexe geometrische Symmetrie aufweist, wie etwa ein Spinnennetz, die Anordnung der Blütenblätter einer Blüte, eine Meeresmuschel (wie etwa der Sanddollar), das von einem Kaleidoskop erzeugte Bild, die Rosette eines Buntglasfensters in einer gotischen Kathedrale oder das Labyrinth auf dem Fußboden einer Kathedrale. Das Mandala ist ein visuelles Objekt, das vom Auge leicht erfasst werden kann, weil es in seiner Struktur diesem Organ der optischen Wahrnehmung entspricht. Die Iris des Auges hat selbst eine einfache Mandala-Form.

Im Ritual und in der spirituellen Praxis sind Mandalas Bilder, die man zeichnen, malen, modellieren oder tanzen kann. In den tantrischen Schulen von Hinduismus, Buddhismus und Jainismus bezeichnet dieser Begriff komplizierte Kosmogramme, die aus elementaren geometrischen Formen (Punkten, Linien, Dreiecken, Vierecken und Kreisen) bestehen sowie aus Lotosblüten und komplexen archetypischen Figuren und Szenen. Mandalas werden als wichtige Meditationshilfen verwendet, die den Übenden helfen, ihre Aufmerksamkeit nach innen zu wenden, und sie in spezifische Bewusstseinszustände führen.

Der Gebrauch von Mandalas wurde in den tantrischen Schulen von Hinduismus, Buddhismus und Jainismus zwar besonders hoch entwickelt und verfeinert, aber auch in vielen anderen Kulturen lässt sich die Kunst des Mandala-Malens als Teil der spirituellen Praxis finden. So sind zum Beispiel die Nierikas, die Garngeflechte der Huichol-Indianer aus Zentralmexiko, die durch die Einnahme von Peyote hervorgerufene Visionen abbilden, Beispiele für wunderschöne Mandalas. Auch die komplizierten Sandgemälde, welche die Navajo-Indianer in Heilzeremonien und anderen Ritualen verwenden, sowie die Baumrindenmalereien der australischen Ureinwohner lassen viele komplizierte Mandala-Muster erkennen.

Der Schweizer Psychiater C. G. Jung interessierte sich sehr für den Gebrauch von Mandalas in der spirituellen und religiösen Praxis verschiedener Kulturen und in der Alchemie, da er bemerkt hatte, dass in den Gemälden seiner Patienten an einem bestimmten Punkt ihrer psychospirituellen Entwicklung ähnliche Muster auftauchten. Nach Jung ist das Mandala ein „psychischer Ausdruck der Ganzheit des Selbst". Er meinte, dass das strenge, von einem kreisförmigen Bild dieser Art auferlegte Muster die Unordnung und Konfusion des seelischen Zustandes kompensiert – nämlich durch die Herstellung eines zentralen Punktes, auf den sich alles andere bezieht (Jung 1959b).

Unsere eigene Verwendung des Mandala-Malens wurde inspiriert durch die Arbeit von Joan Kellogg, die am Maryland Psychiatric Research Center in Baltimore ein Mitglied unseres Teams für psychedelische Forschung war. Sie hatte als Kunsttherapeutin in psychiatrischen Kliniken in Wycoff und Paterson, New Jersey, gearbeitet und dort Hunderten von Patienten ein Stück Papier, auf dem sich eine Kreislinie befand, sowie Malutensilien gegeben und sie aufgefordert zu malen, was immer ihnen gerade einfiel. Sie fand signifikante Korrelationen zwischen den psychischen Problemen dieser Patienten und der klinischen Diagnose sowie spezifischen Aspekten ihrer Bilder, wie etwa der Wahl der Farben, der Bevorzugung von eckigen oder runden Formen, dem Gebrauch von konzentrischen Kreisen, der Aufteilung des Mandalas in einzelne Abteilungen und der Beachtung oder Nichtbeachtung der Begrenzung durch den Kreis.

Am Maryland Psychiatric Research Center verglich Joan die Mandalas, welche die Programmteilnehmer vor und nach ihren psychedelischen Sitzungen gemalt hatten, miteinander und suchte nach signifikanten Korrelationen zwischen den grundlegenden Zügen der Mandalas, dem Inhalt der psychedelischen Erfahrungen und dem Ergebnis der Therapie.

Wir fanden ihre Methode ausgesprochen nützlich für unsere Arbeit mit dem Holotropen Atmen. Joan selbst betrachtete das Mandala-Malen als einen psychologischen Test und beschrieb die Kriterien für die Interpretation der verschiedenen Aspekte der Mandalas in mehreren Studien (Kellog 1977a und b, 1978). In unserer Arbeit interpretieren wir die Mandalas nicht und ziehen auch keine diagnostischen Schlussfolgerungen daraus. Wir benutzen sie in den Nachbearbeitungsgruppen einfach als Quelle für Informationen über die Erfahrungen der Atmenden. Wir werden die Arbeit mit den Mandalas in einem späteren Teil dieses Buches (Seiten 153ff.) beschreiben.

KAPITEL 4

Die Praxis des Holotropen Atmens

1. Die Anwendung des Holotropen Atmens in Einzelsitzungen und in Gruppen

Das Holotrope Atmen lässt sich in Einzelsitzungen und in kleinen oder größeren Gruppen anwenden. Viele diplomierte Praktiker des Holotropen Atmens bieten in ihren Privatpraxen Einzelsitzungen an, sowohl für Menschen, die diese Atemarbeit zur Förderung ihres persönlichen Wachstums erfahren möchten, als auch für Klienten mit kleineren emotionalen und psychosomatischen Problemen, die ihre innere Arbeit aber auch im Rahmen einer Gruppe leisten könnten. Damit wird jedoch das Potenzial des Holotropen Atmens nicht am besten ausgeschöpft, da dessen Durchführung in Gruppensitzungen deutliche Vorteile hat. Die offensichtlichen Vorteile sind praktischer, wirtschaftlicher und finanzieller Art. Während eine Einzelsitzung die dauernde Präsenz von ein bis zwei Personen verlangt, von denen zumindest eine ein erfahrener Therapeut sein muss, ist das Verhältnis in Gruppen ein ausgebildeter Facilitator auf acht bis zehn Teilnehmer.

In Gruppensitzungen mit dem Holotropen Atmen brauchen die Teilnehmer für den größten Teil ihrer inneren Arbeit keinen äußeren Beistand, und mit vielen Situationen, in denen Hilfe nötig ist, können die Sitter (Begleiter) alleine umgehen, auch wenn sie zuvor noch keine Erfahrung mit dem Holotropen Atmen gemacht haben. Mit ein wenig Beistand und Führung durch ausgebildete Facilitators vermögen die Sitter eine emotional und körperlich sichere Umgebung für die Atmenden zu schaffen, und sie können verhindern, dass die Atmenden sich gegenseitig stören. Wo nötig, können die Sitter ihre Partner auch daran erinnern, das beschleunigte Atmen beizubehalten, sie können sie zur Toilette und zurück führen, vermögen den

Atmenden nährenden Körperkontakt zu bieten, ihnen ein Glas Wasser oder ein Papiertaschentuch zu reichen, können sie mit einer Decke zudecken und ihnen andere grundlegende Fürsorge zukommen lassen.

Während es in einer Gruppe kein besonderes Problem ist, wenn die beim Holotropen Atmen auftauchenden Erfahrungen länger als gewöhnlich dauern, mag dies ein Problem für Therapeuten sein, die in ihrer Privatpraxis einen festgelegten Stundenplan haben. Es ist unmöglich, die Länge einer individuellen Sitzung vorauszusagen. Die Dauer der Sitzungen variiert, und es ist unerlässlich, dass die Facilitators bei den Atmenden bleiben, bis der Prozess für diesen Tag abgeschlossen ist. Individuelle Sitzungen mit Atemarbeit werden deshalb am besten auf das Ende des Arbeitstags des Therapeuten gelegt; das begrenzt natürlich die Zahl der Sitzungen, die ein Praktizierender in einem bestimmten Zeitraum anbieten kann.

Holotrope Atemsitzungen in einer Gruppe bieten auch psychologische Vorteile, welche die Arbeit tiefer und wirksamer machen, als das in Einzelsitzungen möglich ist. Einen holotropen Bewusstseinszustand mit einer Anzahl anderer Menschen in einem großen Raum zu teilen, die machtvolle Musik in Kombination mit den Geräuschen der anderen Teilnehmer zu hören – all das erzeugt ein sehr intensives Erfahrungsfeld. Die dadurch entstehende Atmosphäre erleichtert es den Atmenden, ihre gewohnten psychischen Verteidigungsmechanismen loszulassen, so dass ihr unbewusstes Material auftauchen und emotionalen und körperlichen Ausdruck finden kann.

Die Gelegenheit, sich mit anderen über beschämende oder sehr persönliche Erfahrungen auszutauschen, stellt einen weiteren signifikanten Vorteil der Arbeit in einer Gruppe dar. In holotropen Bewusstseinszuständen taucht oft heikles Material auf, das die Teilnehmer für ethisch oder ästhetisch inakzeptabel halten, wie etwa gewalttätige, sexuelle oder blasphemische Vorstellungen, Erinnerungen an Inzest oder antisoziale Tendenzen. Es fällt den Atmenden vielleicht schwer, einem anderen Menschen solche Erfahrungen anzuvertrauen, weil sie typischerweise eine negative Reaktion darauf erwarten – ein moralisches Urteil, Abscheu oder Zurückweisung.

Wenn jemand solche Erfahrungen in einer Einzelsitzung offenbart und der Therapeut nicht mit einem kritischen Urteil darauf reagiert, so mag der Klient das der Toleranz des Therapeuten oder seiner besonderen Ausbildung zuschreiben, die ihn davon abhält, so zu reagieren, wie er tatsächlich empfindet. Der Klient mag auch annehmen, diese Toleranz sei darauf zurückzuführen, dass der Therapeut bereits jahrelange Erfahrung mit abnormalen Individuen besitzt, die ihn gegenüber abweichenden Aspekten der menschlichen Natur hat gleichgültig werden lassen. Unter diesen Umständen wird das offensichtlich nicht-urteilende und die Erfahrung akzeptierende Verhalten des Therapeuten leicht für eine gekünstelte Professionalität gehalten, und es kommt nicht zu der korrigierenden Erfahrung, die sich aus der Akzeptanz durch ein gewöhnliches Mitglied der menschlichen Gesellschaft ergeben würde.

Aus diesem Grund kann das Teilen der eigenen Erfahrung mit den Mitgliedern einer Gruppe, die aus einem repräsentativen Querschnitt der allgemeinen Bevölkerung besteht, eine äußerst befreiende Erfahrung sein. Wenn wir hören, was andere erzählen, entdecken wir, dass auch sie Emotionen, Phantasien und Tendenzen hegen, die wir selbst für verwerflich halten, und dass auch sie ein Verhalten an den Tag legen, von dem wir glauben, dass es uns selbst zu besonders unmoralischen und verachtenswerten Menschen macht. So mag uns mit einem plötzlichen Aufatmen bewusst werden, dass dies alles Aspekte der menschlichen Natur sind, die nun einmal dem „Fleisch" innewohnen, und dass wir alle „im selben Boot sitzen".

Tatsächlich fällt die Reaktion einer Gruppe darauf, dass jemand ehrlich Material aus der Tiefe seines Unbewussten offenlegt, im Allgemeinen ganz anders aus, als das Individuum es erwartet hat. In der Regel zeigen die anderen Verständnis sowie Mitgefühl und bieten warme emotionale Unterstützung an. Wenn ein Gruppenmitglied sich auf diese Weise ehrlich bekennt, ermutigt das oft auch andere, mehr Vertrauen zu haben und dunkle Aspekte ihres eigenen Innenlebens zu offenbaren. Die Gruppenarbeit mit holotropen Bewusstseinszuständen führt typischerweise zu einer Verbundenheit unter den Teilnehmern und erzeugt sehr schnell ein Gefühl der Zugehörigkeit. Victor Turner, ein amerikanischer Kulturanthropologe mit schottischen Wurzeln, studierte während seiner gesamten beruflichen Karriere die Übergangsriten von Stammeskulturen. Seiner Ansicht nach führt das Teilen von außergewöhnlichen Bewusstseinszuständen in einem rituellen Kontext zur Entwicklung eines Gruppengefühls (*communitas;* Turner 1969, 1974).

Unter bestimmten Umständen lässt sich das Holotrope Atmen auch mit psychiatrischen Patienten anwenden, die unter ernsthaften emotionalen und psychosomatischen Problemen leiden. Für die meisten von ihnen wäre es jedoch schwierig oder gar unmöglich, an Gruppensitzungen teilzunehmen, weil diese die Fähigkeit verlangen, abwechselnd die Rolle des Atmenden und des Begleiters einzunehmen und konstruktiv an der Nachbearbeitung der Erfahrungen anderer teilzunehmen. Solche Patienten brauchen während der gesamten Sitzungsdauer die ungeteilte Aufmerksamkeit eines erfahrenen Therapeuten oder eines idealerweise aus einem Mann und einer Frau bestehenden Teams sowie eine besondere Umgebung, in der rund um die Uhr eine Beaufsichtigung zur Verfügung steht.

In den folgenden Abschnitten konzentrieren wir uns auf die einzelnen Schritte und die Bedingungen, die für die sichere und wirkungsvolle Ausübung des Holotropen Atmens im Kontext kleiner und großer Einführungsgruppen notwendig sind. Wir beschreiben, wie man den physischen Rahmen und ein zwischenmenschliches Unterstützungssystem für diese Arbeit schafft und wie man die Teilnehmer theoretisch und praktisch auf die Sitzungen vorbereitet. Ein spezieller Teil dieses Kapitels ist den physischen und emotionalen Kontraindikationen gewidmet, und es umreißt die grundlegenden Kriterien für das Überprüfen der Teilnehmer. Dann erörtern wir, wie man eine Sitzung mit dem Holotropen Atmen einleitet und durchführt, wir beschreiben das Spektrum der holotropen Erfahrungen und erklären die Rolle der und der Sitter. Der letzte Teil dieses Kapitels erörtert die Arbeit mit den Mandalas und die Grundprinzipien der Leitung der Nachbearbeitungssitzungen.

2. Der Rahmen und das zwischenmenschliche Unterstützungssystem

Einen geeigneten Ort für einen Workshop mit dem Holotropen Atmen zu finden, kann eine ziemliche Herausforderung sein. Damit die Musik während der Atemsitzungen anregend und wirksam sein kann, muss sie laut genug sein, besonders während des ersten Teils der Sitzung und auf ihrem Höhepunkt. Außerdem benutzen viele Facilitators in ihrer Musikauswahl schamanistische, ethnische, rituelle und spirituelle Musik – Aufnahmen aus

Afrika, Indien, Tibet, Bali und von den australischen Ureinwohnern, also Musik, die sich für Menschen, die nicht damit vertraut sind, womöglich fremdartig, unheimlich oder furchteinflößend anhört.

Während unserer dreijährigen Ausbildung in Europa beschwerte sich zum Beispiel eine Gruppe von Schweizer Bauern bei uns, die überzeugt war, unsere Arbeit sei „Teufelswerk". Wir fanden später heraus, dass sie durch das offene Fenster unseres Atemraumes Stücke wie den Ketjak (der Affengesang der Balinesen) und die Obertongesänge der tibetischen Gyuto-Mönche und der Tuva-Schamanen gehört hatten. Bei der Konferenz der Internationalen Transpersonalen Gesellschaft (ITA) des Jahres 1992 in Prag demonstrierten fundamentalistische Christen, weil der schamanistische Hirschtanz der Huichol-Indianer aus Zentralmexiko zum Programm der Konferenz gehörte. Bei anderen Gelegenheiten stießen Aufnahmen von Sufi-Dhikrs, Gesängen der Tuareg, von marokkanischer Trancemusik, der Kehlkopfmusik der Inuit-Eskimos und des Trommelns der afrikanischen Burundi auf ähnliche Reaktionen.

Die Teilnehmer am Holotropen Atmen müssen die Freiheit besitzen, alles frei zum Ausdruck zu bringen, was in ihren Sitzungen auftaucht. So bekamen wir regelmäßig lautes Weinen und Schreien zu hören, aber auch Babysprache, Gestammel, Zungenreden und fremde Sprachen, ein breites Spektrum von tierischen Geräuschen, Fluchen und Singen. All dies kann eine sehr ungewöhnliche akustische Atmosphäre erzeugen, in der harmonische Musik mit einem breiten Spektrum von kakophonischen Klängen zusammenfällt. Gelegentlich ist nicht leicht zu unterscheiden, was aus den Lautsprechern schallt und was aus dem Saal erklingt. Für Zuhörer, die damit nicht vertraut sind, kann dies eine zusätzliche Quelle wilder Phantasien und starker negativer Reaktionen sein.

Seltsamerweise haben die meisten Menschen, die als Atmende am Holotropen Atmen teilnehmen, kein Problem mit einer großen Bandbreite von Geräuschen, die Teil der Sitzung sind. Sie neigen jedoch dazu, negativ auf Störungen aus der Außenwelt zu reagieren. Im Laufe der Jahre haben wir viele Fälle solcher Einmischungen erlebt: konkurrierende Musik aus einer anderen Veranstaltung, Hotelpersonal, das in den Raum hereinplatzte und verlangte, die Musik auszuschalten, weil sie lauter war als erwartet, Sirenengeräusche von einer nahegelegenen Feuerwache und andere Störungen. Einmal schlug ein Blitz in das Gebäude ein, in dem wir arbeiteten, und ein Feuerwehrmann bestand darauf, dass wir den Raum evakuierten, in dem sich viele verletzliche Menschen gerade mitten in ihrer Erfahrung befanden, in dem, was wir „den Prozess" nennen. Selbst ein gewöhnliches Gespräch kann sich als störend erweisen, insbesondere in der letzten Phase der Sitzung, in der die Musik leise und die Stimmung vorwiegend meditativ ist.

Wenn wir einen geeigneten Ort für die Durchführung des Holotropen Atmens suchen, dann versuchen wir ein Seminarzentrum oder ein Hotel zu finden, das über einen großen Raum verfügt, der von den anderen Aktivitäten in dieser Einrichtung hinreichend entfernt und isoliert ist. Es ist wichtig, dass wir Musik in voller Lautstärke spielen und gleichzeitig alle möglichen Geräusche erzeugen können und keinerlei Störungen von außen ausgesetzt werden. Die Größe des benötigten Raumes oder der Halle hängt natürlich von der Zahl der Teilnehmer ab. Unsere Faustregel ist, dass wir etwa zwei Quadratmeter pro Teilnehmer benötigen.

Idealerweise sollte es möglich sein, die Fenster zu verhängen und das Licht im Raum deutlich zu reduzieren. Dies ist besonders wichtig, wenn die Teilnehmer keine Schlafmaske haben. Der Raum muss allerdings hell genug sein, damit die Facilitators und Sitter sehen können, was die Atmenden tun. Helles Licht stört jedoch leicht die Erfahrungen der Atmenden, solange es nicht aus ihrem Inneren kommt. Intensive holotrope Erfahrungen, insbesondere ekstatische Erfahrungen, können zu Visionen von gleißendem Licht führen, und zwar unabhängig von der Beleuchtung des Raumes und sogar in völliger Dunkelheit.

Eine zusätzliche wesentliche Voraussetzung für einen guten Rahmen während des Holotropen Atmens ist die Nähe der Toiletten. Sind die Toiletten zu weit entfernt oder muss man Treppen gehen oder einen Fahrstuhl benutzen, um sie zu erreichen, dann fallen die Atmenden leicht aus dem holotropen Zustand heraus. Unter bestmöglichen Umständen – also einer geeigneten Lage der Toiletten und erfahrenen Begleitern – müssen die Atmenden auf dem Weg zur Toilette nicht einmal die Augen öffnen. Sie können fortfahren, schneller zu atmen, und vermögen im Prozess zu bleiben.

Die Atmenden können hinter den Sittern hergehen und ihnen die Hände auf die Schultern legen, oder die Sitter können die Atmenden führen, indem sie neben ihnen hergehen.

Aus Gründen der Bequemlichkeit und Sicherheit liegen die Atmenden während ihrer Erfahrung auf einer weichen Unterlage. Verfügt der Raum über einen dicken Teppich, der eine elastische Unterlage bietet, dann sind Schlafsäcke, welche die Teilnehmer von zu Hause mitbringen, vollkommen ausreichend. Für den Fall, dass der Boden hart ist, stellen wir ausreichend große Matten oder Matratzen zur Verfügung, die den Atmenden genügend Bewegungsfreiheit bieten. Die Matten werden durch andere weiche und warme Utensilien wie etwa Kissen, Decken, Zabutons (Sitzmatten) und Zafus (Sitzkissen) noch bequemer gemacht. Wenn das Seminarzentrum diese nicht zu Verfügung stellen kann, bitten wir die Teilnehmer, diese oder andere Hilfsmittel mitzubringen.

Idealerweise wird das Holotrope Atmen stationär durchgeführt. Dies bietet einen sicheren, familiären Rahmen, insbesondere für jene Teilnehmer, deren Atemsitzungen am Nachmittag stattfinden. Diese Menschen brauchen genügend Zeit, um ihre Erfahrung so weit zu integrieren, dass sie dann auch außerhalb des Rahmens des Workshops sicher agieren können. Der Rückweg zu ihrem Wohnort stellt möglicherweise eine Herausforderung dar, insbesondere wenn die Teilnehmer ein Auto fahren und mit Stadtverkehr zurechtkommen müssen oder wenn sie in schlechtes Wetter geraten. Außerdem treffen einige von ihnen zu Hause vielleicht auf eine schwierige zwischenmenschliche Situation, auf die sie nach einer tiefen emotionalen Erfahrung womöglich nicht vorbereitet sind.

Gelegentlich haben wir das Glück, einen wunderschönen Veranstaltungsort zu finden, an dem wir in einer ausreichend abgeschiedenen Gegend vollkommen allein sind, so dass die Teilnehmer nicht Menschen begegnen müssen, die keine Ahnung von dem haben, was wir tun. Häufiger teilen unsere Gruppen die Anlage mit anderen Gruppen oder individuellen Gästen. In einer solchen Situation kommt es leicht zu zwei verschiedenen Arten von Problemen. Das Erscheinungsbild und das Benehmen von Menschen in holotropen Bewusstseinszuständen sind oft ungewöhnlich und kann Außenseiter, welche dies erleben, erstaunen oder beunruhigen. Andererseits brauchen die Teilnehmer an unseren Gruppen, die durch ihre tiefen Erfahrungen stark sensibilisiert werden, nach der Sitzung eine ruhige und meditative Umgebung. Es mag ihnen schwerfallen und sie verwirren, wenn sie mit der geschäftigen und lauten Atmosphäre eines Hotels umgehen müssen.

Ob wir an dem Ort, wo wir unser Seminar durchführen, nun vollkommen ungestört sind, oder ob wir den Platz mit anderen Gästen teilen müssen – auf jeden Fall müssen wir vor dem Workshop dem Vermieter und dem Personal der Einrichtung erklären, was wir tun werden und was sie zu erwarten haben: Wir werden laute Musik spielen, und die Atmenden werden ungewöhnliche Geräusche von sich geben. Wir müssen den Vermietern auch versichern, dass die außergewöhnlichen Bewusstseinszustände, mit denen wir arbeiten, auf natürliche Weise hervorgerufen werden und dass keine psychoaktiven Substanzen im Spiel sind. Ein weiterer Punkt, der geklärt und erklärt werden muss, ist die Anwendung von engem Körperkontakt.

Viele Probleme, die bei der Durchführung von holotropen Atemsitzungen in Hotels oder Seminarzentren auftauchen können, lassen sich vermeiden, wenn deren Angestellte Gelegenheit erhalten, persönlich an der Sitzung teilzunehmen und eigene Erfahrungen mit dem Prozess zu machen. An den Veranstaltungsorten, die wir wiederholt für unsere Workshops und für unsere Ausbildung verwenden, haben wir die für den Betrieb der Einrichtung Verantwortlichen stets eingeladen, sich der Gruppe für die Atemsitzungen anzuschließen. Unsere Erfahrung hat gezeigt, dass es notwendig ist, Menschen, die Zeugen unserer Arbeit werden, mit dieser vertraut zu machen. Beispiele für die Probleme, die sich aus der Begegnung mit der Außenwelt ergeben können, finden sich im sechsten Kapitel mit dem Titel „Herausforderungen und Schwierigkeiten für die Facilitators des Holotropen Atmens“ (Seiten 211ff.).

Einige der besten Lokalitäten, in denen wir in der Vergangenheit gearbeitet haben, waren von ihrem Angebot her ideal für eine intensive innere Arbeit. Sie lagen in einer schönen Landschaft – in der Nähe des Meeres, eines Sees oder eines Flusses, in den Bergen, in den Wäldern oder umgeben von Wiesen. Das Esalen Institute in Big Sur mit seinen berühmten heißen Quellen, seinem Ausblick auf den Pazifik und seiner Nähe zu den Bergen von Santa Lucia oder die Hollyhock Farm mit ihrer spektakulären Küstenlage auf Cortes Island in der Bucht von Vancouver in British Columbia verdienen in dieser Hinsicht besondere Erwähnung.

Nach den Atemsitzungen mit ihrer tiefgreifenden Wirkung ist die Sinneswahrnehmung der Teilnehmer besonders geschärft. Um es mit den Worten von William Blake zu sagen, ihre „Pforten der Wahrnehmung sind gereinigt". So erfahren sie Farben, Geräusche, Gerüche und Geschmäcker sehr viel intensiver und reichhaltiger, und sie fühlen sich der Natur besonders nahe. Ein entspanntes Bad im Meer, in einem Fluss oder einem See mag Anklänge von Erinnerungen an den Beginn unserer Existenz im Fruchtwasser innerhalb des Mutterschoßes oder sogar an den Beginn des Lebens im Urozean hervorrufen. Die Integration der Erfahrung wird dadurch womöglich sehr erleichtert. Unter weniger günstigen Umständen kann eine Badewanne mit warmem Wasser eine ähnliche Wirkung haben.

Die Nähe zur Natur und eine geschärfte Sinneswahrnehmung machen sich auch in der Einstellung zum Essen bemerkbar. Nach Sitzungen mit dem Holotropen Atmen haben die Menschen oft Appetit auf sorgfältig zubereitetes Essen mit interessanten Geschmäckern, Farben und Konsistenzen und wissen diese besonders zu schätzen. Sie haben keine Lust auf schlampig angerichtetes künstliches „Fast food" oder auf sehr fettes Essen, gegen das sie in ihrem Alltag vielleicht nichts einzuwenden haben. Wenn wir mit einer Veranstaltungsstätte für einen Workshop verhandeln, berücksichtigen wir auch das.

Idealerweise sollten die Veranstaltungsorte für Seminare die Zeit und den Raum dafür bieten, dass die Atem-Sitzungen individuell und organisch enden können, und in Bezug auf die Essenszeiten flexibel sein, damit die Atemsitzungen nicht eingeschränkt und an die jeweiligen Bedingungen angepasst werden müssen. Wir sind uns jedoch bewusst, dass es kulturelle Unterschiede bei den Essensgewohnheiten geben kann und dass Workshops manchmal unter eingeschränkten Verhältnissen, wie z.B. in Hotels, abgehalten werden müssen.

3. Die theoretische Vorbereitung der Teilnehmer

Eine gute theoretische Vorbereitung ist eine ganz wesentliche Voraussetzung für die wirksame Arbeit mit dem Holotropen Atmen. Dafür gibt es einen wichtigen Grund: Zu diesem Ansatz der Selbsterforschung und Therapie gehört die Arbeit mit holotropen Bewusstseinszuständen. Infolge der industriellen und der naturwissenschaftlichen Revolution hat sich die abendländische Zivilisation dem Verstand verschrieben und diesen verherrlicht. Sie hat holotrope Erfahrungen und alles, was mit ihnen zu tun hat, als irrational abgelehnt. Die materialistische Wissenschaft hat die Sicht des Lebens und die Weltanschauung, die für die spirituelle Praxis und für rituelle Aktivitäten charakteristisch sind, in den Bereich der Märchen und der Psychopathologie verwiesen. Als Folge davon wissen die Menschen in den industrialisierten Gesellschaften nichts mit holotropen Zuständen anzufangen, und sie haben viele falsche Vorstellungen darüber – Vorstellungen, die zurechtgerückt und entkräftet werden müssen.

Wir beginnen die Vorbereitung gewöhnlich damit, dass wir die Teilnehmer fragen: „Wie viele von Ihnen haben in ihrem Alltag bereits Erfahrungen mit außergewöhnlichen Bewusstseinszuständen gemacht, etwa mit intensiven Erfahrungen im Rahmen einer spirituellen Praxis, bei Experimenten mit Psychedelika, in schamanistischen Ritualen, in Nahtod-Situationen oder während spontaner psychospiritueller Krisen?" Wir weisen dann darauf hin, dass die herkömmlichen Psychiater außergewöhnliche Bewusstseinszustände jeder Art als „veränderte Bewusstseinszustände" bezeichnen und sie als Ausdruck von Geisteskrankheit betrachten. Das bedeutet auch, dass sie die in diesen Zuständen gewonnenen Informationen als unrichtig ansehen, als eine Einschränkung und Verzerrung der korrekten Weise, uns selbst und die Welt zu erfahren.

Wir erklären dann, dass dies in Hinsicht auf einige krankhafte Zustände durchaus zutreffend sein mag – etwa in Hinsicht auf Delirien, die von Enzephalitis, Meningitis, Typhus und andere Infektionskrankheiten oder durch Harnvergiftung hervorgerufen werden sowie durch kardiovaskuläre und degenerative Störungen des Gehirns. Die vom Holotropen Atmen induzierten Bewusstseinszustände gehören jedoch zu einer großen und wichtigen Untergruppe der außergewöhnlichen Bewusstseinszustände, den „holotropen Zuständen", in Hinsicht auf die eine solche Einstufung falsch und irreführend wäre. Hier wird das Bewusstsein zwar qualitativ verändert, aber es wird nicht eingeschränkt oder beeinträchtigt. Unter bestimmten Umständen besitzen Erfahrungen dieser Art ein heilendes, transformierendes und die Entwicklung förderndes Potenzial, und sie können neue und nützliche Informationen vermitteln.

Hierzu gehören die Erfahrungen, die Schamanen während ihrer Initiationskrise machen und die sie in der Arbeit mit ihren Klienten benutzen, außerdem die Trancezustände, welche die Menschen in den Stammeskulturen in ihren Initiationsriten hervorrufen, sowie die Abenteuer des Bewusstseins, welche die Eingeweihten der alten Mysterien von Tod und Wiedergeburt erlebten. Weitere Beispiele sind die Erfahrungen, die von den unterschiedlichen „Technologien des Heiligen" induziert werden, also durch die von verschiedenen religiösen Gruppen entwickelten Prozeduren, mit denen holotrope Zustände hervorgerufen werden, wie etwa in den verschiedenen Schulen des Yoga, des Theravada, des Mahayana, des Zen, des tibetischen Buddhismus, des Daoismus, des Sufismus und der christlichen Mystik. Die abendländische Zivilisation machte während der psychedelischen Revolution der 1960er Jahre in großem Umfang Erfahrungen mit holotropen Zuständen. Unglücklicherweise hat die verantwortungslose und chaotische Art dieser Bewegung den enormen positiven Wert solcher Zustände verschleiert.

Richtig verstanden und auf die richtige Weise angegangen, sind holotrope Zustände weder abnormal noch krankhaft; sie besitzen vielmehr ein heilendes, transformierendes und sogar die Entwicklung förderndes Potenzial. Sie haben zudem einen unschätzbaren heuristischen Wert, da die Arbeit mit ihnen zu neuen und revolutionären Einsichten in die Natur des Bewusstseins, die menschliche Psyche in Krankheit und Gesundheit sowie in Hinsicht auf einige der tiefsten philosophischen und metaphysischen Fragen führt (Grof 1998, 2000). Die moderne Bewusstseinsforschung hat in der zweiten Hälfte des 20. Jahrhunderts gezeigt, wie sehr man die holotropen Zustände unter dem Einfluss der industriellen sowie der naturwissenschaftlichen Revolution missverstanden hat.

In ihrer Begeisterung für die Macht des Verstandes und dessen enormes Potenzial haben die noch jungen materialistischen Wissenschaften alles abgelehnt, was nicht rational war, und es als fatale Überreste aus der Kinderstube der Menschheit und aus den dunklen Zeitaltern bezeichnet. In ihrer jugendlichen Hybris haben diese Wissenschaften nicht erkannt, dass nicht alles, was nicht-rational ist, deshalb irrational ist. Der Bereich der holotropen Zustände und der mystischen Erfahrung ist nicht irrational und abnormal; er ist vielmehr transrational und in vieler Hinsicht übernormal. Er umfasst und transzendiert die Rationalität. Erst seit wenigen Jahrzehnten haben transpersonal orientierte Forscher aus verschiedenen Disziplinen erkannt, welch wesentliche Bedeutung das Kind hat, das im Zeitalter der Aufklärung und während der naturwissenschaftlichen Revolution mit dem Badewasser ausgeschüttet wurde.

Nachdem wir die in unserer Kultur gängigen Missverständnisse über außergewöhnliche Bewusstseinszustände korrigiert haben, informieren wir die Teilnehmer über einige Dinge, die wir schon früher in diesem Buch erörtert haben. Wir erklären die Bedeutung des Begriffs „holotrop" („auf Ganzheit zustrebend"), mit dem wir unsere Form der Atemarbeit bezeichnen, wir beschreiben die grundlegenden Züge holotroper Erfahrungen, und wir geben einen Überblick über die radikalen Veränderungen, die in Hinsicht auf unser Verständnis des Bewusstseins und der menschlichen Psyche nötig sind, wenn wir die holotrope Atemarbeit und andere Ansätze, die mit holotropen Zuständen arbeiten, wirksam und erfolgreich anwenden wollen.

Wir beschreiben in Kürze die erweiterte Landkarte der Psyche, welche den perinatalen und den transpersonalen Bereich umfasst, und wir erörtern die vielschichtige Natur der emotionalen und psychosomatischen Symptome und der Heilungsmechanismen, die auf verschiedenen Ebenen der Psyche wirksam werden. Wir verwenden zudem einige Zeit, um auf die Spiritualität als wichtige und legitime Dimension der Psyche und der universalen Ordnung einzugehen. Dazu gehört, dass wir klar unterscheiden zwischen einer echten Spiritualität, die auf persönlicher Erfahrung beruht und die universal, an kein Glaubensbekenntnis gebunden und allumfassend ist, einerseits und den institutionalisierten Religionen mit ihren Dogmen andererseits, die oft an sektiererischem Chauvinismus, Extremismus und Fundamentalismus kranken.

Die vielleicht wichtigste Funktion der Vorbereitung ist die Erörterung der inneren Heilintelligenz und des Vertrauens auf den Prozess – also jener Aspekte, welche die Arbeit mit holotropen Zuständen von den Gesprächstherapien unterscheidet, die mit Techniken arbeiten, welche auf spezifischen psychologischen Theorien beruhen. In Zusammenhang mit diesem Grundprinzip ist auch wichtig zu betonen, wie wesentlich es ist, keinerlei Zielvorstellungen für die Sitzung zu haben – etwa mit Blick auf das, was wir gerne erfahren möchten, mit welchen Problemen wir arbeiten und welchen Bereichen wir aus dem Weg gehen sollten. Wir betonen, wie wichtig es ist, im gegenwärtigen Augenblick zu bleiben, sich auf die Gefühle und körperlichen Empfindungen zu konzentrieren und sich jeglicher intellektuellen Analyse zu enthalten. Es ist hilfreich, die Teilnehmer daran zu erinnern, dass in der erfahrungsorientierten Arbeit mit holotropen Zuständen „der Verstand der ärgste Feind ist". Geben wir uns dem Prozess völlig hin, dann wird der holotrope Zustand automatisch unbewusste Inhalte an die Oberfläche holen, die emotional stark aufgeladen sind und zu deren Verarbeitung wir bereit sind, und er wird auch die Reihenfolge bestimmen, in der diese Inhalte auftauchen.

4. Die Überprüfung auf körperliche und emotionale Kontraindikationen

Ein wesentlicher Teil der Vorbereitung auf Atemsitzungen ist die Besprechung körperlicher und emotionaler Kontraindikationen für die Arbeit mit holotropen Zuständen. Idealerweise findet die Überprüfung der Teilnehmer auf Kontraindikationen bereits schriftlich statt, bevor sie zu einem Workshop kommen. Es hat sich gezeigt, dass es sehr schwierig ist, Menschen wieder nach Hause zu schicken, wenn ein ernsthaftes Gesundheitsproblem erst unmittelbar vor der Sitzung erkannt wird. Zu diesem Zeitpunkt haben die Teilnehmer bereits eine Entscheidung getroffen, sie haben sich engagiert und haben Zeit und Geld investiert, um zu dem Workshop zu kommen. Sie werden dann wahrscheinlich mit allen möglichen Erklärungen und Rechtfertigungen aufwarten, warum es für sie in Ordnung ist, am Workshop teilzunehmen. Wir hören dann Aussagen wie „Machen Sie sich keine Sorgen, ich übernehme die volle Verantwortung für alles, was passiert" oder „Ich unterzeichne eine Freistellungserklärung für Sie". Derartiges entbindet die Organisatoren und Facilitators natürlich nicht von ihrer moralischen und rechtlichen Verantwortung.

Da wir mit der Überprüfung der Teilnehmer am Seminarort wiederholt auf Schwierigkeiten gestoßen sind, haben wir uns entschlossen, den Bewerbern im Voraus einen medizinischen Fragebogen zu senden, den sie ausfüllen und an uns zurückschicken sollen, bevor sie Vorkehrungen für die Anreise treffen. Der Fragebogen enthält Fragen zu Befindlichkeiten und Umständen, die wir klären müssen, bevor der Bewerber zu dem Workshop zugelassen wird. Wir lassen die Antragsteller wissen, dass sie nicht teilnehmen können, solange nicht alle Punkte in ihrem medizinischen Fragebogen geklärt sind.

Unsere Hauptsorge gilt zuerst einmal ernsthaften Herz-Kreislauf-Beschwerden wie etwa hohem Blutdruck, Aneurysma, zurückliegenden Herzinfarkten, Schlaganfällen, Myokarditis (Herzmuskelentzündung), Vorhofflimmern und ähnlichen Problemen. Der Grund hierfür ist, dass bei der Atemarbeit traumatische Erinnerungen auftauchen können, die emotional stark aufgeladen sind und die daher für Teilnehmer mit solchen Leiden gefährlich werden könnten. Diese Erinnerungen sind gewöhnlich verdrängt und unterliegen einer Amnesie, so dass es unmöglich ist, ihr Auftauchen vorherzusehen. Mit einigen dieser Erinnerungen können beträchtliche körperliche Spannungen und Belastungen einhergehen. Das Wiedererleben der eigenen Geburt ist typischerweise mit körperlichem Stress und mit intensiven Emotionen verbunden, was für Menschen mit ernsthaften Herzbeschwerden ein Risiko darstellen könnte.

Ist das Problem hoher Blutdruck, dann verlangen wir, dass der Blutdruck medizinisch überprüft wird. Ein anderer Faktor, auf den wir unsere Entscheidung gründen, ob solch eine Person teilzunehmen vermag, ist der höchste Blutdruckwert, der bei dem jeweiligen Bewerber vor dieser Befragung aufgetreten ist. Wenn wir nicht in der Lage sind, die Situation selbst einzuschätzen, fordern wir die Bewerber auf, einen Arzt oder Kardiologen aufzusuchen, damit dieser den körperlichen Zustand des Bewerbers beurteilt. Da wir bei diesen Ärzten höchstwahrscheinlich keine Vertrautheit mit dem Holotropen Atmen voraussetzen können, kommen wir indirekt zu den nötigen Informationen, indem wir anfragen, ob ihr Patient in der Lage wäre, eine anstrengende Sportart auszuüben, die sie einer ähnlichen Belastung aussetzen würde wie das Holotrope Atmen – etwa Bankdrücken oder Gewichtheben.

Was Herz-Kreislauf-Probleme angeht, ist die Situation widersprüchlich. Einerseits spielen psychische Faktoren wie traumatische Erinnerungen aus der perinatalen Phase, dem Säuglingsalter und der Kindheit sowie dem späteren Leben eine wichtige Rolle bei der Entstehung von Herz-Kreislauf-Erkrankungen. Das Holotrope Atmen ist deshalb ein wertvolles Hilfsmittel zur Auflösung solcher traumatischer Prägungen. Es kann daher zur Vorbeugung von Herz-Kreislauf-Problemen angewendet werden oder sogar zu deren Behandlung, wenn sie noch in einem frühen Stadium sind. Sind diese

Erkrankungen jedoch fortgeschritten, dann sind aus den zunächst funktionalen (energetischen) Veränderungen bereits organische (strukturelle) Veränderungen geworden, die eine Kontraindikation für in die Tiefe gehende Arbeit mit Emotionen darstellen.

Außerdem ist auch Vorsicht in Hinsicht auf eine Schwangerschaft geboten. Schwangerschaft ist an sich keine absolute Kontraindikation, und die Entscheidung, ob und in welchem Rahmen eine schwangere Frau teilnehmen kann, machen wir von dem individuellen Fall abhängig. Ein wichtiger Faktor ist das Stadium der Schwangerschaft. Frauen, die in einem holotropen Bewusstseinszustand ihre Geburt wiedererleben, erfahren sich selbst tendenziell auch als Gebärende, entweder simultan oder abwechselnd. Dies ist nicht nur eine Angelegenheit der Psyche, sondern es hat auch ganz konkrete physiologische Begleiterscheinungen. Dazu gehören oft intensive Kontraktionen des Uterus, die in einem fortgeschrittenen Stadium der Schwangerschaft zu einer Frühgeburt führen könnten. Gelegentlich haben wir erlebt, dass nicht-schwangere Frauen nach einer intensiven Geburtserfahrung in der Mitte ihres Zyklus zu menstruieren begannen. Das zeigt sehr deutlich, in welchem Ausmaß der Uterus an diesem Prozess physiologisch beteiligt sein kann.

Da die kombinierte Erfahrung des Wiedererlebens der Geburt und des Gebärens die einzige Situation in einer Sitzung mit dem Holotropen Atmen ist, die eine Gefahr für die Schwangerschaft darstellt, können schwangere Frauen ohne Probleme ein weites Spektrum anderer Erfahrungen machen. Aus diesem Grund haben wir oft schwangere Frauen zu einem Workshop zugelassen, nachdem wir eine bestimmte Vereinbarung mit ihnen getroffen hatten. Sie mussten versprechen, nicht mit dem beschleunigten Atmen fortzufahren, sobald Anzeichen dafür auftauchten, dass es auf eine Erfahrung von Geburt/Entbindung hinauslaufen könnte. Im Lauf der Jahre haben wir mit einer großen Zahl von schwangeren Frauen (zumeist in den früheren Stadien der Schwangerschaft) eine solche Vereinbarung getroffen, und es hat niemals Hinweise darauf gegeben, dass das Holotrope Atmen eine Gefahr für den Fötus und für die Fortsetzung der Schwangerschaft darstellte. Natürlich muss man mit schwangeren Frauen besonders bedacht und behutsam arbeiten. Die Sitter und die Facilitators müssen sich deren verletzbaren Zustands bewusst sein und müssen sie gegen äußere Einflüsse abschirmen, die ihre Schwangerschaft mechanisch gefährden könnten. Diese Vorsorge gilt genauso für das Alltagsleben der schwangeren Frauen und ist nicht spezifisch für das Holotrope Atmen.

Ein anderes Leiden, auf das wir achten müssen, sind frühere Erfahrungen mit Krampfanfällen, insbesondere mit der Grand-mal-Epilepsie. Es ist bekannt, dass Hyperventilation leicht epileptische Gehirnwellen (spitze Wellen oder *spikes,* steile Wellen oder *sharp waves* sowie Spike-and-wave-Entladungen) verstärkt. Dieses Phänomen wird von Neurologen in der Tat als diagnostischer Test für Epilepsie benutzt. Wir machten uns deshalb berechtigte Sorgen, dass das beschleunigte Atmen bei einem Teilnehmer mit einer Geschichte epileptischer Erfahrungen einen Grand-mal-Anfall auslösen könnte. Wir haben Anwärtern mit einer solchen Geschichte allerdings nie die Teilnahme an einem Workshop verweigert. Wir haben die Facilitators und Sitter vielmehr auf das vorbereitet, was geschehen könnte, und haben ihnen Anweisungen gegeben, was in einem solchen Fall zu tun ist. Grand-mal-Anfälle sind sehr dramatisch und können für den Laien extrem erschreckend sein. Unsere Sorgen erwiesen sich jedoch als unbegründet – in mehr als 35 000 Sitzungen, die wir im Lauf der Jahre durchgeführt haben, ist es nur ein einziges Mal zu einem epileptischen Grand-mal-Anfall gekommen. Er trat bei einem Teilnehmer auf, der bereits mehrere solche Anfälle erlebt hatte. Nach dieser Episode war er verwirrt und schlief ein. Nach etwa zweistündigem Schlaf war er wieder völlig in Ordnung und fühlte sich sogar besser als vor der Sitzung.

Kontraindikationen in Hinsicht auf körperliche Verletzungen und chirurgische Eingriffe lassen sich leicht mit dem gesunden Menschenverstand klären. Teilnehmer, die erst vor kurzem ein körperliches Trauma erlitten oder eine Operation gehabt haben, sollten entweder nicht an der Atemarbeit teilnehmen, oder sie sollten in den in Mitleidenschaft gezogenen Körperregionen keine Körperarbeit erhalten. Bei Individuen, deren Rekonvaleszenz fast abgeschlossen ist, sollte die Körperarbeit sehr behutsam durchgeführt werden, entsprechend der Ernsthaftigkeit und dem Zeitpunkt der Verletzung oder der Operation. Dies gilt für Knochenbrüche, Bandscheibenvorfälle, ausgekugelte Schultern oder Knie, noch nicht völlig verheilte Operationswunden und ähnliche Leiden. Menschen mit einer stark schwächenden Krankheit besitzen womöglich nicht genug Energie und Ausdauer, um das beschleunigte Atmen über einen längeren Zeitraum aufrechtzuerhalten. Personen, die in der Vergangenheit an einer Netzhautablösung oder einer Art von Glaukom gelitten haben, die von einem erhöhten Augeninnendruck herrührt, sollten eine Form von Körperarbeit vermeiden, die den Augeninnendruck vergrößern könnte. An und für sich hat beschleunigtes Atmen keine negative Wirkung auf dieses Leiden.

Leidet ein Workshop-Bewerber an einer ansteckenden Krankheit, dann muss sehr genau überlegt werden, ob seine Teilnahme für andere Teilnehmer der Gruppe sicher wäre. Leidet jemand an einer Atemwegserkrankung mit Husten und Niesen, dann wenden wir dieselben Kriterien an wie in einer Alltagssituation – ein solcher Mensch gehört nicht in ein soziales Umfeld mit engem persönlichem Kontakt und sollte deshalb zu Hause bleiben. Andere Kriterien gelten für Personen, die HIV-positiv sind oder an Aids leiden. Hier hat die Forschung gezeigt, dass die Gefahr einer Ansteckung minimal ist, mit der Ausnahme einer direkten Übertragung von Körperflüssigkeiten, insbesondere von Blut. Im Laufe der Jahre hat es eine Handvoll von Situationen gegeben, in denen die Atemarbeit Nasenbluten ausgelöst hat. Auch wenn diese Fälle sehr selten waren, haben wir angesichts der Gefährlichkeit einer solchen Krankheit beschlossen, in den Workshops Gummihandschuhe verfügbar zu halten, falls die Facilitators oder Sitter es mit einer Blutung zu tun bekommen.

Aids ist eine Krankheit, die bei vielen Menschen starke Ängste auslöst. So irrational diese Ängste auch sein mögen, müssen wir sie doch respektieren. Wenn sich in der Gruppe eine Person befindet, die an Aids leidet (was wir hoffentlich durch den medizinischen Fragebogen erfahren haben), sollten ihre Sitter unserer Überzeugung nach davon wissen. Sie können dann entscheiden, ob sie unter diesen Umständen mit ihrer Rolle als Sitter zurechtkommen. Beim Holotropen Atmen kann es zu engem Körperkontakt kommen, und es ist wichtig, dass diese körperliche Zuwendung ohne Vorbehalte gegeben wird, damit der Atmende sich akzeptiert fühlt. Bei einer Person, die in ihre frühe Kindheit regrediert ist, kann dies den Unterschied zwischen einer zutiefst heilsamen Erfahrung und einer schmerzlichen Verstärkung des Gefühls der Zurückweisung ausmachen. Unsere Erfahrung hat gezeigt, dass es in einer Gruppe immer Menschen gibt, für die es kein Problem darstellt, als Sitter für Individuen zu fungieren, die an dieser Krankheit leiden. Gibt es zwei HIV/Aids-Positive in der Gruppe, dann können diese sich dafür entscheiden, füreinander als Sitter zu fungieren.

Psychogenes Asthma ist eine Erkrankung, die im Allgemeinen positiv auf Holotropes Atmen in Kombination mit Körperarbeit anspricht. Bei Teilnehmern unserer Ausbildung und unserer Workshops haben wir in vielen Fällen eine signifikante Besserung oder sogar ein dauerhaftes Verschwinden von Asthmaanfällen erlebt. Bei der Arbeit mit Asthma ist die allgemeine Strategie, aufgestaute Emotionen und körperliche Blockaden, die für die Schwellungen, die Entzündung und die Verengung der Bronchien verantwortlich sind, aufzulösen und sie durch Geräusche, Körperzuckungen, Grimassen, Würgen und durch andere Kanäle, die sich auftun, freizusetzen. Allerdings haben Individuen, die bereits seit vielen Jahren an chronischem Asthma leiden, oft ernsthafte Herz-Kreislauf-Probleme entwickelt. Wo das der Fall ist, ist es riskant, solche Personen dem Ausmaß an emotionalem und körperlichem Stress auszusetzen, das nötig wäre, um die Atemwege zu reinigen.

Die Entscheidung, ob man Personen, die an Asthma leiden, zur Atemarbeit in einer Gruppe zulässt, verlangt eine sorgfältige Einschätzung ihres körperlichen Zustandes. Wenn wir mit Asthmakranken arbeiten, dann fordern wir sie stets auf, ihre Inhalatoren zu den Sitzungen mitzubringen. Wird das Atmen an irgendeinem Punkt der Sitzung für sie zu schwierig, dann können sie diese Geräte für eine symptomatische Linderung benutzen.

Für das Holotrope Atmen gibt es auch sehr wichtige emotionale Kontraindikationen, die in Betracht gezogen werden müssen. Während die körperlichen Kontraindikationen von den Umständen unabhängig sind und beachtet werden müssen, wann und wo auch immer diese Methode angewendet wird, ist das, was wir als emotionale Kontraindikationen bezeichnen, von Rahmen und Umgebung abhängig. Führen wir einen zeitlich eng begrenzten Workshop durch, dann sind die Kriterien für die Auswahl der Teilnehmer sehr viel strikter, als wenn wir in einer Wohnanlage arbeiten, in der die Teilnehmer über Nacht bleiben können und wo eine ausgebildete Belegschaft zur Verfügung steht, die mit der Arbeit mit holotropen Zuständen vertraut ist. Wo diese Voraussetzungen nicht gegeben sind, ist davon abzuraten, Atemsitzungen mit Individuen durchzuführen, deren ernsthafte emotionale Probleme in der Vergangenheit eine Einweisung in eine psychiatrische Klinik nötig gemacht haben.

Wie wir bereits erörtert haben, gehört eine zeitweilige Aktivierung von Symptomen typischerweise zu der Heilarbeit mit holotropen Zuständen. Bei Menschen mit einer einigermaßen stabilen emotionalen und sozialen Anpassung führt dieser Prozess innerhalb einiger Stunden zu einer erfolgreichen Auflösung des auftauchenden unbewussten Materials. Einige Individuen haben jedoch in ihrer Vergangenheit spontane Episoden langanhaltender emotionaler Störungen erlebt, mit denen sie nicht umzugehen vermochten und die ihre Einweisung in eine Klinik nötig machte. Bei ihnen könnte das Holotrope Atmen eine große Menge an unbewusstem Material an die Oberfläche bringen, für dessen Durcharbeitung man mehrere Tage braucht. Das könnte zu ernsthaften organisatorischen Problemen führen, wenn die Seminarräume nur für einen begrenzten Zeitraum angemietet sind (etwa von Freitagabend bis Sonntagmittag).

Führt eine Atemsitzung zur Freisetzung großer Mengen von unbewusstem Material, das im Rahmen des Workshops nicht erfolgreich aufgelöst werden kann, dann hat sie aus der Sicht eines herkömmlichen Psychiaters einen „psychotischen Schub" ausgelöst. Dies würde das Holotrope Atmen in den Ruf bringen, eine riskante und gefährliche Prozedur zu sein. Aus der Sicht der Philosophie der holotropen Therapie stellt eine solche Situation aufgrund der gegebenen Umstände zwar ein logistisches Problem dar, aber sie ist an und für sich eine große therapeutische Chance. Sie bedeutet nämlich, dass sehr wichtiges traumatisches Material aus dem tiefen Unbewussten für die bewusste Bearbeitung verfügbar geworden ist. Wird eine solche Situation richtig verstanden, geht man richtig damit um und lenkt sie angemessen, dann könnte sie überaus hilfreich sein und zu einer tiefreichenden Heilung und positiven Transformation der Persönlichkeit führen. Dies trifft auch für Situationen zu, in denen es spontan zu einer Öffnung des Unbewussten kommt, in denen diese Öffnung durch eine psychedelische Sitzung oder durch eine strenge Meditationspraxis ausgelöst worden ist oder sich im Rahmen einer anderen machtvollen erfahrungsorientierten Methode der Psychotherapie einstellt.

Die unterschiedliche Interpretation derselben Situation spiegelt ein Aufeinanderprallen unterschiedlicher Paradigmen wider, wie wir es in der Psychiatrie und Psychologie gegenwärtig in Hinsicht auf das Verständnis der

Natur und der Funktion von Symptomen erfahren. Wie wir bereits erwähnt haben, neigen herkömmliche Therapeuten dazu, solche Symptome als ein Problem zu betrachten und ihre Intensität für einen Maßstab der Ernsthaftigkeit der Störung zu halten. Als Ergebnis davon konzentrieren sich ihre Bemühungen weitgehend darauf, Methoden zur Unterdrückung der Symptome zu finden, und sie betrachten deren Abnahme als einen klinischen Fortschritt. Für Facilitators des Holotropen Atmens sind Symptome der Ausdruck eines Impulses des Organismus, der auf Heilung abzielt, und sie stellen einen Versuch dar, sich von einer traumatischen Vergangenheit zu befreien. Die Intensität der Symptome wird hier als Ausdruck der Tiefe, der Reichweite und der Geschwindigkeit des Heilungsprozesses betrachtet.

Damit dieser Prozess jedoch therapeutisch und transformierend sein kann, muss er als ein heilsamer Prozess erkannt werden und bedarf es besonderer Umstände für dessen erfolgreiche Vollendung. Das könnte eine Unterbringung rund um die Uhr und eine Belegschaft nötig machen, die in der Arbeit mit holotropen Zuständen ausgebildet ist. Der Mangel an Zentren dieser Art ist das Hauptproblem für die Arbeit mit lange anhaltenden holotropen Zuständen, ob diese nun spontan auftreten (d. h. eine „spirituelle Krise" darstellen) oder ob sie durch Psychedelika, Sitzungen mit erfahrungsorientierter Psychotherapie, spirituelle Praxis oder Nahtod-Erfahrungen ausgelöst werden. Wo es in der Vergangenheit solche Zentren gegeben hat – etwa John Perrys Diabasis in San Francisco, Chrysalis in der Nähe von San Diego oder Barbara Findeisens Pocket Ranch in Geyserville, Kalifornien –, gerieten diese unweigerlich in finanzielle Schwierigkeiten und mussten früher oder später schließen.

Die Behandlung in diesen Zentren war wesentlich billiger als die Behandlungen in herkömmlichen psychiatrischen Kliniken mit ihren astronomisch hohen Betriebskosten. Die Klienten erhielten jedoch keinerlei Erstattung ihrer Behandlungskosten durch ihre Krankenkassen, da die in diesen alternativen Institutionen angebotene Therapie von den medizinischen und juristischen Behörden nicht verstanden und nicht als legitime Therapie anerkannt wurde. Auch wenn gelegentliche Fördergelder und Schenkungen an diese Zentren deren Situation ein wenig erleichterten, mussten die Klienten doch einen wesentlichen Teil der Kosten aus ihrer eigenen Tasche bezahlen, und deshalb vermochten diese alternativen Einrichtungen im Allgemeinen nicht über einen längeren Zeitraum zu überleben.

Das Hauptproblem beim Umgang mit langanhaltenden Reaktionen auf das Holotrope Atmen (oder jede andere erfahrungsorientierte Therapie) ist deshalb das Fehlen von Zentren, in denen die Klienten rund um die Uhr untergebracht werden können und in denen der Prozess mit der Hilfe kompetenter und speziell ausgebildeter Facilitators zu einem erfolgreichen Abschluss gebracht werden kann. Wo diese Bedingungen nicht erfüllt sind, müssen Menschen, die für den Abschluss ihres emotionalen Prozesses einer ganztägigen Unterbringung bedürfen, vielleicht Hilfe in einer konventionellen psychiatrischen Abteilung suchen. Unter den gegenwärtigen Umständen würde dies höchstwahrscheinlich bedeuten, dass man bei ihnen eine „akute psychotische Reaktion“ diagnostizieren und sie routinemäßig einer Medikation mit unterdrückenden Psychopharmaka unterwerfen würde, was eine positive Auflösung und erfolgreiche Vollendung der Episode verhindern würde.

Das Holotrope Atmen lässt sich tatsächlich in der Therapie eines breiten Spektrums von emotionalen und psychosomatischen Störungen sowie von spirituellen Krisen einsetzen, wenn die entsprechenden Einrichtungen und Unterstützungssysteme zur Verfügung stehen. Solange es jedoch in der Theorie und Praxis der Psychiatrie nicht zu einer Revolution kommt und Zentren zur Verfügung stehen, die auf dem neuen Paradigma beruhen, wird eine Geschichte psychiatrischer Behandlung weiterhin eine Kontraindikation für die Teilnahme an kurzen Workshops mit dem Holotropen Atmen sein. Gelegentlich haben wir Ausnahmen von dieser Regel gemacht, wenn die Natur der Episoden, die zur Einweisung der Bewerber geführt hatten, unseren Kriterien für eine spirituelle Krise entsprach und es sich dabei nicht um ein schwerer wiegendes Leiden, wie etwa eine paranoide Schizophrenie oder eine schwere manisch-depressive Erkrankung, handelte.

5. Praktische Anleitungen für Sitzungen mit dem Holotropen Atmen

Wird das Holotrope Atmen nicht als Einzelsitzung unter vier Augen mit einem Facilitator oder unter der Führung eines Therapeuten durchgeführt, dann arbeitet man dabei paarweise. In jeder einzelnen Sitzung atmet die

Hälfte der Teilnehmer, und die andere Hälfte fungiert als Sitter. Ein wichtiger Teil der Vorbereitung ist deshalb, einen Partner auszuwählen. Wir selbst haben für diesen Prozess keine festen Regeln, aber wir möchten ein paar Vorschläge machen. Wir warnen die Teilnehmer, insbesondere jene, die noch keine Erfahrung mit der Atemarbeit haben, dass es vielleicht nicht die beste Wahl wäre, automatisch eine Person zu wählen, die sie gut kennen. Mit einem Menschen zu arbeiten, zu dem wir eine emotionale Beziehung haben, hat Vorteile, aber auch Nachteile. Wenn uns sehr viel an einer Beziehung liegt, dann mag es uns schwerfallen, uns diesem Menschen zu öffnen und bestimmte Aspekte unserer selbst zu offenbaren. Es mag ebenfalls schwierig sein, mit anzusehen, wie ein Mensch, der uns nahesteht, durch Erfahrungen geht, die emotional schwierig und schmerzlich sind. Außerdem bestünde die Möglichkeit, dass die Sitzung zu Problemen mit Übertragung/Gegenübertragung führen könnte, die womöglich in den Alltag mitgenommen werden und dort zu Schwierigkeiten führen könnten.

Ein Beispiel für das, was wir meinen, ereignete sich in einem unserer Workshops in Kanada. Nachdem wir erklärt hatten, welche Tücken es bergen kann, einen nahestehenden Menschen als Partner zu wählen, beschloss ein Paar, das noch keine Erfahrung mit dem Holotropen Atmen gemacht hatte, unter Missachtung unserer Warnung miteinander zu arbeiten. „Wir haben eine großartige Beziehung", versicherten sie, „es wird keine Probleme geben." In der ersten Sitzung war die Ehefrau die Atmende, und ihr Ehemann war ihr Sitter. Nach etwa einer Stunde dieser Sitzung begann der Ehemann sehr stark auf die stimulierende Situation im Raum zu reagieren, auf die intensive Musik, die emotionalen Ausbrüche seiner Frau und die lauten Schreie der anderen Atmenden. Sehr bald war er nicht mehr fähig, als Sitter zu fungieren, und ging selbst „in den Prozess". Er legte sich hin, und statt ein Sitter zu sein, wurde er zu einem Erfahrenden. Daraufhin mussten wir uns sowohl um ihn als auch um seine Frau kümmern. Es handelte sich um einen stationären Workshop, und wir hatten ein Schlafzimmer, das neben dem Zimmer dieses Paares lag. In der folgenden Nacht konnten wir lange nicht einschlafen, da das Paar einen heftigen Streit hatte und wir den lauten Wortwechsel mitbekamen. Unter anderem hörten wir, wie die Frau ihrem Mann ärgerlich vorwarf: „Du bist nie für mich da, und das hier war nur ein weiteres Beispiel dafür!"

Im Laufe der Jahre haben wir in vielen Fällen erlebt, dass bestimmte Kombinationen – Ehefrau/Ehemann, Freundin/Freund, Elternteil/Kind, Chef/Angestellter und sogar Therapeut/Klient – gut funktioniert haben, wenn dabei Menschen involviert waren, die Erfahrung mit der Atemarbeit hatten. Doch im Allgemeinen sind solche Dyaden aus den oben genannten Gründen nicht empfehlenswert. Tauchen während einer Sitzung Probleme zwischen Atmendem und Sitter auf, so lässt sich in den Nachbearbeitungsgruppen sehr viel zu deren Auflösung tun, und alle Teilnehmer können viel aus einer solchen Situation lernen. Doch auch in einem solchen Fall ist es besser, wenn hier Menschen betroffen sind, die ihren Alltag nicht miteinander teilen, so dass keine eventuell verbleibenden zwischenmenschlichen Spannungen in das Alltagsleben der Partner mitgenommen werden.

Wir empfehlen den Teilnehmern im Allgemeinen, nicht viel Zeit darauf zu verwenden, den „richtigen Partner“ zu finden. Wir haben wiederholt außerordentliche Synchronizitäten erlebt, wenn Teilnehmer einander ganz zufällig auswählten oder wenn sie schließlich Partner sein mussten, weil ihnen keine andere Wahl blieb – nur um dann festzustellen, dass sie perfekt zueinander passten, weil sie wichtige Probleme gemeinsam hatten, weil eine Person das genaue Gegenteil der anderen war oder weil sich zeigte, dass ihre Probleme sich gegenseitig ergänzten. Dies machte ihre Partnerschaft zu einer lehrreichen und heilsamen Erfahrung von großem Wert. In dem Prozess der Wahl eines Partners kann es zu unerwarteten Schwierigkeiten kommen, wenn wir in Ländern arbeiten, deren kulturelle Normen uns nicht vertraut sind. Der Abschnitt im sechsten Kapitel dieses Buches über kulturspezifische Herausforderungen für Facilitators des Holotropen Atmens führt einige konkrete Beispiele aus Workshops in Indien, Japan und Irland an.

Besteht die Gruppe aus einer ungeraden Zahl von Teilnehmern, dann schaffen wir eine Situation, in der eine Person zwei Atmende begleitet oder, besser noch, zwei Sitter für drei Atmende zuständig sind. In letzterem Fall sitzen die Sitter zwischen den Atmenden, und der zusätzliche Atmende liegt in der Mitte. Es ist unwahrscheinlich, dass beide Sitter gerade beschäftigt sind, wenn der zusätzliche Atmende Beistand braucht. Für diese speziellen Gruppierungen wählen wir, wo möglich, Menschen aus, die bereits Erfahrung mit dem Holotropen Atmen gemacht haben. Die müssen auf jene

Atmenden, die nicht vollständig versorgt sind, besonders achten und müssen bereit sein einzugreifen, sobald die Situation danach verlangt.

Sobald alle Teilnehmer ihre Partner gefunden haben, geben wir ihnen die notwendigen Anleitungen für die Sitzung. Wir beschreiben einigermaßen ausführlich, wie die Sitzung aussehen wird und was die Teilnehmer in ihrer jeweiligen Rolle als Atmender oder Sitter tun werden. Die entsprechende Funktion erörtern wir in dem Abschnitt über die Durchführung von Sitzungen mit dem Holotropen Atmen (Seiten 121ff.). Bei größeren Gruppen kommt noch ein weiterer Schritt hinzu. Wir teilen die Teilnehmer in kleinere Gruppen auf. Die Zahl der Teilnehmer an diesen Untergruppen hängt von den Umständen ab. Finden sowohl die Atemsitzungen als auch die Nachbearbeitung für die ganze Gruppe am selben Tag statt, dann sind die Gruppen kleiner (ungefähr zwölf Teilnehmer). Werden die Atemsitzung und die darauffolgende gemeinsame Nachbearbeitung mit der Hälfte der Gruppe an getrennten Tagen durchgeführt, wie es bei fünftägigen Workshops und in unserer Ausbildung für Facilitators der Fall ist, dann können die kleineren Gruppen doppelt so viele Teilnehmer haben.

Wenn die Teilnehmer in kleinere Gruppen aufgeteilt sind, stellen wir die diplomierten Facilitators und die Assistenten vor, welche die bei der Atemarbeit unterstützen, da diese Personen die Nachbearbeitungssitzungen leiten werden. Die kleinen Gruppen verbringen dann etwa eine Stunde mit ihren Facilitators, damit man sich gegenseitig kennenlernen kann und damit die Teilnehmer Gelegenheit haben, Fragen zu stellen, die beantwortet werden müssen, bevor die Sitzung beginnt.

6. Die Vorbereitung auf die Sitzung und die Entspannungsübung

Vor Beginn der Sitzung haben die Facilitators die wichtige Aufgabe, sicherzustellen, dass die Matratzen gleichmäßig im Raum verteilt sind und dass die zur Verfügung stehende Bodenfläche bestmöglich genutzt wird. Ohne solche Anleitung drängen die Teilnehmer sich oft in einem bestimmten Bereich des Raums zusammen und lassen andere Bereiche leer stehen. Ein anderes häufiges Problem ist, dass die Matratzen in alle möglichen Richtungen weisen; so wird der Raum nicht gut ausgenutzt, insbesondere wenn die Zahl der Teilnehmer groß ist und der zur Verfügung stehende Raum kaum ausreicht.

Die beste Lösung bei Raumproblemen ist, die Matratzen in langen Reihen parallel zueinander anzuordnen, und zwar so, dass genügend Zwischenraum dazwischen bleibt, damit die Teilnehmer den Raum verlassen und zurückkommen können, wenn sie es brauchen, und damit die ihre Arbeit tun können. Müssen Menschen im Raum – insbesondere die Atmenden, die sich in einem außergewöhnlichen Bewusstseinszustand befinden – auf dem Weg zur Toilette über andere Menschen, Kissen und Decken hinwegsteigen, dann stören sie leicht den Prozess der anderen. Teilnehmer unserer Ausbildung nennen eine solche Situation scherzhaft „das holotrope Hindernisrennen".

Bevor die Atmenden sich den Platz aussuchen, an dem sie arbeiten möchten, ist es wichtig, sie vorzuwarnen, dass die Musik in einer Sitzung des Holotropen Atmens sehr laut werden kann, insbesondere in der Phase der Kulmination. Menschen, die sehr geräuschempfindlich sind, können dann einen Platz in größerer Entfernung von den Lautsprechern wählen. Gelegentlich benutzen jene Teilnehmer, die extrem geräuschempfindlich sind, Ohrstöpsel aus Schaumgummi oder Baumwollkügelchen, um ihre empfindlichen Ohren zu schützen. Ist der Raum groß genug, so lässt sich das Problem der ungleichmäßigen Verteilung der Lautstärke dadurch verringern, dass man die Lautsprecher in die Nähe von Wänden stellt, möglichst einige Meter von den nächsten Atmenden entfernt. Es hilft auch, die Lautsprecher auf erhöhte Sockel zu stellen.

Bevor wir die Sitzung beginnen, überprüfen wir als Letztes, ob auch alle Atmenden und Sitter im Raum sind. Haben einige Teilnehmer den Raum gerade vorübergehend verlassen, dann warten wir, bis alle zurückgekehrt sind. Falls einige der Atmenden oder Sitter, die an der Sitzung teilnehmen sollten, nicht zu der Sitzung erscheinen, müssen wir für andere Sitter sorgen. Wie wir bereits sagten, kann eine Person, die bereits Erfahrung mit dem Holotropen Atmen hat, zwei Atmende begleiten, oder zwei solche Personen können als Sitter für drei Atmende fungieren. Auf solche Konstellationen müssen die Facilitators besonders achten, da es hier zu einer Verstärkung von Problemen mit dem Verlassenwerden kommen kann, wenn sich gerade niemand um einen der Atmenden kümmert oder wenn gerade dann, wenn ein Atmender plötzlich aktiv wird, kein Sitter bereitsteht.

Sobald der physische Rahmen angemessen vorbereitet ist und alle Teilnehmer anwesend sind, kann die Sitzung beginnen. Christina hat die Entspannungsübung, mit der die Sitzung beginnt, in den frühen Jahren unserer Arbeit am Esalen Institute entwickelt. Sie griff dabei auf ihre langjährige Erfahrung mit der Übung des Hatha-Yoga und mit verschiedenen Formen der Meditation zurück. Die Hauptfunktion der Einführung besteht darin, den Teilnehmern zu helfen, sich so weit wie möglich zu entspannen und zu öffnen und in den Zustand zu gelangen, der im Zen-Buddhismus „Anfängergeist" genannt wird. Dies bedeutet, alle Pläne loszulassen, die man vielleicht für die Sitzung hat, beiseite zu legen, was man über das Holotrope Atmen gehört und gelesen hat, und sich ganz und gar auf den gegenwärtigen Augenblick zu konzentrieren. Die für das Holotrope Atmen ideale Art der Aufmerksamkeit entspricht der Einstellung gegenüber inneren Erfahrungen, die auch in der buddhistischen Vipassana-Meditation üblich ist. Grundprinzip ist, die volle und durchgehende Aufmerksamkeit oder Achtsamkeit *(sati)* auf unseren Körper, unsere Gefühle, den Inhalt unseres Bewusstseins und unser Handeln zu richten und diese Erfahrung dann loszulassen, so dass wir stets für den nächsten Augenblick bereit sind.

Nachdem die Atmenden sich mit geschlossenen Augen oder einer Schlafmaske auf ihrer Matratze ausgestreckt haben und die Sitter ihren Platz neben ihnen eingenommen haben, beginnen wir langsam und mit sanfter Stimme zu der Gruppe zu sprechen und genügend Zeit zwischen den einzelnen Suggestionen vergehen zu lassen:

Du liegst auf dem Rücken … die Füße in angenehmer Entfernung voneinander … die Arme neben dem Körper … die Handflächen nach oben gewandt … Dies ist eine sehr offene, sehr empfängliche Haltung … Jetzt spürst Du den Kontakt Deines Körpers mit der Matte … Du richtest alle Körperbereiche aus, die ausgerichtet werden müssen, und lässt Dich in den Boden einsinken … Alle Absichten, mit denen Du in diese Sitzung gegangen bist, lässt Du so weit wie möglich los, alle Erwartungen, alle Vorstellungen davon, irgendetwas zu erreichen oder irgendetwas zu vermeiden, das unannehmbar ist, das zu beängstigend ist oder eine zu große Herausforderung darstellt … Du öffnest Deinen Geist, lässt jede Erfahrung zu, die sich einstellt – in dem Vertrauen darauf, dass sie Dir von jenem Teil Deiner selbst präsentiert wird, der über Heilkraft verfügt ... vom inneren Heiler ...

Wir werden jetzt schrittweise durch den Körper hindurchgehen, von den Zehenspitzen bis zum Scheitelpunkt des Kopfes ... Du entspannst Dich ... entspannst jetzt Deine Zehen ... die Fußsohlen ... den Fußrist ... die Fußgelenke ... Du entspannst die Waden ... und die Schienbeine ... entspannen ... Du entspannst Deine Knie, die Kniekehlen ... und jetzt gehst Du weiter aufwärts zu Deinen Oberschenkeln ... Du entspannst die Oberschenkel ... und die Rückseite der Oberschenkel ... Du entspannst Deine Gesäßbacken ... Du lässt Dich noch tiefer in die Matte einsinken ... Du entspannst den Bereich um Deine Genitalien und Deine Hüften ... Du entspannst Deine Hüften ... und jetzt ist Dein ganzes Becken so entspannt, wie es Dir heute nur möglich ist ...

Du richtest Deine Aufmerksamkeit auf Deinen Bauch ... entspannst die Bauchmuskulatur, den Bauch, den Du in Deinem Alltag vielleicht eingezogen zu halten versuchst ... und Du entspannst all die inneren Organe in diesem Bereich ... entspannen ... Du gehst im Körper aufwärts, entspannst die Wirbelsäule ... angefangen beim Steißbein gehst Du aufwärts ... zur Brustwirbelsäule, langsam, ganz langsam, bis zur Schädelbasis ... Du entspannst Deine Brust, den oberen Rückenbereich ... Du entspannst Deine Schultern ... die Oberarme, die Oberarmmuskeln ... die Ellenbogen ... Du entspannst die Unterarme, Handgelenke, Hände ... Du entspannst die Hände und die Finger ... bis hinab zu den Fingerspitzen ...

Du richtest Deine Aufmerksamkeit jetzt auf den Nacken, entspannst Deinen Nacken bis hinauf zur Schädelbasis ... Du öffnest und entspannst Deine Kehle ... Deinen Mund ... die Zunge ... Deine Aufmerksamkeit wandert jetzt zu Deinem Kiefer, einem Bereich, der bei vielen von uns angespannt ist ... Du lässt die Spannung in Deinem Kiefer los ... lässt zu, dass der Mund sich leicht öffnet ... Du entspannst das Kinn und die Wangen ... Du entspannst die Augen, die Augenlider, die Augenbrauen und Deine Nase ... Du entspannst das ganze Gesicht, die Stirn ... vielleicht ziehst Du ein Gesicht, spannst die Gesichtsmuskulatur an, hältst die Spannung für ein, zwei Sekunden und lässt dann los ... Du lässt jeden Ausdruck aus dem Gesicht weichen – jedes Bild, das Du der Öffentlichkeit zeigen möchtest –, so dass Dein Gesicht völlig ausdruckslos ist ... Du entspannst die Ohren, die Rückseite Deines Kopfes, die Kopfhaut und schließlich den ganzen Kopf bis hinauf zum Scheitelpunkt ...

Jetzt ist Dein ganzer Körper entspannt … locker … offen … wenn Du Deinen Körper von den Zehen bis zum Scheitelpunkt durchgehst, stellst Du fest, dass er so entspannt wie nur möglich ist … und wenn Du das Gefühl hast, Dich entspannt zu haben, entspanne Dich noch tiefer.

Jetzt, wo Dein Körper entspannter ist, offener ist, richte Deine Aufmerksamkeit auf den Atem … Du spürst den normalen, alltäglichen Rhythmus Deines Atems … und während Du weiterhin auf Deinen Atem achtest, beginnst Du den Rhythmus Deiner Atmung zu beschleunigen … Dein Atem geht jetzt schneller als gewöhnlich … Du lässt den Atem bis hinab in Deine Fingerspitzen fliessen, bis hinab in die Zehen, und so füllt der Atem Deinen gesamten Körper aus … Dein Atem ist um einiges tiefer und schneller als gewöhnlich … jetzt beschleunigst Du den Rhythmus Deiner Atmung noch mehr … so dass der Atem schneller als gewöhnlich geht, und tiefer … und tiefer und schneller …

Wenn es in Deinem Leben jemanden oder etwas gibt, der oder das eine Quelle der Inspiration für Dich ist, dann kannst Du an diesem Punkt versuchen, Verbindung dazu herzustellen, um Führung zu bitten …

Inzwischen geht Dein Atem ein ganzes Stück tiefer und schneller als gewöhnlich … wenn die Musik einsetzt, lass Deine Atmung von der Musik tragen … Du findest Deinen eigenen Rhythmus … öffnest Dich für den Atem, für die Musik und für jede Erfahrung, die sich einstellen mag …

Christinas Einführung wird auch heute noch mit einigen Variationen und Abwandlungen von den meisten Praktikern des Holotropen Atmens verwendet. Vor etwa 30 Jahren begründeten wir in Zusammenarbeit mit unse-rem engen Freund Jack Kornfield, einem Psychologen und buddhistischen Lehrer, die Tradition von Klausuren, in denen das Holotrope Atmen mit der Vipassana-Meditation kombiniert wird. Jack erweiterte Christinas Einführung um das *verbundene Atmen,* das in bestimmten buddhistischen Übungen verwendet wird. Diese Übung hilft, eine tiefe Verbindung zwischen Menschen herzustellen, die miteinander praktizieren. Nachdem die Atmenden die Entspannung abgeschlossen haben und beginnen, ihre Aufmerksamkeit auf den Atem zu richten, laden wir die Sitter ein, sich ihnen anzuschließen:

… und jetzt die Sitter: Synchronisiere Deine Atmung mit der Atmung der Person, mit der Du arbeitest, und lasse bei jedem Ausatmen das Geräusch „aaaah" ertönen … laut genug, dass auch andere es hören können … aaah … und jetzt die Atmenden: Stimme Dich auf die Geräusche ein, die Dein Sitter macht, verbinde Dich durch den Atem mit ihm … aaaah … und wenn Du magst, kannst Du Deine Atmung auch mit anderen Paaren im Raum synchronisieren, so dass die gesamte Gruppe als ein Organismus zusammen atmet… aaaah (fahre einige Minuten lang mit der verbundenen Atmung fort) … Und jetzt atmest Du in Stille weiter … und die Sitter erhalten diese Aufmerksamkeit während der ganzen Sitzung aufrecht, so dass sie präsent sind, ganz präsent für ihren Partner … und die Atmenden: Beginne den Atemrhythmus noch weiter zu beschleunigen …

An diesem Punkt beenden wir die Einführung, wie zuvor beschrieben, und fordern die Atmenden auf, ihre Atmung zu beschleunigen und sich der Musik hinzugeben.

7. Die Durchführung einer holotropen Atemsitzung

Hat die Sitzung erst einmal begonnen, besteht die Aufgabe der Atmenden darin, mit geschlossenen Augen in der liegenden Position zu bleiben und einen schnelleren Atemrhythmus in einem ihnen angenehmen Tempo aufrechtzuerhalten. Der Grad der Aufmerksamkeit und die Einstellung gegenüber der Erfahrung scheinen wichtiger zu sein als die Geschwindigkeit und Intensität des Atmens. Geht man die Sitzung allerdings mit großer Entschlossenheit und zu viel Ehrgeiz an und gibt man sich zu sehr Mühe, dann kann das ein großes Hindernis werden, da es letztlich darum geht, die Kontrolle aufzugeben und loszulassen – und sich Mühe geben und zugleich loslassen ist ein Widerspruch in sich.

Die ideale Einstellung der Atmenden gegenüber der Erfahrung ist, ihre ganze Aufmerksamkeit von Augenblick zu Augenblick auf die Entfaltung des Prozesses zu richten und nicht auf ein bestimmtes Ziel oder Ergebnis. Idealerweise behalten die Atmenden den schnelleren

Atemrhythmus bei, ganz gleich, welche Form die Erfahrung annimmt – ob es sich um körperliche Spannungen, das Auftauchen intensiver Emotionen, das Zutagetreten bestimmter Erinnerungen oder um fortschreitende Entspannung handelt. Die Atmenden enthalten sich so weit wie möglich intellektueller Beurteilung und geben den spontan auftauchenden emotionalen und körperlichen Reaktionen rückhaltlos Ausdruck.

Solange die Atmenden ihre innere Arbeit unabhängig leisten, beobachten die Sitter sie nur und geben ihnen gelegentlich ein zuvor vereinbartes Signal, wenn ihre Atmung offenbar langsamer geworden ist. Die Sitter reichen ihren Partnern auch ein Papiertaschentuch, wenn sie weinen oder wenn ihnen die Nase läuft, sie bringen ihnen ein Glas Wasser, wenn sie durstig sind, reichen ihnen eine Decke, wenn ihnen kalt ist, oder sie führen sie zur Toilette und zurück. Die Facilitators gehen umher, überwachen die Situation im Raum und achten auf Fälle, bei denen eine besondere Hilfestellung nötig ist. Es kann auch sein, dass sie gebeten werden, die Rolle eines Sitters zu übernehmen, während dieser auf die Toilette geht. Gelegentlich geben die Facilitators auch einem Sitter emotionale Unterstützung, der mit starken Gefühlen auf eine Situation zu reagieren scheint.

Werden Atmende aktiv und drohen in den Raum anderer Atmender einzudringen oder verhalten sie sich auf eine Weise, die für sie selbst oder andere gefährlich werden könnte, dann kooperieren die Sitter und die , um die Situation für alle Beteiligten zu entschärfen. Weitere Gründe für eine Intervention sind Situationen, in denen Atmende sich weigern fortzufahren, weil ihnen die Erfahrung zu beängstigend oder körperlich zu unangenehm ist. Dann versuchen die Facilitators, sie zu beruhigen oder geben ihnen entspannende Körperarbeit, damit sie sich wohler fühlen. Es ist wichtig, diese widerstrebenden Atmenden im Raum zu behalten, sobald sie sich „im Prozess" befinden, und sie zu unterstützen, bis es zu einem erfolgreichen Abschluss ihrer Sitzung gekommen ist.

Die ausgebildeten Facilitators werden vor allem in der Schlussphase der Sitzungen aktiv und arbeiten dann mit Atmenden, deren Erfahrung nicht zu einem angemessenen Abschluss gekommen ist und die noch verbleibende Symptome erfahren. Dies ist die Zeit für lösende Körperarbeit und eine darauffolgende beruhigende Massage oder unterstützenden

Körperkontakt. Dauert eine Erfahrung beträchtlich länger als gewöhnlich und wird der Raum für die nächste Sitzung benötigt, dann benutzen wir einen Ausweichraum, in dem die Körperarbeit weitergehen kann, und stellen dem Atmenden, der nun keinen Sitter mehr hat, paarweise Begleitung zur Verfügung.

Viele Atmende bewältigen das auftauchende Material allein und brauchen keine Unterstützung von den Sittern oder den Facilitators. Sie können die Erfahrung zu einer spontanen Auflösung bringen und beenden die Sitzung in einem Zustand tiefer meditativer Entspannung. Nachdem sie in die Alltagswirklichkeit zurückgekehrt sind, sprechen sie kurz und leise mit einem der Facilitators und gehen dann weiter in einen separaten Raum, um dort ihre Mandalas zu malen. Abhängig von den Umständen und ihrer eigenen Neigung entscheiden die Sitter, ob sie bei den Atmenden bleiben oder diese jetzt allein lassen.

8. Das Spektrum der holotropen Erfahrungen

Die Erfahrungen, zu denen es in Sitzungen des Holotropen Atmens kommt, sind höchst individuell und haben eine große Bandbreite. Sie stellen keineswegs eine stereotype Reaktion auf das beschleunigte Atmen dar (das sogenannte Hyperventilationssyndrom), wie man es in Lehrbüchern der Atemphysiologie liest, sondern sie spiegeln die psychosomatische Geschichte des Atmenden wider. In einer Gruppe von Menschen, die alle dieselbe theoretische Vorbereitung genossen, dieselben Anleitungen erfahren und dieselbe Musik gehört haben, hat jede Person ihre eigene ganz spezifische und persönlich relevante Erfahrung gemacht. Und durchläuft dieselbe Person eine ganze Serie von Sitzungen, dann ist der Inhalt der Erfahrungen von Sitzung zu Sitzung ein anderer, und die Erfahrungen stellen eine fortlaufende Reise der Selbstentdeckung und Selbstheilung dar.

Manchmal haben die Erfahrungen keinen bestimmten Inhalt, sondern beschränken sich auf körperliche Manifestationen und den Ausdruck von Emotionen. So kann die gesamte Sitzung zum Beispiel darin bestehen, dass die Spannungen und Blockaden, die der Atmende in seinem Körper mit sich herumträgt (Wilhelm Reichs „Charakterpanzer“), zuerst immer intensiver werden und schließlich in eine tiefe Entspannung münden. Ist zu diesem Zeitpunkt Wut das Hauptproblem der Atmenden, dann kann der vorwiegende Inhalt der Sitzung eine Intensivierung der Wut und eine darauf folgende starke Katharsis sein. Es ist vielleicht nicht möglich, die Quelle dieser körperlichen Gefühle und Emotionen zu bestimmen, und es kann sein, dass der Atmende bis zu einer weiteren Sitzung warten muss, um zu relevanten Einsichten in diese Quelle zu gelangen.

Gelegentlich hat eine Sitzung des Holotropen Atmens zwar keinen spezifischen Inhalt, nimmt aber eine Form an, die sich deutlich von den in diesem Kapitel beschriebenen Formen unterscheidet. Hier führt die beschleunigte Atmung zu einer fortschreitenden Entspannung, einer Auflösung von Grenzen und einer Erfahrung der Einheit mit anderen Menschen, mit dem Universum und mit Gott. Der Atmende tritt schrittweise in einen mystischen Zustand ein, ohne sich mit emotional oder physisch schwierigem Material auseinandersetzen zu müssen. Dieser Zustand kann mit Visionen von weißem oder goldenem Licht verbunden sein. Es ist wichtig, die Atmenden zuvor darüber zu informieren, dass dies eintreten kann. Sonst wird eine sich entwickelnde Erfahrung dieser Art womöglich abgetan, und die Person sieht die Sitzung als einen Misserfolg an, weil „nichts passiert".

Hat die Erfahrung einen spezifischen Inhalt, so kann dieser aus den unterschiedlichen Ebenen des Unbewussten stammen, die in der zuvor erörterten erweiterten Landkarte der Psyche dargestellt sind (Seiten 43ff.). Die Atmenden mögen verschiedene emotional stark aufgeladene Ereignisse aus ihrem Säuglingsalter, ihrer Kindheit oder ihrem späteren Leben erneut durchleben, Ereignisse, die ein psychisches oder körperliches Trauma oder im Kontrast dazu auch Momente großen Glücks und tiefer Befriedigung enthalten. Manchmal führt die Regression nicht direkt zu diesen Erinnerungen, sondern führt die Atmenden zuerst in einen Zwischenbereich symbolischer Sequenzen oder Phantasien, die Variationen desselben Themas darstellen.

Erinnerungen an verschiedene Stadien des Geburtstraumas – die Perinatalen Grundmatrizen oder PGM – gehören zu den in holotropen Atemsitzungen am häufigsten auftauchenden Erfahrungen. Sie stellen sehr genau verschiedene Aspekte des Geburtsprozesses dar, oft in fotografischen Details, selbst bei Personen, die über kein intellektuelles Wissen um die Umstände ihrer Geburt verfügen (Grof 2006a). Dies kann von verschiedenen körperlichen Manifestationen begleitet sein, was darauf hinweist, dass die Erinnerung an die Geburt bis auf die zelluläre Ebene reicht. Wir haben erlebt, wie sich bei Individuen, die ihre Geburt wiedererlebt haben, blaue Flecken an genau den Stellen entwickelten, an denen eine Geburtszange angewendet worden war, ohne dass die Personen darum wussten, dass dies Teil ihrer frühen Geschichte war. Die Genauigkeit dieser Fakten wurde später von Eltern oder durch Aufzeichnungen von der Geburt bestätigt. Wir haben auch Veränderungen der Hautfarbe sowie Petechien (kleine rote Flecken, die durch das Eindringen geringer Mengen von kapillarem Blut in die Haut verursacht werden) bei Menschen beobachtet, bei deren Geburt die Nabelschnur um ihren Hals geschlungen war.

Oft geht die Altersregression noch weiter und führt den Atmenden zu Erinnerungen des Fötus aus verschiedenen Stadien seiner vorgeburtlichen Existenz. Hierzu gehören auch ganz spezifische Situationen, welche die Atmenden zu identifizieren vermögen – glückselige Episoden eines ungestörten Lebens im Uterus oder, im Gegensatz dazu, Erfahrungen von unterschiedlichen toxischen Einflüssen, Störungen durch Erschütterungen oder laute Geräusche, von Stress oder Erkrankung der Mutter sowie von chemischen oder mechanischen Versuchen der Abtreibung. Und, was noch viel bemerkenswerter ist, die Atmenden können auf einer zellulären Ebene des Bewusstseins ihre eigene Empfängnis erfahren.

Das Repertoire transpersonaler Phänomene, zu denen es in holotropen Atemsitzungen kommen kann, ist sehr umfangreich und unterschiedlich. Dazu gehören Erfahrungen der Identifikation mit anderen Menschen, mit ganzen Gruppen von Menschen und mit verschiedenen anderen Lebensformen. Wird die lineare Zeit transzendiert, so führt dies zu Erfahrungen von Erinnerungen der Ahnen, der Rasse und des Kollektivs, zu phylogenetischen und karmischen Erinnerungen. Auch Begegnungen mit archetypischen Gestalten aus verschiedenen Ländern der Welt sowie Identifikation mit diesen, Ausflüge in verschiedene mythische Reiche sowie Zustände kosmischer Einheit tauchen sehr häufig in den Berichten über Sitzungen des Holotropen Atmens auf. All diese Erfahrungen können den Atmenden wichtige neue Informationen bringen, um die sie vorher nicht wussten – Informationen, die später durch Befragung geeigneter Quellen verifiziert werden können.

Auch die äußeren Manifestationen und das Verhalten während holotroper Atemsitzungen können sehr unterschiedlich sein. Manche Menschen bleiben völlig ruhig und friedlich und scheinen zu schlafen, obwohl sie dabei womöglich eindrucksvolle innere Erfahrungen machen. Andere lassen große psychomotorische Erregung erkennen – sie schlagen um sich, bewegen sich vor und zurück, erheben sich auf die Knie, zittern stark oder bewegen ihr Becken heftig auf und ab. Oft sieht man Verhalten, das für verschiedene Tierarten charakteristisch ist, etwa Bewegungen des Kriechens, Schwimmens, Grabens, Kratzens oder Fliegens. Es gibt Atmende, die während der gesamten Sitzung keinen einzigen Ton von sich geben, während andere laut weinen, schreien oder erkennbare animalische Geräusche produzieren. Manche reden in Zungen oder in einer Fremdsprache, die sie nie erlernt haben, oder sie geben unverständliches Gestammel von sich.

Wie bizarr die Geräusche und das äußere Verhalten für einen Beobachter auch erscheinen mögen, sie sind ein bedeutungsvoller Ausdruck der inneren Erfahrung der Atmenden, und sie sind letztlich heilsam, da sie helfen, zurückgehaltene Emotionen und blockierte körperliche Energien zu entladen. Menschen aus den industriellen Zivilisationen fällt es deshalb so schwer zu verstehen, auf welche Weise die in diesem Abschnitt beschriebenen holotropen Erfahrungen heilend sein können, weil sie glauben, eine Therapie müsse rational sein. Doch im Gegensatz zu unseren kulturellen Erwartungen lassen sich mit den Methoden von Schamanen und anderen Heilern der Stammeskulturen, oder eben mit psychedelischer Therapie und dem Holotropen Atmen, therapeutische Erfolge erzielen, und zwar unter Anwendung von Mechanismen, die den Verstand transzendieren und verblüffen.

Wir geben Ihnen im Folgenden einige Beispiele für Erfahrungen beim Holotropen Atmen, die aus verschiedenen Ebenen der Psyche stammen, und wir beginnen mit zwei Berichten, die auf Geschehnisse während der vor-geburtlichen Geschichte hinweisen. Sie zeigen, dass heftige physische Traumata auch auf die Psyche eine stark traumatisierende Wirkung haben und das künftige Leben eines Individuums tief beeinflussen können. Der erste dieser Berichte ist die Beschreibung einer Atemsitzung von Elisabeth, einer 37-jährigen freiberuflichen Autorin und Lektorin, die später an unserer Ausbildung teilnahm und eine diplomierte Facilitatorin wurde. In dieser Sitzung durchlebte sie noch einmal einen vergessenen Unfall aus ihrer Kindheit und arbeitete ihn durch.

Im Alter von 37 fühlte ich mich bereit, es mit dem Holotropen Atmen zu versuchen. Fünf Jahre zuvor hatte die Geburt unseres ersten Kindes zu einer unerwarteten und langwierigen Periode postpartaler (auf die Geburt folgender) Depression geführt. Die darauffolgenden Herausforderungen der Mutterschaft hatten noch mehr ungelöste psychische Probleme zutage gefördert, und ich hatte mit einer regelmäßigen psychotherapeutischen Behandlung begonnen. Trotzdem fühlte ich mich immer noch verwirrt und machtlos gegenüber einer Wut, die als Reaktion auf ganz triviale Ereignisse aus meinem tiefen Inneren hervorbrach und die mich fürchten ließ, ich könnte meinen Ehemann und meinen kleinen Sohn verletzen. Ich hoffte, dass Atemarbeit, eine erfahrungsorientierte Form der Psychotherapie, mir helfen könnte.

Ich meldete mich zu einem Wochenendworkshop für Holotropes Atmen an und fuhr acht Stunden von meinem Wohnort in den Bergen von Vermont bis zu den Dünen von Cape Cod. Hier wurde Sand wie Schnee über den Highway getrieben, und der Ozean war überall. Provincetown im Oktober fühlte sich an wie eine Geisterstadt, kahl und verlassen. Von dem alten klapprigen Hotel sah man hinaus auf die Bucht und den Ort, wo seinerzeit die Pilgerväter an Land gegangen waren. Über der Verlassenheit dieses Ortes lag die gespenstische Gegenwart des Windes, des Meeres und der Sagen von Cape Cod. Es war das Halloween-Wochenende.

An jenem Abend hörten wir einen Vortrag des Psychiaters Stanislav Grof. Er sprach von außergewöhnlichen Bewusstseinszuständen, dem Geburtsprozess und dem transpersonalen Bereich. Wir sahen Diapositive von fantastischen und wunderschönen Zeichnungen von Menschen, die das erfahren hatten, was uns am folgenden Tag bevorstand. Während der Pause suchten wir uns Partner für die Atemsitzungen.

Am nächsten Morgen lag ich zusammen mit mehr als hundert anderen Menschen auf dem Fußboden. Mein Partner saß neben mir, während ich mich auf eine Reise begab, die mein Leben verändern sollte. Während ich zügiger und schneller atmete und die stimulierende Musik hörte, gab ich mich den unerwarteten Empfindungen hin, die durch mich hindurchzufließen begannen. Mein Körper bekam sofort ein Eigenleben. Meine Arme bewegten sich in großen, schwungvollen Kreisen, mit einer solchen Kraft, dass ich das Gefühl hatte, von einer übermenschlichen Kraft besessen zu sein. Dieser Tanz dauerte eine Zeitlang an. Die Energie konzentrierte sich dann immer mehr auf mein linkes Handgelenk, bis ich genau jenen Schmerz erfuhr, den ich im Alter von elf Jahren erlebt hatte, als mein Handgelenk gebrochen wurde. In jenem Moment hörte ich mich sagen: „Mein Vater hat mein Handgelenk gebrochen, als ich elf Jahre alt war." Bilder und Empfindungen im Zusammenhang mit diesem lang vergessenen Unfall überfluteten mich.

Das alles war mehr als eine einfache Erinnerung an dieses Ereignis. Ich fühlte mich vielmehr wieder als Kind, zurückgekehrt in den Vorhof des Hauses, in dem ich aufgewachsen war. Es war ein warmer Tag im Frühherbst. Wir waren alle zu Hause, sogar mein Vater, der wegen seines Berufs als Arzt oft nicht daheim war. Es muss also ein Wochenende gewesen sein. Sein Wagen, ein weißer Saab, war in der Auffahrt vor unserem Haus geparkt. Mein Vater stieg in das Auto ein, weil er es den Hügel hinab in die Garage fahren wollte. Ich lief erwartungsvoll zu ihm hinüber und fragte ihn: „Darf ich mich auf das Auto setzen?" Er erlaubte mir das, ohne zu zögern, und ich hockte mich auf die Motorhaube, voller Vorfreude auf die aufregende Erfahrung, auf diese ungewöhnliche Weise mitzufahren. So begannen wir die Auffahrt hinabzufahren. Zuerst war ich von dem Fahrgefühl begeistert. Es war, als segelte ich, wie wir es manchmal zusammen vor der Küste von Maine taten. Der Asphalt wogte unter mir, und Felsbrocken glitten vorüber wie Meereswellen.

Doch als wir am Fuß des Hügels angekommen waren und mein Vater den Wagen zu beschleunigen begann, veränderte sich mein Empfinden abrupt. Mein Körper hatte das Gleichgewicht verloren. Ich ruderte verzweifelt mit den Armen, um irgendeinen Halt auf dem glatten Metall zu finden, während ich spürte, wie ich auf den Asphalt hinabglitt. Während ich mich noch festzuhalten versuchte, wusste ich, dass ich unweigerlich fallen würde, und zwar auf das harte Pflaster vor dem fahrenden Auto. Und ich wusste mit derselben Gewissheit, dass ich von dem Auto überrollt werden würde, wenn ich nicht etwas täte, um dem zu entgehen.

Sobald ich auf dem Pflaster aufschlug, krümmte ich mich zu einer rollenden Bewegung zusammen, die mich an den Straßenrand trug. Dort fand ich mich, am ganzen Körper zitternd, auf weichem grünem Gras wieder, ohne dass ich wusste, wie ich dorthin gelangt war. Mein Vater stand neben mir und fragte, wie es mir gehe. Meine ganze Aufmerksamkeit war auf mein linkes Handgelenk gerichtet. Mit derselben Gewissheit, mit der ich gewusst hatte, dass ich fallen würde und mich zusammenrollen musste, um dem Wagen auszuweichen, wusste ich jetzt, dass mein Handgelenk gebrochen war. Ich hielt es hoch, um es meinem Vater zu zeigen. Die Hand hing in einem seltsamen Winkel herab, was mich an eine Blume erinnerte, deren Stiel gebrochen war. „Mein Handgelenk", sagte ich, „etwas stimmt nicht mit meinem Handgelenk. Ich glaube, es ist gebrochen." Mein Vater untersuchte es kurz und sagte dann mit einer Pose ärztlicher Autorität: „Nein, keine Sorge, da ist alles in Ordnung."

Ich glaubte ihm – oder ich versuchte es zumindest. Doch der tiefe Widerspruch zwischen dem Vertrauen zu meinem Vater und den Signalen, die ich von meinem Körper erhielt, war unmöglich zu überbrücken. Ich zog mich in mein Schlafzimmer zurück, da ich nicht wusste, wohin ich sonst gehen sollte, und legte mich ins Bett – in der Schwebe zwischen der schmerzlichen Gewissheit eines gebrochenen Knochens und der strikten Leugnung dieser Tatsache durch meinen Vater. Ich hatte meinen jetzt nicht mehr zu gebrauchenden linken Arm auf ein Kissen neben mir ausgestreckt und fühlte mich seltsam losgelöst von diesem Arm, außer in den Momenten, in denen mich bei der kleinsten Bewegung ein scharfer Schmerz durchfuhr. Es war ziemlich dunkel im Zimmer, nur die Ränder des zugezogenen Rollos glänzten im Sonnenlicht.

Als die Gewissheit meines Zustandes sich schließlich durchsetzte, brachte meine Mutter mich ins Krankenhaus. Dort wurden Röntgenaufnahmen gemacht, und ich erhielt einen Gipsverband, den ich sechs Wochen lang trug. Meine Freunde schrieben ihre Namen darauf. Mein Vater sagte kein Wort.

Ich hatte seither nicht mehr viel an diesen Unfall gedacht; er wurde überschattet von anderen Ereignissen, die mir wichtiger erschienen. Doch die Atemsitzung hatte mich genau zu dem Punkt in mir selbst zurückgeführt, der nach Beachtung verlangte. Mein Körper war bereits vor vielen Jahren geheilt, aber etwas in mir war immer noch gebrochen.

Inzwischen waren die Bewegungen meines Körpers – insbesondere die meiner Arme – weitergegangen, und ich hatte jetzt das Gefühl, dass eine unglaublich kraftvolle Heilenergie aus meiner rechten Hand ausstrahlte und auf mein linkes Handgelenk gelenkt wurde. Und noch einmal hörte ich mich selbst sprechen. Diesmal sagte ich in überraschtem Tonfall: „Mein rechter Arm möchte mein gebrochenes Handgelenk heilen." An diesem Punkt brachte mich eine unsichtbare Kraft dazu aufzustehen, und ich fühlte mich von hilfreichen Menschen im Raum umringt, die mich ermunterten weiterzumachen, bis dieser unglaubliche Tanz auf seine eigene schöne und geheimnisvolle Weise zu einem Abschluss gelangte.

Nach der Sitzung verspürte ich eine überwältigende Dankbarkeit dafür, dass ich die Fähigkeit zur Selbstheilung in mir selbst gefunden hatte. Während der darauffolgenden Jahre konnte ich dieses Ereignis mit meiner Familie durcharbeiten, auch mit meinen Eltern, und vermochte so eine ehrlichere Beziehung zu ihnen aufzubauen. Bald wurde mir klar, dass das Thema dieses Unfalls auch in anderen Ereignissen meiner Kindheit auftauchte, und schließlich erkannte ich Verhaltensmuster in der Familie, die sich durch ganze Generationen hindurchzogen. Mit Hilfe weiterer Atemarbeit und der Unterstützung eines fürsorglichen Partners begann ich, mich einigen der Schmerzen in meinem Leben zu stellen und wichtige Bruchstücke meiner Vergangenheit zu integrieren.

Der zweite Bericht beschreibt eine der Sitzungen von Katia, einer 49-jährigen Psychiatriekrankenschwester, die an unserer Ausbildung teilnahm. Es geht darin hauptsächlich um eine traumatische Erfahrung in der frühen Kindheit, auch wenn die Auflösung dieses Traumas stark transpersonale Züge trägt. In dieser Sitzung wurde die Auflösung des bioenergetischen Panzers, der durch lange Immobilisierung in der Kindheit verursacht worden war, als das Ausbrechen aus dem Panzer einer Schildkröte erfahren sowie als die Freude an freier Bewegung in einer wunderschönen natürlichen Umgebung.

Durch das intensive Atmen zu Beginn der Sitzung bekam ich das Gefühl, dass mein Körper in Rückenlage blockiert und eingefroren war. Ich versuchte verzweifelt, mich auf den Bauch zu drehen, war aber nicht dazu in der Lage. Ich erfuhr mich selbst als eine hilflose Schildkröte, die man auf den Rücken gedreht hatte und die sich nicht aus dieser gefährlichen Lage zu befreien vermochte. Es brachte mich zum Weinen, dass ich meine Position nicht verändern konnte, denn ich hatte das Gefühl, mein Leben hinge davon ab. Mir fiel auf, dass sich auf dem Bauch der Schildkröte das Bild eines Kindes befand, das Nahrung brauchte (siehe Abbildung 10b), und es schien mir irgendeine Verbindung zwischen dieser Erfahrung und meinem eigenen inneren Kind zu geben. Ich weinte lange Zeit untröstlich weiter.

Dann veränderte sich etwas, und ich hatte das Gefühl, dass sich auf dem Schildkrötenpanzer das Bild einer wunderschönen Landschaft befand (siehe Abbildung 10.c). Daraufhin veränderte sich meine Erfahrung noch einmal, und ich wurde zu einem kleinen Kind, das seine Position nicht verändern konnte und das auf die Hilfe eines anderen Menschen angewiesen war, um dies tun zu können. (Später fragte ich meine Mutter, und sie erzählte mir, dass mein Orthopäde, als ich gerade ein Jahr alt war, beschlossen hatte, ich müsse mit gespreizten Beinen in ein Gipsbett gelegt werden, da meine Hüftgelenke nicht richtig ausgebildet waren. Ich wurde 40 Tage lang auf diese Weise immobilisiert.)

Nach einiger Zeit brachte ich es schließlich unter großer Anstrengung fertig, mich auf den Bauch zu drehen, und ich sah mich in einer wunderschönen Landschaft – ich lief einen Strand entlang und schwamm und tauchte in kristallklarem Wasser. Mir wurde klar, dass die Landschaft, in der ich mich wiederfand, eben die Landschaft war, die ich auf dem Schildkrötenpanzer gesehen hatte. Ich fühlte mich frei und erfreute mich am Duft der Blumen, an den rauschenden Wasserfällen und der nach Nadelgehölz riechenden Luft. Ich fühlte mich uralt wie die Erde und zugleich jung wie der Ewige Welpe [englisch: *Eternal Puppy,* eine Anspielung auf den jungschen Archetypus der Puella Eterna, des „Ewigen Mädchens"]. Ich sah einen kleinen Teich und ging daraus trinken. Als ich dies tat, erfüllte ein Gefühl der Gesundheit und großen Wohlbefindens meinen Körper und meinen Geist.

In der auf die Atemsitzung folgenden Nacht war ich im Traum in Rom und traf dort vor einer Kirche eine buddhistische Nonne. Sie erzählte mir die Geschichte ihrer Initiationsreise, und ich erzählte ihr von der meinen, zu der eine Pilgerschaft vom Mount Everest (der sich in meinem Traum im Norden Europas befand) in die Sahara gehörte, mit einem Zwischenstopp in Assisi. Die Landschaft, die ich der buddhistischen Nonne in diesem Traum beschrieb, war dieselbe Landschaft, die ich zuvor in der Atemsitzung auf dem Panzer der Schildkröte gesehen hatte (siehe Abbildung 10 d).

Der folgende Bericht beschreibt die holotrope Atemsitzung von Roy, einem 53-jährigen Psychiater und passionierten Bergsteiger. Die Sitzung führte ihn zurück zu seiner Geburt und zu traumatischen Erfahrungen und emotionaler Entbehrung in der frühen nachgeburtlichen Phase seines Lebens. Nachdem er sich von der Last der Erinnerungen an diese Ereignisse befreit hatte, wurde ihm klar, wie tief sie sein späteres Leben beeinflusst hatten. Er kam auch zu außerordentlichen Erkenntnissen über die Verbindung zwischen seinem Lieblingssport und seiner biologischen Geburt. Obwohl der biografische und perinatale Aspekt im Zentrum der Sitzung von Roy stand, entstammte ein Großteil von deren Heilkraft der transpersonalen Dimension.

Das Wetter an diesem Dienstag, dem 15. Juli, ist herrlich – warme Sonne, eine kühle Brise und tiefblauer Himmel. Es erinnert mich an das Yosemite-Tal im Sommer. Ich bemerke noch andere Gefühle, die mich an die Empfindungen vor einer großen Kletterpartie im Yosemite-Park erinnern: dieselbe bange Erwartung, dieselbe zaghafte Entschlossenheit angesichts einer drohenden Herausforderung, sogar derselbe nervöse Harndrang. Werde ich dieser Herausforderung gewachsen sein oder zurückgestoßen werden? Werde ich heil oder verletzt daraus hervorgehen? Ich weiß es nicht.

Ich beginne, tief zu atmen, schneller als sonst, und noch tiefer. Meine Hände und Füße beginnen zu prickeln. Die Musik hat etwas Pulsierendes, und plötzlich klettere ich hoch an der Wand des El Capitan im Yosemite-Park. Die Bewegungen in einer anspruchsvollen vertikalen Spalte laufen leicht und anmutig wie von selbst ab. Ich spüre die warme Sonne auf meinem Rücken sowie eine sanfte und kühle Brise, und der Blick hinunter ins Tal ist spektakulär. Ich fühle mich total lebendig, freue mich am Augenblick, der Sonne, dem Gefühl der Felswand. Ich klettere im Vorstieg, fühle mich so stark, dass ich nicht sichern muss. Ich verspüre eine tiefe Sehnsucht, frei vom Seil zu sein, es zu lösen und – zu fliegen.

Mit diesem Wunsch taucht das Gefühl auf, dass ich zurückgehalten, gefesselt werde – aber wovon? Meine innere Stimme – die Stimme meines Vaters – klingt ängstlich: Freiheit wäre zu gefährlich. Ich kann nicht erkennen, wer mein Kletterpartner ist, aber ich spüre, dass es mein Vater ist, der mich zurückhält. Ich habe das Gefühl, in alten Überzeugungen, alten Denkmustern festzustecken. Meine Identität ist von seiner Bestätigung abhängig. Ich bin weiterhin der Überzeugung und handle auch danach, dass meine Identität, mein Wert, meine Geltung von außerhalb meiner selbst kommen. Der Drang auszubrechen, zu fliegen, wird immer intensiver. Ich beginne zu weinen und werde wütend.

Wie lange will ich mich noch von der Unsicherheit meines Vaters (oder meine eigenen) zurückhalten lassen, von seinen Befürchtungen, seinen Vorstellungen von Richtig und Falsch, seinen Schuldgefühlen, seiner Antriebslosigskeit? Wann werde ich endlich in der Lage sein, mich selbst zu befreien, das Seil zu lösen und zu fliegen? Ich werde wütend auf alles, was mich zurückhält – und es scheint ein männliches Gesicht zu haben.

Inmitten meiner Tränen und meines Zorns beginne ich das Seil zu lösen. Ich spüre Widerstand und starke Einwände – entweder vonseiten meines Kletterpartners oder meiner inneren Stimme. Ich weiß es nicht. Der Widerstand scheint seine Wurzeln in Ängsten und moralischen Urteilen zu haben. Ich bringe das Lösen des Knotens nicht zu Ende, das Bild verblasst, und ich falle zurück auf die Matte.

Doch mein Zorn wird immer intensiver, und meine Tränen werden immer bitterer. Ich weiß nicht wirklich, warum ich so wütend bin, doch ich habe das Gefühl, dass ich nicht die Führung erhalten habe, die ich brauche, dass mir nicht beigebracht wurde, was es bedeutet, ein Mann mittleren Alters zu sein, dass mir nicht gezeigt wurde, wie man würdevoll altert. Papa ist jetzt gebrechlich, ein alter Mann, auf den man nicht mehr wütend sein darf und dem gegenüber Mitgefühl und nicht Zorn die angemessene Emotion ist. Auf diese Weise hat er mich der Berechtigung beraubt, zornig zu sein. Ich bin zornig wegen irgendeiner großen Unterlassung, weil ein großes Bedürfnis nicht befriedigt wurde. Vielleicht ist es auch das Verlangen nach seinem Verständnis und seiner Bestätigung. Vielleicht ist es der Wunsch nach einem Vater, der sich stärker für das Leben engagiert, der mir vielleicht hätte helfen können, ein ganzer Mann zu werden. Mein Zorn wird also genährt von dem vagen Gefühl eines unbefriedigten Bedürfnisses.

Während die Musik intensiver wird, nähere ich mich einer weiteren großen Leerstellen in meinem Leben an: der Trennung von meiner Mutter während der ersten paar Tage meines Lebens. Ich wurde mit einer Darmverschlingung geboren, einem Volvulus des Dünndarms, der die Nahrung nicht passieren ließ. Am fünften Tag meines Lebens wurde ich operiert. Man glaubte nicht, dass ich überleben würde. Ich blieb in einem Brutkasten und wurde meiner Mutter erst zwei Wochen später zurückgegeben.

Ich werde wieder zu diesem Säugling und werde überflutet von Wellen des Kummers, der Trauer, von Gefühlen der totalen Isolation. Nach der schwierigen Reise der Geburt hätte ich eigentlich Tröstung verdient; stattdessen erfahre ich starke Schmerzen, werde aufgeschnitten, werde ich ganz allein gelassen. Meine Mutter kann mich nicht im Arm halten. Alles, was ich mir wünsche, ist, umarmt zu werden. Ich weine bitterlich, spüre das volle Gewicht des Alleingelassenwerdens, ohne Nahrung, ohne gehalten zu werden. Ich habe das Gefühl, dass „der Preis des Lebens zu hoch ist, viel zu hoch“. Ich werde zornig auf Gott. Warum muss ich dermaßen leiden? Warum konnte Gott es nicht besser einrichten? Ich weine bitterlich. Ich bin zornig auf die Ärzte, auf das medizinische System, das mich isoliert und einsam sein lässt.

Jetzt ist es mir möglich, einen Schritt zurück zu tun und mich selbst anzusehen, das Neugeborene, das da liegt. Ich empfinde überwältigendes Mitgefühl mit diesem kleinen Jungen, mit diesem Wesen, das ganz allein leidet. Kann ich diesen Jungen nicht mit mehr Mitgefühl behandeln, während er aufwächst? Ich nehme ihn auf und drücke ihn an mich, biete ihm Trost. Dann trete ich in das Bewusstsein meiner Mutter ein und werde überwältigt von ihrem Gefühl der Verzweiflung, des Verlustes, des Zorns auf Gott. Wie sehr sie doch leidet! Wie jung und verängstigt sie ist, und wie sehr sie auf ihre eigene Weise allein ist. Welch großen Verlust sie erfährt! Ihr erstgeborenes Kind wird ihr entrissen, und sie ist nicht in der Lage, es im Arm zu halten. Ich weine noch bitterlicher, sehe, dass sie untröstlich ist, dass sie sich genauso allein fühlt wie ich. Ich weine große Tränen des Mitgefühls für sie.

Ich glaube, dies ist der Punkt, an dem Ashley und Linda, die Facilitatorinnen, sich links und rechts neben mich legen und mich umarmen, während ich weine. Ich halte ihre Hand. Mein Zorn beginnt sich aufzulösen, als ich merke, dass ich nicht ganz allein bin. Nana hat für mich gebetet und mit ihr die ganze Kirchengemeinde. Papa hat sein Bestes getan und ebenso die Ärzte und die Krankenschwestern. Man hatte einen Priester gerufen, der mir die Letzte Ölung gab. Doch mir wird klar, dass niemand für diese Situation verantwortlich war. Diese Einsicht vertreibt den Zorn, verstärkt aber auch die Empfindung einer menschlichen Tragödie. Wie ungemein tragisch! Befand Gott selbst sich in diesem Leiden? War Gott ebenfalls ein Opfer?

Nach so langer Zeit kann ich nun endlich von meiner Mutter im Arm gehalten werden. Ich fühle, wie meine Haut die ihre berührt, fühle mich endlich getröstet – erschöpft, aber erleichtert. Endlich in Sicherheit. Eine vage Erinnerung daran, innerhalb des Mutterschoßes zu sein, dort zu schweben, blitzt mehrfach auf. An einem bestimmten Punkt frage ich mich, ob es Gott ist, oder ich spüre vielmehr, dass es nur Gott ist, der meine Sehnsucht nach Heilsein befriedigen kann, nach Vollendung. Nur Gott kann mich so umarmen, dass ich sicher bin, nur er kann mich zu meinem höheren Selbst führen. Ich spüre, dass Gott mich irgendwie die ganze Zeit lang gehalten hat, auch wenn ich das nicht sehen oder fühlen konnte. Wie sehr ich mich danach sehne, für immer in den Armen Gottes zu ruhen, so wie ich es in eben diesem Moment tue!

An diesem Punkt erklingt eine freudige, lebhafte afrikanische Musik mit Trommeln und Chorgesang. Ich, ein neugeborenes Baby, werde in ein staubiges Dorf in Mali versetzt. Ich werde auf einen kleinen Tisch gelegt und dort inmitten einer Versammlung gewickelt. Die Bewohner des Dorfes tanzen in einem Kreis um mich herum; sie singen und trommeln, feiern meine Geburt und heißen mich im Dorf willkommen. Ich bin glücklich. Ich fühle, dass ich lächle. Ich bemerke, dass mein Kopf sich auf dem Kissen im Rhythmus der Musik hin und her bewegt. Die Situation erinnert mich an Ubuntu (ein Bantu-Wort, das die Selbstsicherheit beschreibt, die aus dem Wissen erwächst, zu einem größeren Ganzen zu gehören) – ich werde durch den warmen Empfang in dieser Gemeinschaft heil und menschlich gemacht.

Die Musik verändert sich erneut, und ich kehre zurück zu einem Gefühl des Kampfes um meine Freiheit. Ich werde zurückversetzt in eine Szene bei einem offiziellen Dinner, bei dem ich meine Vorgesetzten mit einer unangenehmen Wahrheit konfrontiert hatte. Ich wurde zum Blitzableiter für ihre Wut, weil ich in einer Situation, in der das nicht den Höflichkeitsregeln entsprach, so frei heraus gesprochen hatte, weil ich sie überrumpelt hatte und nicht nachgeben wollte. Dieses Ereignis ließ mich schwer gebeutelt zurück; wochenlang hatte ich das Gefühl, dass der emotionale Preis dafür, dass ich diese Rolle übernommen hatte, zu hoch gewesen war. Diese Erfahrung hatte Erinnerungen daran in mir hochkommen lassen, wie ich einmal in einem Streit zwischen Papa und Mama stand, in einem Moment, wo Mama um ihre körperliche Unversehrtheit fürchtete. Da war noch einmal die Erfahrung, mit einem machtvollen zornigen Vater, nach dessen Bestätigung ich mich sehnte, konfrontiert zu sein, ihn herauszufordern. Die Energie an jenem Abend war extrem intensiv gewesen.

Als ich in diese Szene zurückkehre, kämpfe ich um mein Leben. Ein sehr starker Mann, den ich kenne, greift von der rechten Seite an. Ich begebe mich in den Kampf, blocke seine Schläge ab und greife meinerseits mit Karate an. Es scheint, als sei meine Freiheit, mein innerstes Wesen bedroht. Dieser Mann symbolisiert männliche Autorität, den missbilligenden Vater. Er will mich zerstören, und ich kämpfe um meine Freiheit und mein Überleben. Ich bekomme seinen Hals zu fassen und beginne ihn zu würgen. Ich drücke immer fester zu. Sein Gesicht wird zuerst rot und dann blau, seine Augen treten hervor. Ich schreie ihn an: „Sag mir, was ich wissen muss! Verrate mir das Geheimnis! Sag mir, warum!“ Doch er schweigt, schüttelt den Kopf, um „nein“ zu sagen, während ich seine Gurgel noch stärker zudrücke. Ich würge ihn mit all meiner Kraft, verlange schreiend von ihm: „Ich muss es wissen! Warum? Wie kann ich anders leben? Was ist der Sinn?“ Er antwortet nicht oder kann nicht antworten.

Plötzlich wird mir klar, dass ich ihn nicht umbringen will. Ich würge ihn nicht, um ihn zu töten, um ihn zu zerstören oder um meine Überlegenheit zu beweisen, um ihn vom Thron zu stoßen. Ich verlange vielmehr nach seinem Segen – oder nach einer Antwort. Das erinnert mich an die Geschichte von Jakob, der mit dem Engel rang. Ich schreie: „Warum ist alles so verkorkst? Warum konntet ihr alten Männer – und Papa, und Gott – die Dinge nicht besser regeln? Ihr stümperhaften Greise – was ist die Antwort? Warum hindert ihr mich daran, das Seil zu lösen und wirklich frei zu werden?" Ich drücke seine Gurgel noch stärker zu. „Warum musste ich nach meiner Geburt so fürchterlich allein sein?"

Als dieses Ringen seinen Höhepunkt erreicht, wird mir klar, dass sie keine Antworten haben. Sie antworten mir nicht, weil sie es nicht können. Sie sind einfach nur gebrechliche alte Männer, ohne Antworten, ohne wirkliche Macht, die eher unser Mitleid und unser Mitgefühl verdienen als Furcht und Gehorsam. Sie haben die Antworten nie besessen, und sie können mir jetzt keine Antwort geben. Ich kann mich nicht länger darauf verlassen, dass sie meinen Wert, meine Identität, mein Seelenheil definieren. Bestätigung durch sie wird mir keine Freiheit bringen. Ich schreie sogar noch lauter. Schließlich löse ich erschöpft meinen Griff und falle hintenüber; ich kippe, innerlich durchgerüttelt, auf die Matte zurück. Für einige Momente scheine ich in Schlaf zu fallen.

Erneut ändert sich die Musik, und ich bin wieder ein neugeborenes Baby, das im Arm gehalten wird (Linda und Ashley liegen noch auf beiden Seiten neben mir), und ich habe auch das Gefühl, wieder im Mutterschoß zu sein. Ich erfahre Einssein mit Gott – Gott dem Weiblichen. Meine Mutter sagt: „Jetzt ist alles gut, alles wird gut." Ich beginne bitterlich zu weinen. Ist das wirklich möglich? Ist das nicht zu gut, um wahr zu sein? Kann ich darauf vertrauen? Ich bin durch so viel Hoffnungslosigkeit, Depression, Verzweiflung, Dunkelheit und Tragik gegangen – kann ich es jetzt wagen zu glauben, dass alles gut sein wird?"

Ich sehe wiederholt ein blaues Licht durch mein Gesichtsfeld wandern. Im Hintergrund ist ein grob gewobenes Muster von der Farbe und der Konsistenz der Innenseite von Bluejeans. Ich fühle mich getröstet und glücklich. Ich werde jetzt als ein Neugeborenes gehalten, und mir wird klar, dass die mehr als zwanzig Jahre meiner Ehe, in denen ich mich niemals völlig geborgen fühlte, eine Widerspiegelung der ersten zwanzig Tage meines Lebens waren. Während ich jetzt gehalten werde, sehe ich die in meinem Leben vor mir liegenden Prüfungen – so ähnlich wie Jesus im Garten Gethsemane.

Ich will nicht sterben. Ich will nicht, dass dieses jetzt getröstete alte Ich stirbt. Ich möchte nicht durch all die Drangsal gehen. Ich erinnere mich an Stans Aussage, dass es nötig sei, sich der Vernichtung des Egos zu über-lassen, um schließlich in eine neue Geburt hinübergehen zu können. Ich sage zu Gott: „Ich werde mich weiterhin zum Licht hin vorankämpfen – ich werde weiter klettern, um mein Leben kämpfen, sogar um das Leben dieses alten Ichs. Aber wenn du mein Leben haben willst, wenn du willst, dass mein altes Ich stirbt, na gut, dann empfehle ich meine Seele in deine Hände. Doch bis dahin erwarte nicht von mir, dass ich aufgebe. Ich werde weiterhin nach dem Licht suchen, mich zu ihm vorankämpfen."

Die Musik wird sanfter, und ich höre Vögel singen und das beruhigende Geräusch eines Wasserfalls. Ich trete hinaus ins Sonnenlicht und fühle Dankbarkeit. Wenn es der Preis des Lebendigseins ist, kämpfen zu müssen und manchmal allein zu sein, dann akzeptiere ich den Preis. Ich weiß immer noch nicht „warum", ich habe keine Antworten, aber die Segnungen des Lebens, die bedingungslose Liebe, die ich von diesen beiden Frauen erfahre – die stellvertretend sind für meine Mutter und den weiblichen Gott – genügen mir als Fürsorge.

Ich habe das vage Gefühl, wieder im Yosemite-Park zu sein. Ich habe den Gipfel des El Capitan erreicht. Ich fühle mich stark. Ich öffne die Augen und sehe, wie Stan mich mit seiner typischen Mischung aus Mitgefühl, Interesse, Fürsorge und Neugierde ansieht. Ich beginne aufzuwachen, langsam aus dieser erstaunlichen Reise aufzutauchen. Stan erwähnt das Konzept eines *key log* – des einen Baumstamms in einem *log jam,* dessen Entfernung es den anderen Baumstämmen erlaubt, freizukommen und wieder den Fluss hinabzutreiben.* Er meint, diese Erfahrung könne sich als eine „key log"-Erfahrung für mich erweisen.

Zwei Monate nach der holotropen Atemsitzung, die seine erste und bis heute auch seine letzte war, schrieb Roy uns einen Brief, in dem er einige der Veränderungen beschrieb, die er als Ergebnis seiner Erfahrung beobachtet hatte. Das Folgende sind Auszüge aus diesem Brief:

* Für die aus der amerikanischen Flößerei stammenden Ausdrücke *key log* und *log jam* gibt es keine deutsche Entsprechung. Ein *log jam* ist eine Barriere von ineinander verkeilten Baumstämmen, zu der es beim unkontrollierten Flößen einzelner Baumstämme kommen kann. Es kann sein, dass die Entfernung eines einzigen Baumstamms, des *key log* oder „Schlüssel-Baumstamms", aus dieser Barriere dazu führt, dass sie sich auflöst und der Stillstand überwunden wird. [Anm. d. Übers.]

In den ersten auf den Atemworkshop folgenden Tagen erkannte ich zwei Hauptkomponenten meiner Sitzung: zunächst eine Erfahrung des Weiblichen, die es mir gestattete, das kleine Baby (mich selbst), das sich nach der Geburt so verlassen gefühlt hatte, zu halten, zu trösten und zu nähren; und weiterhin eine maskuline Komponente, die einen heftigen Kampf mit männlichen Autoritätsfiguren in meinem Leben (einschließlich meines Vaters und meines Chefs) um Macht, Wahrheit und Überleben enthielt. Anfänglich hatte ich das Gefühl, dass die erste Komponente einigermaßen geheilt und abgeschlossen war, aber nicht die zweite.

Der weibliche Aspekt der Atemsitzung hatte mit früheren Gesprächen mit meiner Mutter zu tun, in denen sie mir berichtete, wie sehr sie sich verlassen und verängstigt gefühlt hatte, als man mich ihr vor 54 Jahren weggenommen hatte und sie mich zwei Wochen lang nicht im Arm halten konnte. Ich verstehe die Sache nicht ganz, aber die Atemarbeit befähigte mich, die negative Kraft dieser Erfahrung in meinem Unbewussten aufzulösen. Ich vermag dies, wie gesagt, nicht in Worte zu fassen, ich kann nur sagen, dass es meinem Gefühl nach zu einer Heilung gekommen ist. In diesem Raum wird das Baby jetzt gehalten.

Zuerst hatte ich das Gefühl, dass die maskuline Komponente der Sitzung noch roh und unbearbeitet war und dass ich zwar einige neue Einsichten erlangt hatte, die Heilung aber noch unvollendet war. Heute erkenne ich sehr viel mehr Heilung und innere Öffnung. Dies betrifft meine Beziehung zu meinem Vater, der seit einigen Monaten gesundheitlich stark abgebaut hat, aber auch eine noch in Entstehung begriffene neue Beziehung zum „Esoterischen".

Die Krankheit meines Vaters hat zuerst einmal Gelegenheit zu Gesprächen über tiefere Grundprobleme des Menschseins gegeben. Seit ich erwachsen bin, hat meine Strategie im Umgang mit seiner ziemlich autoritären Form von Religion sowie seinen autoritären Aussagen über das Leben darin bestanden, ihm immer weniger von dem anzuvertrauen, was ich wirklich bin. Das basierte teilweise auf Angst. Die Atemsitzung hat mir deutlich gemacht, dass ich uns beiden etwas vorenthalte, wenn ich ihm nicht zeige, wer ich bin. Ich habe mich jetzt zu häufigerem Kontakt mit meinem Vater und einer offeneren und authentischeren Darstellung meiner selbst in einem Geist der Liebe entschlossen.

Es gibt aber noch einen weiteren Aspekt, der schwieriger zu erklären ist: die Heilung, die meine Beziehung zum Esoterischen betrifft. Ich habe diese Entwicklung mit einiger Skepsis beobachtet, und zwar aus folgenden Gründen: 1. habe ich das Esoterische immer als etwas gemieden, das mit meiner wissenschaftlichen Ausbildung unvereinbar ist; 2. weiß ich kaum etwas von den esoterischen Lehren, und meine baptistische Erziehung hat kaum zugelassen, sie in Erwägung zu ziehen (es sei denn als etwas „Teuflisches"); 3. könnte das Esoterische zu Manipulationen führen, wenn es darin eine geheime Agenda gäbe. Von Ihnen habe ich gelernt, dass die esoterischen Lehren (ebenso wie die der etablierten Religionen) ein Instrument von Licht und Liebe sein können, aber auch ein Instrument der Finsternis, wenn sie durch Machtinteressen und egoistische Interessen manipuliert werden. Ich habe inzwischen gelernt, in diesem Bereich meiner Intuition zu vertrauen, und auf dieser Grundlage war es mir möglich, mich neuen Erkundungen zu öffnen.

Die Atemarbeit hat sich für mich also so ausgewirkt, dass ich mich emotional, intellektuell und spirituell geöffnet habe. Sie war heilsam für mich. Ich bin sicher, dass sie mir im weiteren Verlauf meines Lebens und mit weiterem Nachdenken über die Erfahrung sogar noch mehr Heilung bringen wird. Während ich dies schreibe, spüre ich, dass auch andere Bereiche meines Lebens sich für die beim Holotropen Atmen gewonnenen Einsichten öffnen. Ihre Annahme, dass die Erfahrung sich für mich als eine Art „key log" erweisen könnte, ist zutreffend.

Nun folgt ein Auszug aus dem Bericht über Erfahrungen während einer der Atemsitzungen von Janet, einer 45-jährigen Psychologin, die diese Erfahrungen im Laufe ihrer Ausbildung im Holotropen Atmen machte. In ihren Sitzungen durchlebte sie erneut verschiedene traumatische Episoden aus ihrer schwierigen Kindheit, darunter auch schwere körperliche Übergriffe und sexuellen Missbrauch. In diesen Sitzungen ging es häufig um ihren Vater, der sie missbraucht hatte und der auch eine sehr ungewöhnliche Rolle bei ihrer Geburt gespielt hatte. Er hatte als Hebamme ihrer Mutter bei der Hausentbindung assistiert und wurde während dieser Prozedur telefonisch von einem Arzt angeleitet.

Janet hat einige der farbigsten und eindrucksvollsten Erfahrungen gemacht, die wir in all den Jahren unserer Ausübung des Holotropen Atmens gesehen haben. Es fiel ihr ungewöhnlich leicht, Zugang zum transpersonalen Bereich zu gewinnen, und selbst ihre biografischen und perinatalen Sitzungen waren oft von einer Menge archetypischen Materials durchzogen. Dazu gehörten oft Gestalten und Themen aus dem Schamanismus, dem Tantrismus und der griechisch-römischen Mythologie – Begegnungen mit verschiedenen Gottheiten, schwere Prüfungen, Zerstückelung sowie psychospiritueller Tod und psychospirituelle Wiedergeburt. Während ihrer Ausbildung begann sie sich sehr für Astrologie zu interessieren und war fasziniert von den Korrelationen zwischen dem Inhalt ihrer Sitzungen und den mit den Planetendurchgängen assoziierten Archetypen.

> Die erste Erfahrung in dieser Sitzung war, dass ich durch eine Wiese lief, wie es sie in der Gegend gab, wo ich als Kind meine Sommer auf dem Lande verbrachte. Doch während ich jetzt als Erwachsene so renne, habe ich das Gefühl, dass ich zu jemandem hinlaufe. Ich habe eine vage Ahnung von einer Gruppe von Frauen, die mit Dionysos tanzt – die ganze Szene ist sehr sexuell und wird schnell gewaltsam. Ich habe den Eindruck, dass der Tanz zu einer Zerstückelung wird. Mein Bewusstsein dehnt sich nach außen aus, so, als könnte ich eine Abfolge von Zeitaltern überblicken, zuerst ein Zeitalter, in dem das Feminine das Maskuline zerstückelt, und dann ein Zeitalter der Zerstückelung des Femininen durch das Maskuline. Es ist so, als würde derselbe Mythos in der mythisch-historischen Wirklichkeit mit zwischen den Geschlechtern wechselnden Rollen durchgespielt.
>
> Ich sehe einen schwarzen Hengst, der galoppiert und schwitzt. Ich laufe auf ihn zu, klettere auf seinen Rücken und habe das Gefühl, triebhafte maskuline Urenergie zu reiten. Ich habe die Empfindung, einerseits mit dem Hengst verschmolzen und andererseits als weibliches Menschenwesen davon getrennt zu sein. Der Hengst galoppiert zu einer Höhle und wirft mich ab. Ich steige in die Höhle hinab und habe das Gefühl, dass dies die Schwelle zum Hades ist. Gerade als ich dies spüre, taucht eine wuchtige, dunkle maskuline Gestalt auf, die mir zu folgen scheint. Er ist eine schwer fassbare Figur, von der Gestalt her anthropomorph und doch nicht menschlich, und er ist von einer intensiven dunklen Numinosität. Seine Gegenwart fühlt sich lebensbedrohlich an. Als mir dies klar wird, weiß ich, dass er Hades ist, der griechische Gott des Todes. Ich renne um mein Leben, tiefer in die Höhle hinab, und versuche in der Erde Zuflucht vor ihm zu finden.
>
> Ich habe das seltsame Gefühl, dass ich gleichzeitig vor ihm weglaufe und auf die Mutter Erde in Gestalt von Persephone zu laufen. Ich renne weiter. Jedes Mal, wenn ich glaube, ihm entronnen zu sein, erscheint er plötzlich und unerwartet vor mir und lacht sadistisch über meine Versuche, ihm zu entkommen. Nachdem dieses Muster mehrfach abgelaufen ist – das

Weglaufen vor ihm und sein erneutes plötzliches Auftauchen –, sagt Hades unheilverkündend: „Du kannst dem Tod nicht entgehen." In genau diesem Moment habe ich das Gefühl, eingefangen und von Hades, dem Tod, in die Unterwelt entführt zu werden …

Die Szene verändert sich, und ich bin jetzt ein Kind, das gleichzeitig durch beide Häuser, in denen ich aufgewachsen bin, läuft. Es ist ein vertrautes Gefühl, aber die Erfahrung dieser Empfindung ist viel intensiver. Ich atme weiter und habe das Gefühl, auf die Größe meiner mittleren Kindheit zu schrumpfen – ich bin sieben oder acht Jahre alt. Ich falle vornüber und lande mit dem Gesicht auf dem Boden. Ich weine und versuche weiterzukriechen, um meinem Vater zu entgehen, der mich an den Fußgelenken festhält und mir sagt: „Du kannst ihm nicht entgehen." Ich schreie auf. Sonst ist niemand in diesem Haus. Es ist das Haus an der Main Street, das erste Haus, in dem ich als Kind lebte. Ich fühle, wie mein Körper über den Parkettboden zu dieser großen, bedrohlichen dunklen Präsenz hin geschleift wird. Er hat eine Erektion, und ich spüre, wie er mich vergewaltigt. Ich fühle dies nicht als ein einzelnes Erlebnis, sondern als viele Erlebnisse, die zu einer einzigen Erfahrung verdichtet sind.

Ich fühle, wie mein Körper auf unterschiedliche Weise vergewaltigt wird, durch Sodomie, durch Fesselung und vaginale Vergewaltigung sowie durch orale Penetration. Ich verspüre eine extreme Übelkeit und würge auf meiner Matte. Ich versuche zu entfliehen, beginne mich jedoch taub zu fühlen. Ich bitte meinen Sitter, meine Fußgelenke zu ergreifen, um zu sehen, ob ich mich noch einmal in die Empfindung einfühlen kann. Die ganze Szene verschwindet und mein Körper scheint jetzt völlig ohne jede Empfindung zu sein. Ich kehre zum Atem zurück, doch ich fühle nichts. Ich gehe auf die Toilette, und als ich zurückkehre, bitte ich Tav, mir zu helfen. Ich weiß, dass ich nicht allein dort hingehen kann und dass ich die Fähigkeit zu fühlen verloren habe.

Tav führt mich durch den Prozess. Ich lege mich wieder auf die Matte, und in meiner Brust und meiner Kehle entsteht ein Gefühl des Schmerzes. Es verwandelt sich dann in einen schwarzen Schatten und versteckt sich unsichtbar in meinem Herzen. Wieder geht mir alle Empfindung verloren. Tav ermutigt mich, weiterzuatmen. Jetzt erinnere ich mich an die intensiven Schmerzen nach einer der qualvollsten Episoden sexueller Gewalt durch meinen Vater, als ich schon älter, etwa elf Jahre alt bin. Ich fühle einen stechenden Schmerz in meinem Genitalbereich, weil ich so brutal vergewaltigt werde, aber auch den starken emotionalen Schmerz, ganz allein zu sein. Ich habe das Gefühl, dass der Schmerz mich umbringen wird, und empfinde ein starkes Verlangen danach zu sterben, um dem intensiven Schmerz und meinem Vater zu entfliehen.

Mir ist bewusst, dass die Empfindung dieses Wunsches zu sterben, um dem intensiven Schmerz zu entgehen, ein bekanntes COEX-System ist. Es steht in Zusammenhang mit meinen selbstzerstörerischen Neigungen, die in der Vergangenheit zu einer Reihe von Selbstmordversuchen führten. Tav ist bei mir, und ich atme weiter in den Schmerz hinein. Als dieser sich in meine Kehle verlagert, verändert sich die Szene, und ich bin wieder das kleine Kind. Es ist die erste Szene, in der mein Vater mich an den Fußgelenken zerrt, seinen erigierten Penis in meine Kehle stößt, so dass ich nicht atmen kann. Er hält ihn absichtlich in meiner Kehle und lacht dabei sadistisch.

Ich sage Tav, dass ich gewürgt werde und nicht atmen kann, und er ermutigt mich dabeizubleiben. Ich bewege die Hand zu meiner Kehle, und er sagt mir, ich solle lieber seine Hand drücken. Während ich seine Hand halte und sie gegen meine Kehle presse, wird die Erfahrung, gewürgt zu werden und nicht atmen zu können, noch intensiver. Das Ganze steigert sich bis zu dem Punkt, wo ich das Gefühl bekomme, sterben zu müssen. Ich kann die Fähigkeit, dies zu erleben, nicht aufrechterhalten, da sich meine mentale Ausrichtung verschiebt. Ich kann nun den intensiven Wunsch meines Vaters erfahren, dass ich sterbe. Ich atme weiter in das Gefühl hinein und erfahre seinen Todeswunsch für mich als das selbstmörderische COEX-System, zu dem er später wurde. Überwältigt von dieser Erfahrung verlasse ich das Bewusstseinsfeld meines Körpers und weine mich an der Schulter von Tav aus. Zuerst kann ich mich noch an ihm festhalten, dann sacke ich zusammen.

Er sagt mir wieder, ich solle dabeibleiben, dass alles in Ordnung sei und ich weiteratmen solle. Ich lege mich wieder hin und fühle den intensiven Hass meines Vaters auf mich. Ich erfahre diesen Hass gleichzeitig in dieser bestimmten Episode und während meines gesamten Lebens. Er hatte von meiner Mutter verlangt, mich abzutreiben, und er hasste mich, solange ich ihn kannte, bis zu einem späteren Anschlag auf mein Leben, als ich 18 Jahre alt war. Ich fühle mich wieder als das kleine Kind, das ihn ansieht und diese intensive Empfindung hat, nicht verstehen zu können, warum er mich hasst. Während ich diese Empfindung habe, bin ich mir gleichzeitig des COEX-Systems bewusst, nicht verstehen zu können, warum ich keine liebevolle Beziehung zu den Männern haben kann, in die ich verliebt bin. Ich sehe, dass diese Erfahrung der Same all meiner Probleme mit Männern ist, und heule „warum, warum, warum“ und sage immer wieder „ich verstehe es nicht“.

Ich sage Tav, dass ich nicht ganz durch dieses Ersticken hindurchgehen kann. Er ermutigt mich weiterzuatmen und versichert mir, dass alles in Ordnung sei. Ich nehme einige Atemzüge und setze mich auf. In meinem Kopf beginnt sich alles zu drehen, und ich fühle extremen Schwindel und schließlich totale Desorientiertheit. Ich weiß, dass Tav da ist, aber ich weiß nicht mehr, wo der Boden ist. Ich werfe mich auf der Matte hin und her, ohne zu wissen, wo oben ist. (Als ich die Geschichte später meinem Sitter erzählte, wurde mir klar, dass ich wohl ohnmächtig geworden bin, als mein Vater mich fast zu Tode erstickte, und dass es wahrscheinlich dieses Gefühl von Schwindel und Desorientiertheit war, dass ich empfand, als ich endlich wieder meine ersten Atemzüge machen konnte.)

Als ich auf die Matte zurückfiel, hatte ich das unglaublich intensive Gefühl, von einer Ozeanwelle überspült zu werden. Ich war völlig eingetaucht in einen neptunisch-trunkenen ozeanischen Zustand. Dann wandelte sich die Empfindung zu der Empfindung von Liebe als Droge, und ich erfuhr, wie ich mit allen Liebhabern meines Lebens gleichzeitig Geschlechtsverkehr hatte – all die Jahre mit Drogen und Sex. Ich erlebte noch einmal, wie ich vom Drogengebrauch in Kombination mit Sex fortschritt zu der Fähigkeit, auch ohne Drogen Sex zu haben, nachdem ich eine Therapie gegen die von dem sexuellen Missbrauch hervorgerufene Posttraumatische Belastungsstörung erhalten hatte, und dann wieder zum Gebrauch von Drogen und Sex. Schließlich verband ich mich mit der jüngsten Erfahrung des Geschlechtsverkehrs mit John, bei der ich es vorzog, keine Drogen zu benutzen. Das Gefühl der Liebe und die erotische Energie waren sehr viel schöner und intensiver sowie göttlicher, wenn wir keine Drogen gebrauchten.

Ich legte eine Pause ein und dankte Tav, der immer noch bei mir saß. Mir war klar, dass die harte Arbeit für den heutigen Tag erledigt war, nachdem ich in dem trunken machenden neptunisch-venusischen Zustand durch meine gesamte Geschichte sexueller intimer Beziehungen geschwommen war. Ich trank etwas Wasser, legte mich wieder hin und kehrte zum Atem zurück. Ich machte die Erfahrung, auf einer von Bäumen umstandenen Flur mit Pluto zu tanzen. Er war eine dunkle, nicht-anthropomorphe Gestalt. Mir war so, als sei er dionysisch und größer als Dionysos, aber zugleich dieser Gott. Unser Tanz wurde sehr intensiv, überaus sinnlich und erotisch. Er legte mich auf den Boden, und als wir uns liebten, verschmolzen wir mit dem Boden, mit der Erde. Mir war so, als sei die Erde sowohl Dionysos als auch die Muttergottheit in einem Zustand fruchtbarer sexueller Vereinigung der beiden. Ich hatte nicht mehr das Gefühl, dass es da mich als Menschenwesen und Pluto als Gott gab, sondern wir waren jetzt die Erde. Ich konnte fühlen, wie das Sonnenlicht meine Ackerscholle durchdrang, und hatte die intensive Empfindung schöpferischer Kraft.

Plötzlich und unerwartet hatte ich das Gefühl, als die Erde eine Blumenwiese zu gebären, und eine weibliche Stimme sagte, dies sei Persephone als der Frühling. Es ging weiter mit einer ganzen Reihe von Geburten. Ein riesiger Mammutbaum erwuchs rasch aus meiner Mitte, dann ein Hirsch, und dann entsprang ein Bergbach aus dem Boden und ergoss sich den Berghang hinab. Ich floss weiter in den Ozean und fühlte mich selbst als der Mutterozean, der von Sonnenstrahlen durchdrungen wurde und Delphine gebar. Diesmal hatte ich gleichzeitig das Gefühl, dass die Delphine Junge zur Welt brachten und dass sie alle an mir entlangglitten, während ich auf der Matte lag. Ich fühlte, wie der neptunisch-venusische Ozean Wesen gebar, ich fühlte die Delphine und wie sie meinen Körper berührten.

Das letzte Beispiel ist eine Sitzung von Katia, einer 49-jährigen Psychiatriekrankenschwester, deren Auflösung einer traumatischen Kindheitserfahrung wir weiter oben beschrieben haben (siehe die Seiten 130ff.). Katia hatte in der Vergangenheit eine spirituelle Krise durchgemacht, die mit dem Erwachen der Kundalini zu tun hatte, und sie gewinnt leicht Zugang zum transpersonalen Bereich. In ihrem Bericht findet sich ein breites Spektrum von spirituellen Erfahrungen, und er enthält kein Material aus der nachgeburtlichen Biografie oder der perinatalen Periode.

An dem Tag, an dem wir diese Sitzung des Holotropen Atmens durchführten, war es sehr windig. Die Fenster waren nicht ganz geschlossen, und ab und zu fuhr ein Windstoß herein. Mein Sitter, eine schöne argentinische Frau, machte sich Sorgen, dass ich mich erkälten könnte, und tat ihr Bestes, mich bedeckt zu halten. Während der beiden Tage, die der Atemsitzung vorausgegangen waren, hatte sich die Diskussion in der Gruppe um das Thema von Tod und Wiedergeburt gedreht – eine Thematik, die mir sehr nahe ist und mir sehr am Herzen liegt. Ich hatte in der Vergangenheit eine spirituelle Krise erlebt, welche die Form eines psychospirituellen Todes und einer psychospirituellen Wiedergeburt angenommen hatte. Diese Erfahrung ganz abzuschließen und zu integrieren, dauerte einige Jahre.

Ich liebe den Wind wie alle anderen Naturphänomene, aber an diesem Tag hatte ich ein großes Bedürfnis nach Frieden, und das Wehen störte und irritierte mich etwas. Ich ergab mich der Situation und akzeptierte, dass der Wind sowohl draußen als auch in mir selbst wehte, aber zu Beginn der Sitzung hatte ich nicht das Gefühl, sehr tief atmen zu müssen. Mir schien, dass die Windstöße da draußen in gewissem Sinne für mich atmeten. Ich ließ mich von der Musik tragen, ließ meinen Geist mit der Abfolge der Stücke treiben und bekam langsam das Gefühl, dass mein Körper in unterschiedliche Formen modelliert wurde, so als sei ich ein weiches Stück Ton in den Händen eines geschickten Plastikers.

Ich nahm die Form von Blumen, Bäumen, Felsen, glitzernden Wasserfällen und verschiedenen Tieren an. Als würde ich von einer proteischen Welle der Vergänglichkeit geknetet, begann ich zu einem Eichhörnchen zu werden, zu einem durch den Wald laufenden Hirsch und zu einer großen, im blauen Meer untergetauchten Schildkröte. Im Gebüsch tauchte ein Bogenschütze auf, und ich sah mit Verwunderung, dass dieser Bogenschütze genauso aussah wie ich. Er sah mich an, spannte ohne zu zögern seinen Bogen, durchbohrte mein Herz mit seinem Pfeil und verschwand. Der Pfeil verletzte mich nicht, er gab mir das Gefühl, dass der Raum meines Herzens zu einem ewigen Tunnel wurde, durch den mein Bewusstsein mit Überschallgeschwindigkeit zu reisen begann.

Das wechselhafte Spiel ging weiter, und ich wurde zu einem glänzenden Berglöwen, einem großen grünen Grashüpfer, der bewegungslos auf einer Blume saß, dann zu einem kleinen Kolibri, einem Pferd, das losgaloppierte, und zu einem von dichten Wäldern bedeckten Berg. Diese Gestaltverwandlung machte meinem Körper große Freude. Dann beschleunigte sich der Ablauf, und die Erfahrung nahm mehr und mehr die Qualität einer unablässigen und ewigen Bewegung von Wellen an. Ein Gefühl ewiger Wandelbarkeit durchdrang mich, und die Musik (ich wusste nicht, ob sie von außen oder aus meinem Inneren kam) begleitete und trug diesen andauernden Tanz ständiger Transformation.

Ich wurde zu einem Ozean voller Fische und verschiedener Wasserpflanzen, zu einem Sternenhimmel, zu Sonne und Mond, die einander am Firmament in immer schnellerer Abfolge jagten, so dass Tag und Nacht mit hohem Tempo abwechselten, zu in der Luft schwebenden Wolken, die vom Wind davongetragen wurden. Mein gesamtes Dasein war in Schwingung, mein Körperumfang dehnte sich aus, und die Lichtpartikel, die mir Form gaben, gravitierten im leuchtenden Äther. Der Raum zwischen ihnen dehnte sich stark aus, und doch erhielt das Gravitationszentrum den Zusammenhang zentripetal und zentrifugal in vollkommener Synchronie aufrecht.

Mein Selbst, das Zeuge dieser Erfahrung war, flüsterte immer wieder: „Hafte an nichts, lass es geschehen, habe Zutrauen, lass los!" Wegen der großen Geschwindigkeit, mit der ich mich verwandelte, wurde mir schwindlig. Ich trat in einen Strudel ein und fand mich plötzlich in einem sehr, sehr stillen und entspannten Zustand wieder, in totaler Gewichtslosigkeit, ganz im Gegensatz zu meiner vorhergehenden Erfahrung. Ich beobachtete eine große, hellgrüne Wiese, die übersät war von vielfarbigen Blumen, und zwei nackte Körper, einen männlichen und einen weiblichen, die, in liebevoller Umarmung verbunden, nebeneinander auf dem Gras lagen. In dieser Dimension wurde das Licht von den Körpern und den verschiedenen Objekten ausgestrahlt und kam nicht von außen.

Diese durchscheinenden und leuchtenden Körper strahlten ein angenehm samtenes Licht aus. Indem ich den zärtlichen, liebevollen und intimen Tanz beobachtete, wurde ich von starken Gefühlen überwältigt. Während ich diese Szene beobachtete, hatte ich das Gefühl, dass sich hinter meinem Rücken ein großes Wesen materialisiert. Ich sage, „ich hatte das Gefühl", weil ich in Richtung der beiden Wesen sah, die sich liebten, aber tatsächlich sah und fühlte ich in alle Richtungen des Raumes. Mir wurde bewusst, dass das große Wesen, das sich von der Taille aufwärts manifestierte, eine Segensfigur des Christus war.

Diese Figur strahlte eine derartige Anziehungskraft und so große Liebe aus, dass ich völlig von ihr absorbiert war. Ich wurde zu einer Zelle seines Körpers und hatte trotzdem meine Identität nicht verloren. Mir war einfach bewusst, eine Zelle seines Körpers und gleichzeitig all das zu sein, worauf ich meine Aufmerksamkeit richtete. Ich hatte ein Gefühl großen Friedens und großer Vollständigkeit, war durchtränkt von Liebe und spürte, dass ich endlich heimgekommen war (siehe Abbildung 9a). Ich verweilte bis zum Ende dieser Sitzung in dieser Erfahrung, ungemein dankbar und in der Tiefe meiner Seele berührt.

Wir baten Katia zu beschreiben, wie ihre Erfahrungen mit dem Holotropen Atmen ihr emotionales Befinden, ihr persönliches Leben und ihre berufliche Arbeit beeinflusst hätten. Es folgt eine kurze Zusammenfassung ihres Berichts:

Als ich im Frühjahr des Jahres 1997 Ihr Buch *Die stürmische Suche nach dem Selbst* las und beschloss, eine Ausbildung im Holotropen Atmen zu beginnen, war ich gerade dabei, mein inneres Leben nach einer spirituellen Krise neu zu ordnen. Die Krise war durch eine lange Fastenzeit und schamanistische Praktiken ausgelöst worden und dauerte schon seit dem Jahr 1992 an. Die herkömmliche Psychiatrie hätte meine Erfahrung als krankhaft betrachtet – als einen psychotischen Schub mit auditiven und visuellen Illusionen, Halluzinationen und psychosomatischen Störungen. Glücklicherweise hatte ich aufgrund meines beruflichen Hintergrunds genügend Wissen und Erfahrung, um mit dieser Transformationskrise umgehen zu können, ohne verrückt zu werden.

Während meiner spirituellen Krise erfuhr ich eine tiefe innere Transformation, die ganz außergewöhnlich und von apokalyptischen Ausmaßen war, was dazu führte, dass ich mich verängstigt und isoliert fühlte – als Fremde in dieser Welt. Ich war von dieser Erfahrung durchgeschüttelt und scheute mich, mit anderen Menschen darüber zu sprechen. In meinen Atemsitzungen gelang es mir, viele der außergewöhnlichen Erfahrungen meiner spirituellen Krise, die noch nicht zu Ende geführt und abgeschlossen waren, abzuschließen, anzunehmen und zu integrieren. So gelangte ich zu mehr Selbstsicherheit und Selbstvertrauen. Dass ich an der Ausbildung im Holotropen Atmen teilnehmen konnte und Gelegenheit bekam, mit anderen, die meine Erfahrungen verstanden, über diese sprechen zu können, gab mir Zuversicht und erlaubte mir, sie rückhaltlos und mit einem Gefühl der Dankbarkeit zu akzeptieren. Meine Apokalypse verwandelte sich in eine Offenbarung.

Ich bin jetzt in Frieden, ausgesöhnt, emotional stabil, heil und vollständig. Ich bin zu größerem beruflichen Selbstvertrauen in meiner Beratungstätigkeit gelangt. Vor der Ausbildung wollte ich, wie es Joseph Campbell in seinem Buch *Der Heros in tausend Gestalten* formuliert, nicht von meiner inneren Reise zurückkehren. Seit meiner Ausbildung bin ich ganz und gar in diese Welt zurückgekehrt. Es ist mir möglich geworden, Liebe, Geduld und Toleranz in meine Beziehungen mit anderen Menschen einzubringen.

Katia

9. Die Rolle der Facilitators

Wie viele äußere Interventionen während der ersten beiden Stunden des Holotropen Atmens nötig sind, ist ganz unterschiedlich. Der größte Teil der Arbeit, welche die Facilitators leisten müssen, ergibt sich in der letzten Phase der Sitzungen. Zwischen der zweiten und der dritten Stunde der Sitzung sehen wir uns kurz die Atmenden an, die sich noch im Raum befinden.

Einige von ihnen haben ihren Prozess vielleicht schon abgeschlossen und ruhen oder meditieren einfach noch. Andere erfahren womöglich noch verbleibende Symptome oder befinden sich in einer Sackgasse – sie „stecken fest“ in einem unangenehmen emotionalen oder körperlichen Zustand. Wo das der Fall ist, bieten wir Körperarbeit an oder was immer nötig ist, um die Erfahrung zu einem guten Abschluss zu bringen.

Das Timing dieses Angebots ist wichtig. Die Bereitschaft der Atmenden zu kooperieren nimmt im Allgemeinen mit der Länge der im Laufe der Sitzung verstrichenen Zeit ab. Sie haben womöglich bemerkt, dass schon viele Teilnehmer den Raum verlassen haben, glauben vielleicht, zu viel Zeit in Anspruch genommen zu haben und stellen möglicherweise fest, dass es Zeit ist für das Mittagessen oder Abendessen. Sobald sie aufhören, schneller zu atmen, entzieht sich das unaufgelöste unbewusste Material im Allgemeinen immer mehr einer Bearbeitung. Akzeptieren die Atmenden das Angebot, dann ist es Aufgabe des Facilitators herauszufinden, wie den Atmenden geholfen werden kann, aufgestaute Emotionen und blockierte körperliche Energie, die das Atmen näher an die Oberfläche geholt hat, aufzulösen und zum Ausdruck zu bringen.

Äußere Beobachter, die nicht mit dem Holotropen Atmen vertraut sind, sehen, dass die Facilitators alle möglichen Interventionen anwenden. Dies mag sie zu der Annahme verleiten, dass die Facilitators auf ein breites Spektrum von spezifischen Techniken zurückgreifen, die sie im Laufe ihrer Ausbildung erlernt haben. Nichts könnte weiter von der Wahrheit entfernt sein. Alles, was die Facilitators tun, hat einen gemeinsamen Nenner und wird von einem grundlegenden Prinzip geleitet: Sie empfangen Hinweise von den Atmenden und kooperieren mit deren innerer Heil-intelligenz. Sie finden einfach die beste Möglichkeit, das zu intensivieren, was bereits geschieht. Dies ist Ausdruck jenes Verständnisses der Natur von emotionalen und psychosomatischen Symptomen und der therapeutischen Strategien, das aus der Erforschung von holotropen Bewusstseinszuständen hervorgegangen ist.

Herkömmliche Psychiater neigen dazu, sich auf Symptome als das hauptsächliche Ziel ihres Interesses und ihrer Intervention einzuschießen. Dabei gehen sie oft so weit, das Vorhandensein von Symptomen als die

Störung selbst anzusehen. Die Intensität der Symptome gilt ihnen als Maßstab der Schwere des Problems, und sie geben sich große Mühe, effektive Wege zu finden, die Symptome zu lindern oder zu unterdrücken. Obwohl klar ist, dass mit diesem Ansatz die zugrunde liegenden Ursachen nicht aufgelöst werden, wird diese „allopathische" Strategie oft als „Therapie" bezeichnet.

In der Psychiatrie wird eine solche symptomatische Behandlung ebenso verwendet wie in der somatischen Medizin. Bei der Behandlung körperlicher Krankheiten würde man es jedoch als unzureichende Praxis ansehen, wenn man seine Vorgehensweise auf die Unterdrückung von Symptomen beschränken würde. Eine symptomatische Therapie wird hauptsächlich angewandt, damit der Patient sich besser fühlt, und sie ist in zwei Situationen angezeigt: erstens als Ergänzung zu einer Therapie, welche die Ursachen der Krankheit angeht, und zweitens im Fall von unheilbaren Krankheiten, bei denen es keine Therapie für die Ursachen gibt. So gesehen bedeutet eine Beschränkung der Therapie auf die Unterdrückung von Symptomen, dass man die Krankheit für unheilbar hält.

Der Unterschied zwischen symptomatischer und kausaler Behandlung lässt sich durch das folgende Gedankenexperiment illustrieren. Stellen Sie sich vor, dass wir in einem Auto fahren. Wir haben keine Ahnung von der Mechanik des Wagens, aber wir wissen, dass das Aufleuchten eines roten Lichts auf dem Armaturenbrett auf ein Problem hinweist. Plötzlich sehen wir ein rotes Licht vor uns. Es zeigt an, dass der Motor nicht genügend Öl hat, aber das ist uns nicht bewusst. Wir fahren mit dem Wagen zu einer Werkstatt und konsultieren einen Mechaniker. Der Mechaniker schaut auf das Armaturenbrett und sagt: „Ein rotes Licht? Kein Problem!" Er reißt den Draht heraus, der zu der Glühbirne führt; das rote Licht erlischt, und er lässt uns weiterfahren.

Eine Person, die das Problem auf diese Weise „löst", wäre wohl nicht der Experte, an den wir uns um Hilfe wenden möchten. Wir brauchen jemanden, dessen Intervention darauf abzielt, den Grund für das Erscheinen des Warnsignals zu beseitigen, und der das Signal nicht einfach nur unterdrückt, ohne sich um das zugrunde liegende Problem zu kümmern. Die Parallele zwischen dieser Situation und der Beschränkung einer Therapie von emotionalen und psychosomatischen Störungen auf die medikamentöse Unterdrückung von Symptomen ist offensichtlich. Und doch geschieht genau das in der gängigen psychiatrischen Behandlung sehr häufig.

Die Erforschung holotroper Bewusstseinszustände hat eine wichtige Alternative aufgezeigt. Sie hat gezeigt, dass Symptome mehr sind als bloße Unannehmlichkeiten im Leben des Patienten. Sie sind vielmehr Manifestation eines Impulses zur Selbstheilung in einem Organismus, der versucht, sich von traumatischen Erinnerungen und anderem verstörenden Material aus den biografischen, perinatalen und transpersonalen Bereichen des Unbewussten zu befreien. Sobald wir das einmal begriffen haben, wird klar, dass man das Auftauchen von Symptomen und deren vollständigen Ausdruck unterstützen sollte, statt die Symptome zu unterdrücken. Diese Auffassung der Funktion von Symptomen und der angemessenen therapeutischen Strategie ist für das Homöopathie genannte alternative System der Medizin charakteristisch. Es wurde in der ersten Hälfte des 19. Jahrhunderts von dem deutschen Arzt Samuel Hahnemann begründet (Vithoulkas 1980).

Die Homöopathie verfügt über ein reiches Instrumentarium von Heilmitteln mineralischen, pflanzlichen und tierischen Ursprungs, deren Wirkungen in einem Prozess, den man Heilmittelprüfung nennt, an gesunden Individuen getestet wurden. Wenn ein homöopathischer Therapeut einen Klienten behandelt, dann wählt er ein Heilmittel aus, dessen Wirkung am besten den Symptomen des Klienten entspricht. Zur Heilung kommt es dann durch die zeitweilige Intensivierung der Symptome. Der holotrope Bewusstseinszustand fungiert als ein universales homöopathisches Heilmittel. Er intensiviert tendenziell alle zuvor existierenden Symptome (die funktionalen oder psychogenen und nicht organischen Ursprungs sind), statt einen spezifischen Komplex von Symptomen zu intensivieren, wie es die traditionellen homöopathischen Heilmittel tun. Er bringt auch zuvor latente Symptome zum Vorschein und macht sie der Bearbeitung zugänglich.

Ein Aspekt der Homöopathie, der sie in den Augen traditioneller Ärzte besonders fragwürdig und suspekt macht, ist die Tatsache, dass die Homöopathen ihre Heilmittel einer Reihe von Verdünnungen in Kombination mit heftigem Schütteln unterziehen, bevor sie sie ihren Klienten verabreichen.

Der Prozess der Verdünnung und Verschüttelung wird so lange fortgesetzt, bis sich kein Molekül der aktiven Substanz mehr im Endprodukt befindet. Die Homöopathen behaupten, dass der therapeutische Effekt nicht durch die Substanz als solche, sondern durch deren energetischen „Abdruck" hervorgerufen wird. Bei der Arbeit mit holotropen Zuständen kommt ein homöopathisches Verständnis der Symptome zum Tragen, doch sie stellt keine große theoretische Herausforderung dar, weil hier keine chemischen Substanzen im Spiel sind.

Ein psychogenes Symptom weist darauf hin, dass wichtiges unbewusstes Material aufgrund der Abschwächung psychischer Abwehrmechanismen so weit zum Vorschein gekommen ist, das es bewusst erfahren werden kann, aber nicht weit genug, um sich energetisch entladen und auflösen zu können. Das breite Spektrum der Interventionen, die Facilitators des Holotropen Atmens anwenden, hat deshalb einen gemeinsamen Nenner: Er besteht in der Bemühung, die vorhandenen Symptome zu verstärken und das ihnen zugrunde liegende Material voll zum Ausdruck zu bringen.

Der Facilitator fordert die Teilnehmer auf, ihre Aufmerksamkeit auf den Bereich zu richten, wo es ein Problem gibt, und alles Nötige zu tun, um dessen Erfahrung zu intensivieren. Dann wendet der Facilitator eine äußere Intervention an, welche die mit dieser Erfahrung verbundenen körperlichen Empfindungen und Emotionen noch weiter verstärkt. Der nächste Schritt besteht darin, die Atmenden dazu zu ermutigen, ihre ausschließliche Aufmerksamkeit auf die verstärkten Empfindungen und Gefühle in dem Problembereich zu richten und herauszufinden, was die natürliche Reaktion ihres Körpers auf diese Situation ist. Sobald die Natur der spontanen Reaktion deutlich wurde, ist es wichtig, den vollen Ausdruck sämtlicher körperlichen Bewegungen, Geräusche und Emotionen, die diese Reaktion ausmachen, zu fördern, ohne etwas zu zensieren, ohne Beurteilung und ohne jede Bemühung, die spontane Reaktion zurückzuhalten oder zu verändern. Dieser Prozess geht dann weiter, bis Facilitator und Atmende gemeinsam der Ansicht sind, dass das Problem hinreichend aufgelöst worden ist.

Sobald die gemeinsame Anstrengung von Facilitator und Atmendem die Sitzung zu einem erfolgreichen Abschluss gebracht hat, ist es möglich, die Integration der Erfahrung mit subtileren Mitteln zu fördern. Gehört eine tiefe Altersregression in die frühe Kindheit oder in die perinatale Periode zu der Erfahrung, dann kann nährender und tröstlicher Körperkontakt sehr wichtig und bedeutsam sein. Nach intensiver Körperarbeit mag eine Massage sich als eine gute Ergänzung erweisen, ob deren Zweck nun darin besteht, verbleibende Spannungen noch subtiler aufzulösen, oder ob sie einfach nur wohltun soll. Diesen Teil der Arbeit kann man den Sittern überlassen, die das sehr gut machen können, auch wenn sie nicht spezifisch in Massage ausgebildet sind und selbst wenn sie, wie das oft der Fall ist, so etwas noch nie zuvor gemacht haben. Der Atmende und der Sitter werden sich darüber einig, wann die Zeit gekommen ist, dass der Atmende den Raum verlassen kann, und ob er – je nach der Länge der Sitzung – im Anschluss in den Mandala-Raum oder in den Speisesaal zum Mittagessen oder Abendessen geht.

Es macht womöglich tiefen Eindruck auf die Sitter, wenn sie den Ausdruck starker Emotionen und ungewöhnliches Verhalten der Atmenden miterleben sowie lauter, anregender Musik ausgesetzt sind. Ein Teil der Rolle der Facilitators besteht darin, nicht nur auf das ein Auge zu haben, was mit den Atmenden geschieht, sondern auch auf die Reaktionen der Sitter zu achten und ihnen Hilfe anzubieten, wo das nötig ist. Manchmal ist die Wirkung der Atmosphäre im Raum tatsächlich so stark, dass bei einigen der Sitter ihr eigener Prozess ausgelöst wird und sie nicht mehr in der Lage sind, ihren Atmenden beizustehen. Die Facilitators müssen die Situation dann so gestalten, dass sowohl der Atmende als auch sein Sitter angemessen unterstützt werden. Aus diesem Grund ist es wichtig, über eine ausreichende Zahl von Facilitators und Assistenten in Ausbildung zu verfügen, damit man mit solch unvorhergesehenen Ereignissen umgehen kann.

Wie wir bereits gesagt haben, basieren alle Interventionen der Facilitators auf einem einzigen Prinzip: den Atmenden zu helfen, ihre bereits vorhandenen Gefühle zu verstärken und den Ausdruck der ihnen zugrunde liegenden Emotionen und körperlichen Energien zu fördern. Es gibt allerdings Gruppen von Situationen und Problemen, die regelmäßig in den Sitzungen auftauchen und bei denen sich bestimmte Strategien zur Intensivierung der Symptome als besonders nützlich erwiesen haben. Mit diesen Situationen umgehen zu können, verlangt eine spezielle Ausbildung, und es würde für Leser, die noch keine Erfahrung mit dem Holotropen Atmen gemacht haben, zu weit gehen, wollten wir diese technischen Details hier diskutieren. Wir haben die Erörterung dieser Strategien deshalb in den Anhang 1 dieses Buches verlagert.

10. Das Mandala-Malen und die Nachbearbeitungsgruppen

Sobald die Atmenden ihre Sitzung abgeschlossen haben und in einen gewöhnlichen Bewusstseinszustand zurückkehren, begleiten ihre Sitter sie in den Mandala-Raum. Hier finden sie eine Auswahl von Hilfsmitteln vor, wie etwa Wachsmalstifte, Filzstifte und Wasserfarben sowie große Zeichenblöcke. Auf den Papierblättern befindet sich ein mit einem dünnen Bleistiftstrich gezeichneter Kreis, der etwa die Größe eines Speisetellers hat. Dieser kaum sichtbare Kreis soll den Atmenden helfen, sich auf ihre Erfahrung zu konzentrieren und diese in kompakter Form zum Ausdruck zu bringen. Wir betonen zuvor jedoch, dass sie den Kreis völlig außer Acht lassen und ihre Zeichnungen bis zu den Seitenrändern ausdehnen können, wenn sie dies möchten.

Die Anleitung für die Atmenden besteht darin, dass sie sich hinsetzen, über ihre Erfahrung meditieren und dann einen Weg finden sollen, das zum Ausdruck zu bringen, was ihnen während der Sitzung widerfahren ist. Die Mandalas werden später in den Nachbearbeitungssitzungen als visuelle („rechts-hemisphärische") Ergänzungen zu den verbalen Berichten der Teilnehmer verwendet, wenn diese von ihren Erfahrungen in den Atemsitzungen berichten. Es gibt keine spezifischen Richtlinien für das Malen der Mandalas. Manche Menschen bevorzugen formlose Farbkombinationen, um die allgemeine Atmosphäre oder die Gefühlslage ihrer Sitzungen zum Ausdruck zu bringen. Andere konstruieren geometrische Mandalas oder schaffen gegenständliche Zeichnungen und Gemälde. Letztere mögen ganz bestimmte Visionen illustrieren, die während der Sitzung aufgetaucht sind, oder sie können als komplexe Reiseberichte aufgefasst werden, die verschiedene Sequenzen und Stadien der inneren Reise abbilden. Einige Atmende mögen es vorziehen, eine einzige Sitzung in mehreren Mandalas zu dokumentieren und auf diese Weise deren unterschiedliche Abschnitte oder Aspekte darzustellen. In seltenen Fällen hat ein Atmender keine Vorstellung davon, was er oder sie malen will, und macht eine automatische Zeichnung.

Bei manchen Teilnehmern stellt sich womöglich Panik ein, wenn sie – vielleicht zum ersten Mal seit vielen Jahren – vor einem weißen Blatt Papier sitzen. Sie haben als Kinder vielleicht traumatische Erfahrungen mit ihren Kunstlehrern gemacht oder sie fühlen sich aus irgendeinem anderen Grund künstlerisch unbegabt. Wir sprechen dieses häufig auftretende Problem während der Vorbereitung für die Sitzung an und versichern der Gruppe, dass es in der Mandala-Arbeit kein Richtig und Falsch gibt und dass es sich hier nicht um einen Malwettbewerb oder eine Unterrichtsstunde in Kunsterziehung handelt. Wichtig ist hier der psychologische Inhalt und nicht die Kunstfertigkeit, mit der dieser übermittelt wird. Oft überrascht die Qualität eines Mandalas nicht nur die Mitglieder der Gruppe, sondern auch die Person, die es gemalt hat. Es ist, als hätte die emotionale Kraft des unbewussten Materials den künstlerischen Prozess angetrieben und den Atmenden als Kanal benutzt, um sich selbst zum Ausdruck zu bringen. Wir haben gelegentlich sogar Fälle erlebt, in denen die Erfahrung in der Atemarbeit tatsächlich ein echtes künstlerisches Talent offenbarte und freisetzte, das bisher im Unbewussten der Person geschlummert hatte oder das durch bestimmte traumatische Erfahrungen in der Kindheit aktiv unterdrückt worden war.

Vor etwa zwanzig Jahren erlebten wir ein extremes Beispiel eines solchen künstlerischen Erwachens bei Alice, die an einem stationären Workshop in einem Zentrum in der Nähe von Brisbane, Australien, teilnahm.

Während ihrer holotropen Atemsitzung durchlebte Alice erneut eine Reihe von Episoden aus ihrer Kindheit, in denen die Erwachsenen über ihre kindlichen Malereien gelacht hatten. Eigentlich waren sie amüsiert gewesen und hatten ihre Zeichnungen sehr komisch gefunden, aber Alice hatte ihre Reaktion als Spott wahrgenommen und sich beschämt und verletzt gefühlt. Später auf der Schule war sie dann im obligatorischen Kunstunterricht sehr zurückgezogen und gehemmt und fühlte sich dort überhaupt nicht wohl. Als sie diese Kindheitserinnerung in ihrer Atemsitzung noch einmal durchlebte, erfuhr sie ein breites Spektrum von Emotionen, das von Gefühlen der Beschämung und Verletzung bis hin zu heftigem Zorn reichte, und sie vermochte all diese Emotionen voll zum Ausdruck zu bringen. Nach langem innerem Kampf gelangte sie zu einer Auflösung ihrer traumatischen Erinnerungen, und zu ihrer eigenen Überraschung malte sie dann zwei eindrucksvolle und künstlerisch sehr schöne Mandalas. Als wir am nächsten Morgen in den Raum für die Atemarbeit kamen, fanden wir sie dort vor, wie sie mitten in einer großen Zahl erstaunlicher Mandalas saß, die den ganzen Fußboden bedeckten. Es stellte sich heraus, dass sie in dieser Nacht nicht geschlafen und mit fieberhafter Leidenschaft und hektischer Betriebsamkeit bis zum Morgengrauen weitergemalt hatte. In den folgenden Jahren wurde das Malen zu einem wichtigen Teil ihres Lebens.

Ein in freudscher Analyse ausgebildeter Analytiker würde erwarten, dass es möglich ist, die Mandalas mit Hilfe desselben Ansatzes zu verstehen, den Psychoanalytiker zur Entschlüsselung der Symbolik von Träumen oder von neurotischen Symptomen verwenden. Sie würden versuchen, den Inhalt der Mandalas mit Ereignissen im Leben der Atmenden zu verbinden, mit ihrem Säuglingsalter, ihrer Kindheit und dem späteren Leben. Dieser Ansatz ist ein Ausdruck der Überzeugung Freuds, dass die Prozesse in der Psyche einen stringenten linearen Determinismus aufweisen und dass sie Produkte der nachgeburtlichen Geschichte des Individuums sind. Das ist zwar oft in einem gewissen Ausmaß richtig, aber wir haben häufig Fälle erlebt, in denen sich ein Mandala nicht gänzlich als Produkt der Vergangenheit des Individuums verstehen ließ.

Es passierte häufig, dass die Mandalas nicht etwa Ereignisse in den Sitzungen abbildeten, sondern tatsächlich Themen künftiger Sitzungen vorwegnahmen. Diese Tatsache ist vereinbar mit C. G. Jungs Vorstellung, dass sich die Produkte der Psyche nicht unbedingt vollständig aus vorherigen historischen Ereignissen erklären lassen. In vielen Fällen haben sie nicht nur einen *zurückschauenden,* sondern auch einen *vorausschauenden* oder *voraussagenden* Aspekt. Das Selbst – wie Jung den höheren autonomen Aspekt der menschlichen Psyche, der mit dem kollektiven Unbewussten verbunden ist, nannte – hat einen bestimmten Plan für das betreffende Individuum und leitet es auf dieses Ziel hin, das verborgen bleibt, bis es erreicht ist. Jung nannte diese Bewegung in der Psyche den Individuationsprozess. Daraus folgt, dass die Erklärung für bestimmte Aspekte der Mandalas in der Zukunft liegt. Die Mandalas sind nicht nur historisch determiniert, sondern sind auch Produkte eines Prozesses, den man als teleologisch oder finalistisch bezeichnen könnte. Dieses Prinzip scheint dem zu ähneln, was man in der Chaostheorie einen „seltsamen Attraktor“ *(strange attractor)* nennt.

Dies ist einer der Gründe dafür, dass wir die Teilnehmer bitten, ihre Mandalas aufzubewahren, selbst wenn sie nicht mit ihnen zufrieden sind oder sie nicht verstehen. Sehr oft bringen verschiedene Formen später angewandter introspektiver Methoden – wie etwa die Analyse von Träumen der kommenden Nächte, weitere holotrope Atemsitzungen, jungsches Sandspiel, Meditation oder Gestalttherapie – wichtige Einsichten in Hinsicht auf die Mandalas, die zur Zeit der Erstellung der Mandalas nicht zugänglich waren. Am Ende unserer einmonatigen Workshops am Esalen Institute sowie unserer Ausbildung im Holotropen Atmen haben wir immer einige Zeit reserviert, in der die einzelnen Teilnehmer ihre Mandalas vorzeigen und der Gruppe von dem Prozess berichten konnten, den sie während unserer gemeinsamen Zeit durchlaufen hatten. Es ist erstaunlich zu sehen, wie eine Serie von Mandalas aus aufeinanderfolgenden Atemsitzungen, die in chronologischer Reihenfolge vorgezeigt werden, oft ein klares und sofort einsichtiges Bild des Prozesses der inneren Transformation, die das Individuum durchlaufen hat, aufzuzeigen vermag. Im Vergleich dazu würde es sehr lange Zeit brauchen, diesen Prozess in Worten zu beschreiben.

Viele Sitter entscheiden sich dafür, bei den Menschen, mit denen sie gearbeitet haben, zu bleiben, selbst nachdem diese in den gewöhnlichen Bewusstseinszustand zurückgekehrt sind. Einige dieser Sitter sehen nicht nur zu, wie die Atmenden ihre Mandalas malen, sondern sie beschließen, mitzumachen und selbst Mandalas zu malen, die sich auf die Erfahrung beziehen, die sie bei der Begleitung ihrer Partner gemacht haben. Es ist bemerkenswert, wie oft diese Mandalas Parallelen zu denen der Atmenden aufweisen oder außerordentliche Einsichten in den Prozess der Atmenden ermöglichen.

Eine interessante Alternative zum gerade beschriebenen Mandala-Malen ist der von der französischen Malerin Michelle Cassou entwickelte, praktizierte und gelehrte Prozess. Michelle entwickelte diesen Ansatz zuerst für ihre Arbeit mit Kindern in Paris und benutzte ihn später, um mit ihren eigenen schwierigen und stürmischen Erfahrungen aufgrund eines Erwachens der Kundalini umzugehen. Nachdem sie nach Kalifornien übergesiedelt war, nannte sie ihren Prozess Painting Experience und begann, ihn zusammen mit ihrem damaligen Ehemann Stewart Cubley in

Unterrichtsstunden und Workshops zu lehren. Die beiden beschrieben diese Arbeit in ihrem gemeinsamen Buch *Life, Paint, and Passion: Reclaiming the Magic of Spontaneous Expression* (Cassou und Cubley 1995).

Michelle benutzt große Papierbögen, die auf vertikale Tafeln aufgezogen sind, und hält ihre Schüler dazu an, nicht nur mit Pinseln, sondern auch mit ihren Fingern und Händen zu malen. Sie lehrt sie, die tieferen Energien der schöpferischen Kraft anzuzapfen und das Malen als ein Werkzeug der Selbsterfahrung und zur Erkundung der spirituellen Dimensionen des schöpferischen Prozesses zu nutzen. Idealerweise ist das Malen hierbei absolut spontan, ohne vorhergegangene Vorstellungen von der Form oder dem Inhalt. Aus diesem Grund ist die Painting Experience von Michelle eine perfekte Ergänzung zum Holotropen Atmen, das auf denselben Prinzipien der Selbsterforschung beruht, nämlich mit dem „Anfängergeist" im Augenblick zu sein und es dem unbewussten Material zu erlauben, ohne Zensur und irgendwelche Eingriffe hervorzutreten. Bei verschiedenen Gelegenheiten haben wir ein Modul unserer Ausbildung im Holotropen Atmen mit einem darauffolgenden Wochenend-Workshop mit Michelle kombiniert und haben erfahren, wie gut die beiden Ansätze miteinander vereinbar sind.

Eine weitere interessante Alternative zum Mandala-Malen ist die von Seena B. Frost entwickelte Methode der SoulCollage (Frost 2001). Viele Teilnehmer an holotropen Workshops sowie Menschen, die sich in holotroper Ausbildung und Therapie befinden, erleben eine psychische Blockade, wenn sie mit der Aufgabe konfrontiert werden, zu malen oder zu zeichnen. Wie bereits erwähnt, haben solche Blockaden gewöhnlich ihre Wurzeln in irgendeiner traumatischen Erfahrung, die diese Menschen als Kinder mit ihren Eltern oder mit Lehrern oder Mitschülern im Kunstunterricht gemacht haben. Manchmal beruhen sie auch auf einem generell geringen Selbstvertrauen, dass sie an ihren eigenen Fähigkeiten zweifeln lässt. Die SoulCollage hilft diesen Menschen, ihre emotionalen Blockaden und Widerstände zu überwinden. Sie ist ein kreativer Prozess, den jedermann ausüben kann, weil hierbei bereits existierende Gemälde und Fotografieren verwendet werden.

Anstelle von Utensilien zum Zeichnen und Malen erhalten diese Teilnehmer eine große Auswahl von Illustrierten, Katalogen, Kalendern,

Grußkarten und Postkarten. Sie können auch ihre eigenen Fotos aus dem Familienalbum oder Fotos von Menschen, Tieren und Landschaften, die sie selbst gemacht haben, mitbringen. Mit einer Schere schneiden sie Teile dieser Bilder aus, die ihnen zur Darstellung ihrer Erfahrung angemessen erscheinen. Sie fügen diese Teile zusammen und kleben sie auf ein zuvor zurechtgeschnittenes Stück Karton. Wenn sie an einer Abfolge von Gruppensitzungen teilnehmen, erhalten sie schließlich einen Satz von Karten, die tiefe persönliche Bedeutung für sie selbst besitzen. Sie können diese Karten mitnehmen zum Besuch bei Freunden, zu Sitzungen einer individuellen Therapie oder zu Selbsthilfegruppen, oder sie können sie zur Dekoration ihrer Wohnung verwenden.

Eine weitere interessante Alternative oder Ergänzung zum Mandala-Malen ist das Erstellen von Skulpturen mit Ton oder verschiedenen Arten von Knetmasse. Wie übernahmen diese Methode, wenn wir Teilnehmer in unserer Gruppe hatten, die blind waren und keine Mandalas malen konnten. Es war interessant zu sehen, dass einige der anderen Teilnehmer dieses Medium, wenn es verfügbar war, dem Mandala-Malen vorzogen oder sie das Mandala-Malen auf kreative Weise mit dem Modellieren oder mit verschiedenen materiellen Objekten (Stofffetzen, Federn, Wolle, Holzstücke, Blätter, Muscheln und so weiter) kombinierten.

Später am Tag, gewöhnlich nach einer Teepause oder dem Abendessen, bringen die Atmenden ihre Mandalas, Collagen und Skulpturen zu einer Nachbearbeitungssitzung mit, in der sie von ihren Erfahrungen berichten. Die die Gruppe leitenden ermutigen die Teilnehmer, bei ihrem Erzählen so offen und ehrlich wie nur möglich zu sein, nachdem jedermann in der Gruppe zugestimmt hat, dass alle persönlichen Enthüllungen streng vertraulich sind und nicht aus der Gruppe hinausgetragen werden. Die Bereitschaft der Teilnehmer, den Inhalt ihrer Sitzungen einschließlich verschiedener intimer Details zu offenbaren, fördert eine größere Verbundenheit und die Entwicklung von Vertrauen innerhalb der Gruppe. Hierdurch wird der therapeutische Prozess vertieft, intensiviert und gefördert.

Im Gegensatz zu der in den meisten therapeutischen Schulen üblichen Praxis enthalten sich die Facilitators jeder Interpretation der Erfahrungen der Teilnehmer. Der Grund hierfür ist der Mangel an Übereinstimmung unter den existierenden Ansätzen hinsichtlich der Dynamik der Psyche. Wir haben früher bereits darauf hingewiesen, dass jede Interpretation unter diesen Umständen fragwürdig und willkürlich ist. Ein anderer Grund für das Abstandnehmen von Interpretationen ist die Tatsache, dass psychische Inhalte oft überdeterminiert sind und sich sinnvoll auf verschiedene Ebenen der Psyche beziehen. Gäbe man ihnen eine vermeintlich definitive Erklärung oder Interpretation, so liefe man Gefahr, den Prozess einzufrieren und den therapeutischen Fortschritt zu behindern.

Eine ergiebigere Alternative besteht darin, mit Fragen weitere Informationen aus dem Gruppenmitglied hervorzulocken, das letztlich der Experte für seine eigene Erfahrung ist. Wenn wir geduldig sind und der Versuchung widerstehen, unsere eigenen Eindrücke und Einsichten auszusprechen, dann finden die Teilnehmer sehr oft ihre eigenen Erklärungen, und diese widerspiegeln ihre Erfahrungen am besten. Gelegentlich kann es hilfreich sein, unsere eigenen Beobachtungen aus der Vergangenheit zu ähnlichen Erfahrungen mitzuteilen oder auf Verbindungen mit den Erfahrungen anderer Gruppenmitglieder hinzuweisen. Enthalten die Erfahrungen archetypisches Material, dann kann es sehr hilfreich sein, C. G. Jungs Methode der Verstärkung (Amplifikation) zu verwenden und auf Parallelen zwischen einer bestimmten Erfahrung und ähnlichen mythischen Motiven aus anderen Kulturen hinzuweisen oder ein gutes Lexikon der Symptome zu befragen. Dabei sollten die Facilitators jedoch betonen, dass alle Kommentare oder Verstärkungen, die sie anbieten, nur unverbindliche Vorschläge sind. Die Teilnehmer werden aufgefordert, nur das anzunehmen, was sie hilfreich finden, und den Rest zu vergessen.

Die Nachbearbeitung in der Gruppe muss nicht auf mündliche Berichte und Beschreibungen der Mandalas beschränkt bleiben; sie lässt sich sehr wirksam durch verschiedene erfahrungsorientierte Ansätze ergänzen. Gelegentlich mag man die Atmenden dazu ermuntern, verschiedene Elemente ihrer Sitzungen oder ihrer Mandalas in Form eines Psychodramas darzustellen. Wenn es angemessen erscheint, kann man vorschlagen, dass sie die Rolle verschiedener Protagonisten in ihrer Erfahrung annehmen – das kann eine Person einer Erinnerung an einen vergangenes Leben sein, ein wirkliches Tier oder ein Krafttier oder auch eine archetypische

Gestalt – und dass sie diese in einem Ausdruckstanz, einer Pantomime oder einer Nachahmung verkörpern. Die Gruppe könnte diese Darbietung durch den Gebrauch von Trommeln, Rasseln oder durch improvisiertes stimmliches Tönen unterstützen.

Bei anderer Gelegenheit liefert die Gruppe vielleicht eine wirksame Erfahrung des Kollektivs für die Atmenden, die in ihrer Sitzung erneut Erinnerungen durchlebt haben, durch die Gefühle der Entfremdung, Ausgrenzung, Einsamkeit und Nichtzugehörigkeit deutlich zutage getreten sind. Die Atmenden erfahren oft Episoden der Zurückweisung und der emotionalen Misshandlung durch ihre Eltern, Schulkameraden oder die Gesellschaft im Allgemeinen. Diese Gefühle der Nichtzugehörigkeit treten tendenziell auch bei Menschen auf, die als Kinder eines gemischten Ehepaares aufgewachsen sind oder deren Eltern verschiedene Religionszugehörigkeiten hatten und starr an ihrem jeweiligen Glauben festhielten. Die tiefen Wurzeln eines Gefühls der sozialen Isolation und des Verlassenseins lassen sich oft auf einen Mangel an menschlichem Kontakt in der frühen Periode nach der Geburt zurückführen.

Eine liebevolle, unterstützende und bekräftigende Einstellung der anderen Teilnehmer an einer Sitzung, die in Worten, Berührungen und Umarmungen zum Ausdruck kommt, kann für Atmende, die als Ergebnis ihrer Atemsitzung weit offen sind, eine sehr tiefgehende Gemeinschaftserfahrung darstellen. In seltenen Fällen haben wir eine sehr effektive Methode der Heilung solch alter und gegenwärtiger emotionaler Wunden benutzt. Wir haben den Atmenden aufgefordert, sich in der Mitte der Gruppe mit dem Gesicht nach oben auf den Fußboden zu legen. Der Rest der Gruppe umgab dann das Individuum und hob es mit Händen und Unterarmen in die Höhe. Die Gruppe wiegte das Individuum dann sanft hin und her und begleitet dieses Wiegen mit besänftigendem Tönen. Im Laufe der Jahre hat sich ein kollektives Tönen der Silbe *om* über einen längeren Zeitraum als bevorzugter Klang erwiesen. Oft kam das *om* spontan aus der Gruppe, ohne dass sie irgendwie dazu aufgefordert oder hingeführt worden war. Man muss einmal miterlebt haben, welch große Heilkraft diese Übung hat, um es glauben zu können.

In einigen Fällen befinden sich manche Atmende noch in ihrem Prozess, wenn die Nachbearbeitungsgruppe beginnt. Es ist wichtig, über ausreichend Facilitators zu verfügen, so dass jemand bei diesen Personen bleiben kann, bis sie den Prozess abgeschlossen haben. Andere Atmende sind womöglich bereits zum Abschluss gekommen, sind jedoch noch nicht bereit, an der Nachbearbeitungsgruppe teilzunehmen. Es hat sich gezeigt, dass es hilfreich ist, solche Teilnehmer im Umfeld der Gruppe zu belassen und ihnen außerhalb des Kreises der Nachbearbeitungsgruppe eine Matratze zur Verfügung zu stellen. Auf diese Weise gehören sie weiter zur Gruppe, können jedoch selbst entscheiden, in welchem Ausmaß sie fähig oder bereit sind, an der Nachbearbeitung teilzunehmen. Sollten einige Teilnehmer in der Gruppe das Wort nicht ergreifen, so ist es wichtig, dass ein Facilitator nach der Nachbearbeitungssitzung kurz mit ihnen spricht, um herauszufinden, wie es ihnen geht und ob sie Hilfe brauchen.

Die Liste der Richtlinien, die wir hier beschrieben haben, gilt dann im ganzen Umfang, wenn wir das Holotrope Atmen in einführenden Workshops durchführen. Besteht das Workshop-Format aus einer Serie von Sitzungen, wie es bei fortlaufenden Gruppen der Fall ist, die sich regelmäßig in bestimmten Abständen treffen, oder bei der Ausbildung von Facilitators für das Holotrope Atmen sowie bei den einmonatigen Seminaren, dann werden die Überprüfung der Teilnehmer, die theoretische Vorbereitung und die praktischen Anweisungen natürlich nur zu Beginn der Serie durchgeführt. In offenen Gruppen erhalten Neuankömmlinge die nötigen Informationen in privaten Einzelsitzungen.

1. Vier Bilder, die Erfahrungen beim Holotropen Atmen während eines einmonatigen Seminars in Esalen darstellen (a–d).

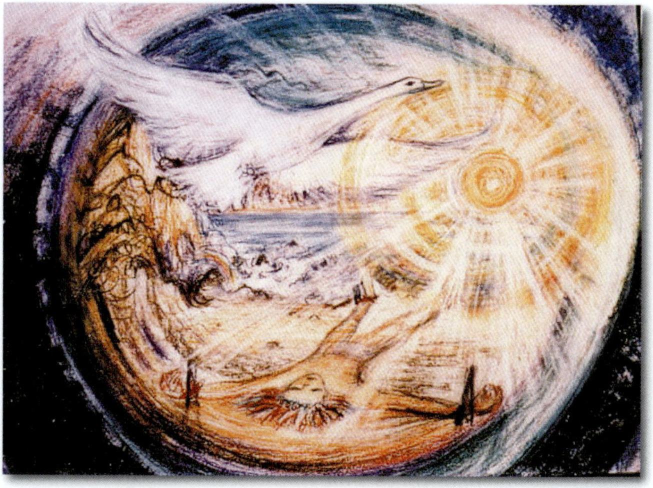

a. Psychospiritueller Tod und psychospirituelle Wiedergeburt, gekennzeichnet durch einen Schwan, einen machtvollen Geistvogel, der eine wichtige Rolle im sibirischen Schamanismus spielt.

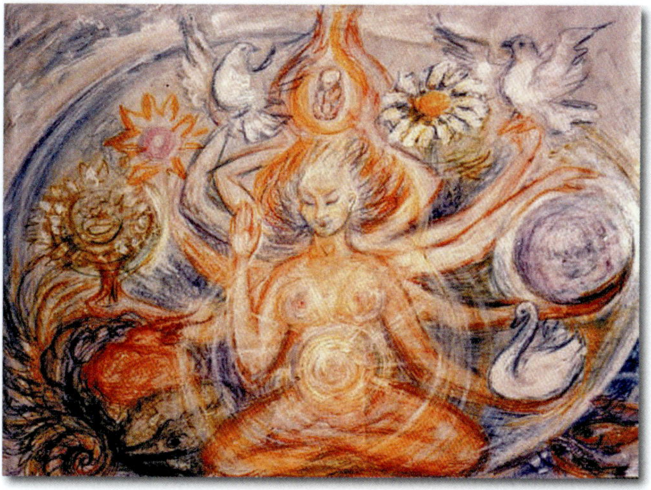

b. Die Große-Mutter-Gottheit, eine Personifizierung der weiblichen göttlichen Energie, die die Quelle der gesamten Schöpfung ist.

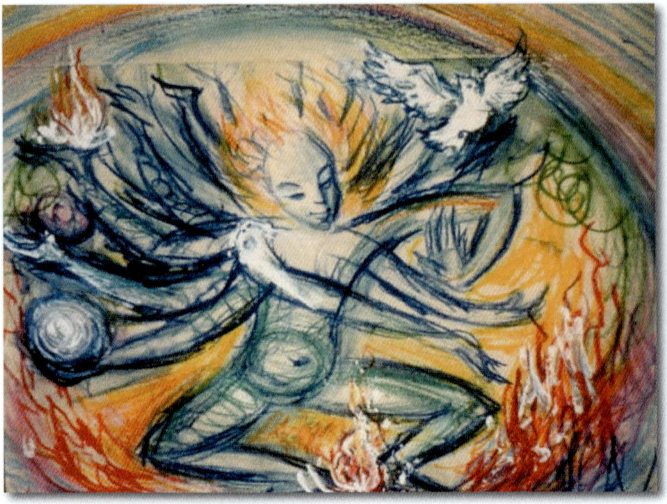

c. Shiva Nataraja, der Herr des Kosmischen Tanzes.

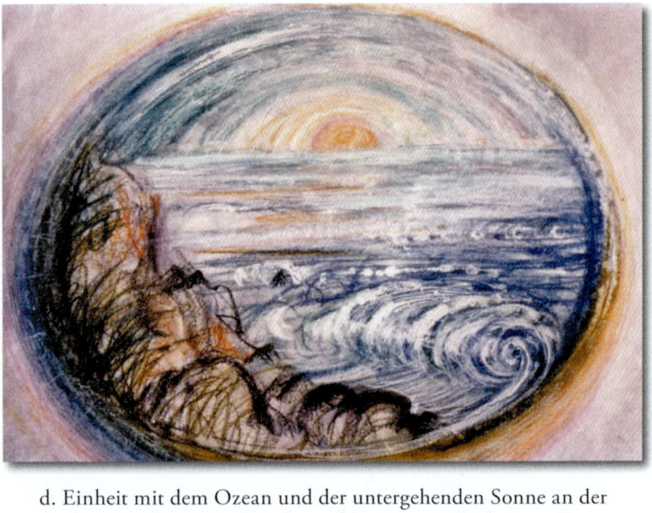

d. Einheit mit dem Ozean und der untergehenden Sonne an der spektakulären Küste von Big Sur, erfahren gegen Ende einer Sitzung.

2. Eine Reihe von Gemälden aus holotropen Atemsitzungen, die transzendente Erfahrungen darstellen (a–g).

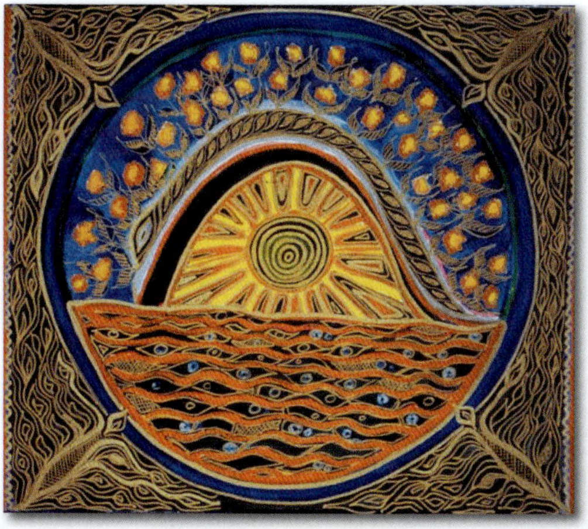

a. „Weisheitsauge". Eine Erfahrung am Ende einer Atemsitzung. Die Künstlerin sagte: „Die Ganzheit wurde wiederhergestellt. Die Lebenskraft (Kundalini/Qi) ist zufrieden und verweilt in Frieden über dem ‚Weisheitsauge'. Himmel und Erde und das Männliche und Weibliche sind im Gleichgewicht." (Anne Høivik)

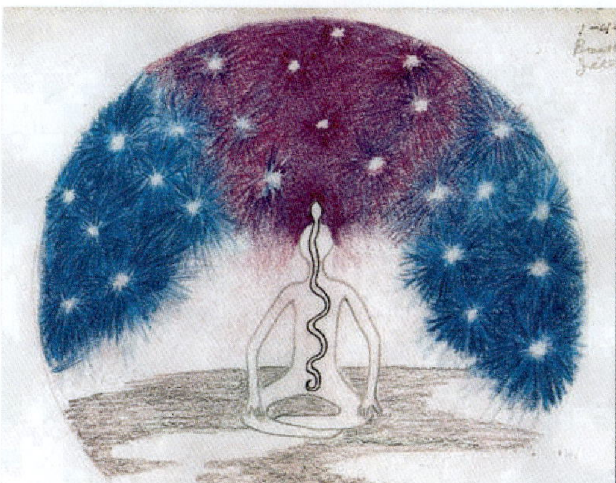

b. Die Schlangenenergie (Kundalini), die aus dem körperlichsten der Chakras, dem Wurzel-Chakra (Muladhara), zu dem ätherischsten Chakra, dem Kronen-Chakra (Sahasrara), aufsteigt und eine kosmische Erfahrung auslöst. (Jan Vannatta)

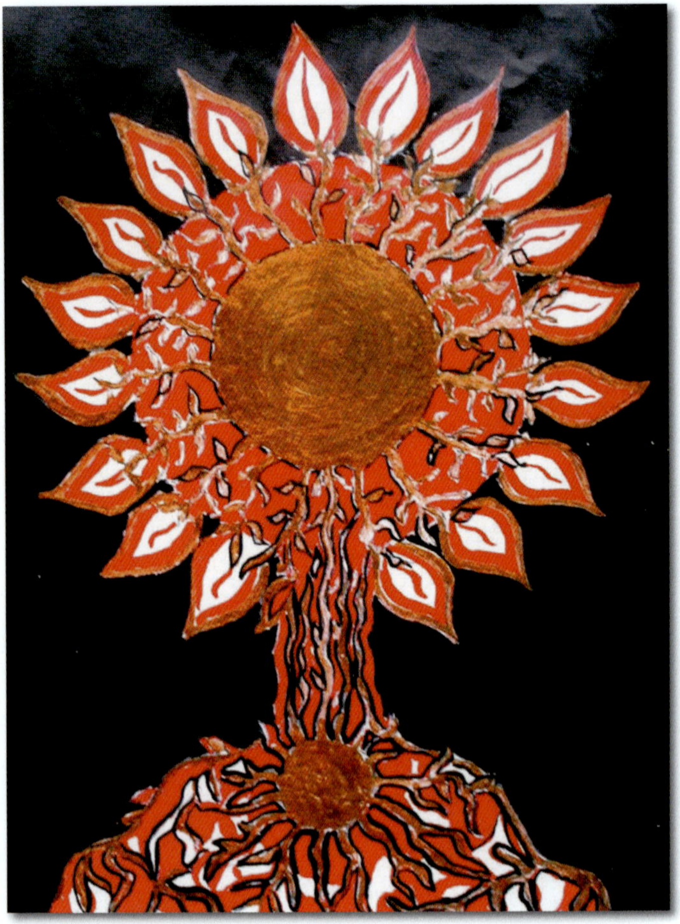

c. „Das Universelle Herz". Das kleine individuelle Herz findet seinen Weg zurück zu dem großen Universellen Herzen. (Anne Høivik)

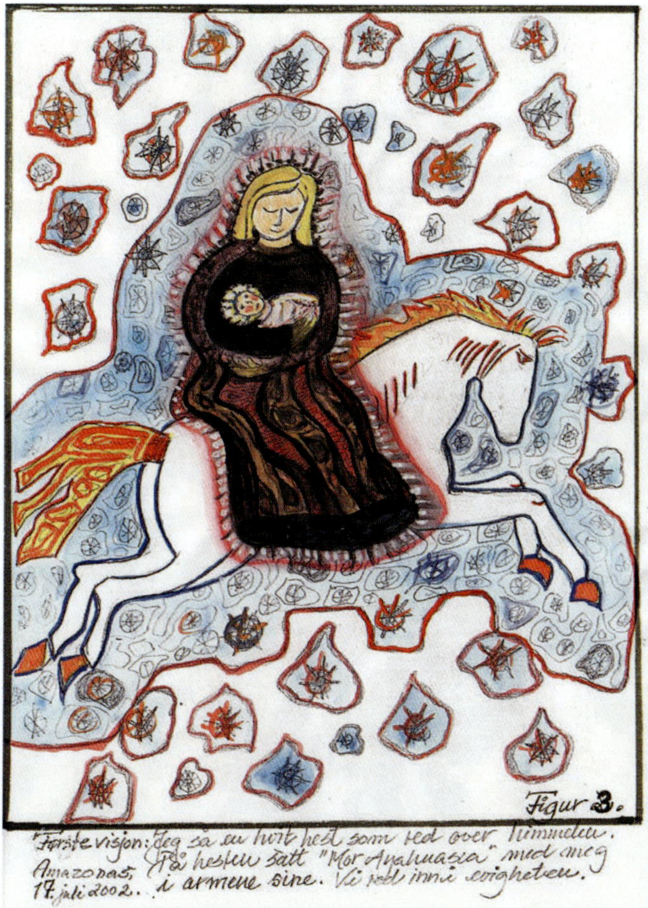
Figur 3.
Første visjon: Jeg så en hvit hest som red over himmelen.
På hesten satt "Mor Ayahuasca" med meg
Amazonas,
17. juli 2002.
i armene sine. Vi red inn i evigheten.

d. „Durch die Lüfte reiten“. Eine Erfahrung, die auf einen größeren Durchbruch folgte: „Ich fühle mich wie ein Baby in den Armen der Großen Mutter der Leere, völlig sicher und geliebt für das, was ich bin, und ich reite mit ihr durch die Lüfte in die Ewigkeit.“ (Anne Høivik)

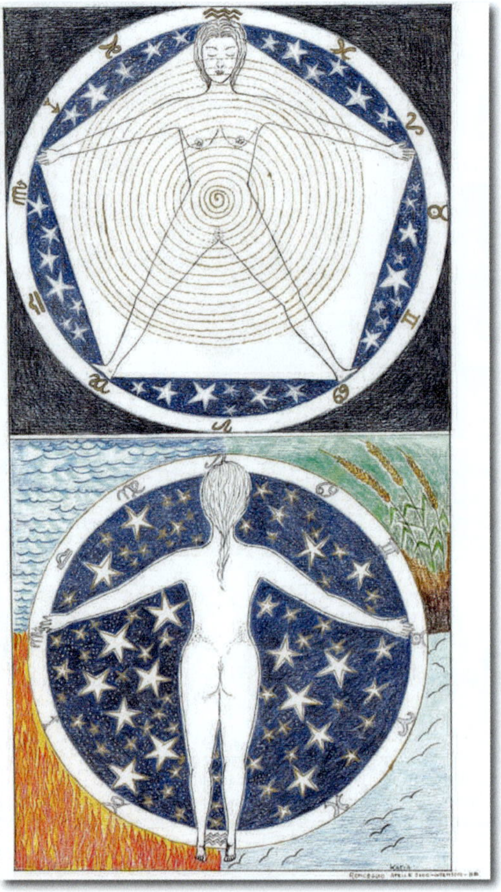

e. „Rundreise durch den Kosmos". Das untere Bild illustriert das Erstaunen der Künstlerin angesichts der Ordnung und Harmonie, der Totalität und Vollständigkeit des Universums. Im oberen Bild geht es um Gefühle extremer Kälte und Zuckungen, die sie zwingen, diesen Grenzbereich zum Kosmischen zu verlassen und zurückzukehren. Gegen Ende erfuhr sie sich als ein Pentagon, was ihr bei der Erdung und Integration der Sitzung half. (Katia Solani)

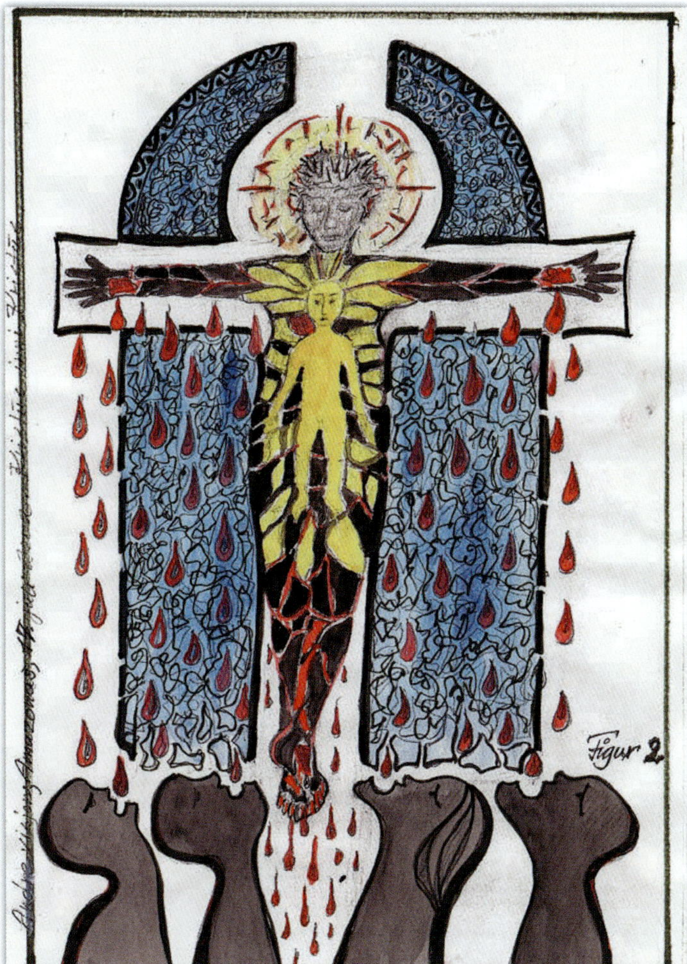

f. Vision des transformierten Lichtwesens innerhalb des Körpers eines weiblichen Christus. (Anne Høivik)

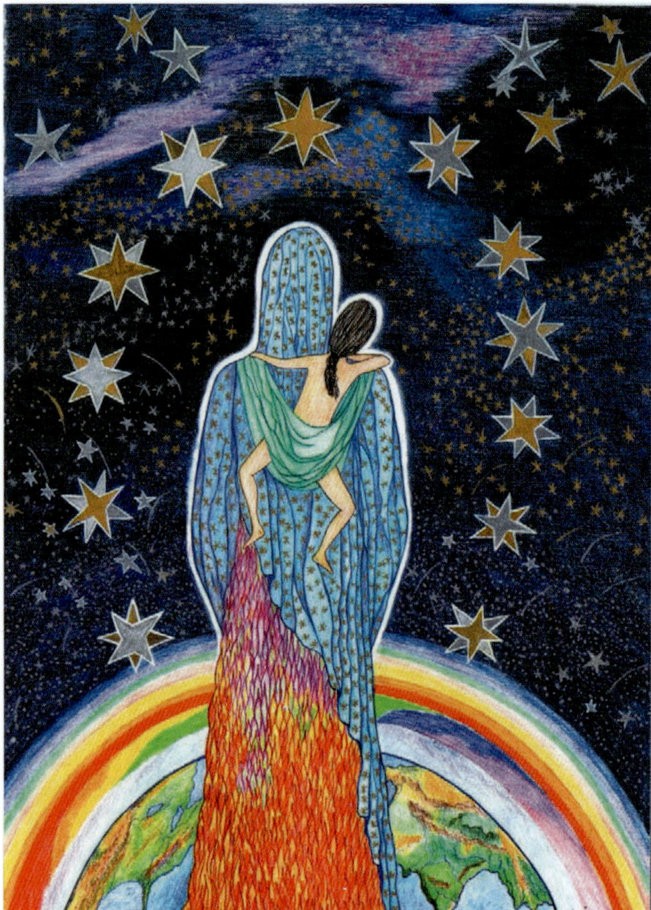

g. „Mutter Kundalini“. Identifikation mit einem Kleinkind, das in einem Babytragetuch auf dem Rücken einer Frau in einem feurigen Kleid ruht, die in einen Mantel aus Sternen gehüllt ist. Die Künstlerin schrieb: „Ich war sowohl die Mutter als auch das Kind. Ich liebte diese Große Mutter zutiefst, ich liebte meine Mutter, ich liebte alle Kreaturen, jedes fühlende Wesen.“ (Katia Solani)

3. Perinatale Motive in Sitzungen des Holotropen Atmens (a–k).

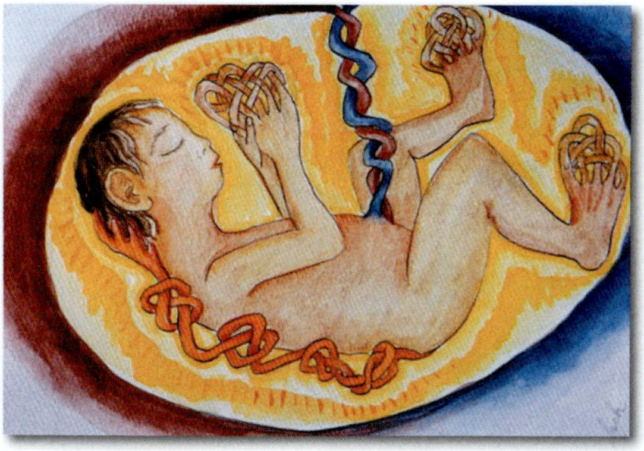

a. Ungestörtes Leben im Uterus (PGM I). Die Verflechtung und Verbundenheit der Finger und Zehen repräsentieren die Erfahrung eines fötalen Körperbildes, das sich von dem eines Erwachsenen unterscheidet.

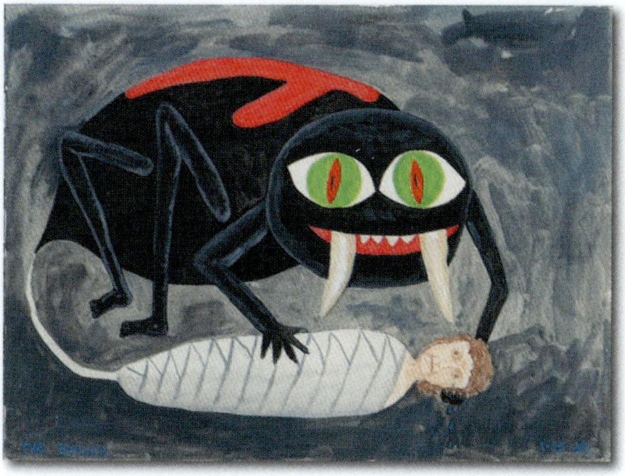

b. Vision aus einer Sitzung, die von der PGM II beherrscht wurde. Eine gigantische Tarantel, ein archetypisches Bild des Verschlingenden Weiblichen, greift die Künstlerin an und bedroht ihr Leben. Das Bild der eingewickelten Mumie spiegelt die Gefangenschaft und Einengung wider, die während der Kontraktionen des Uterus erfahren werden. (Jarina Moss)

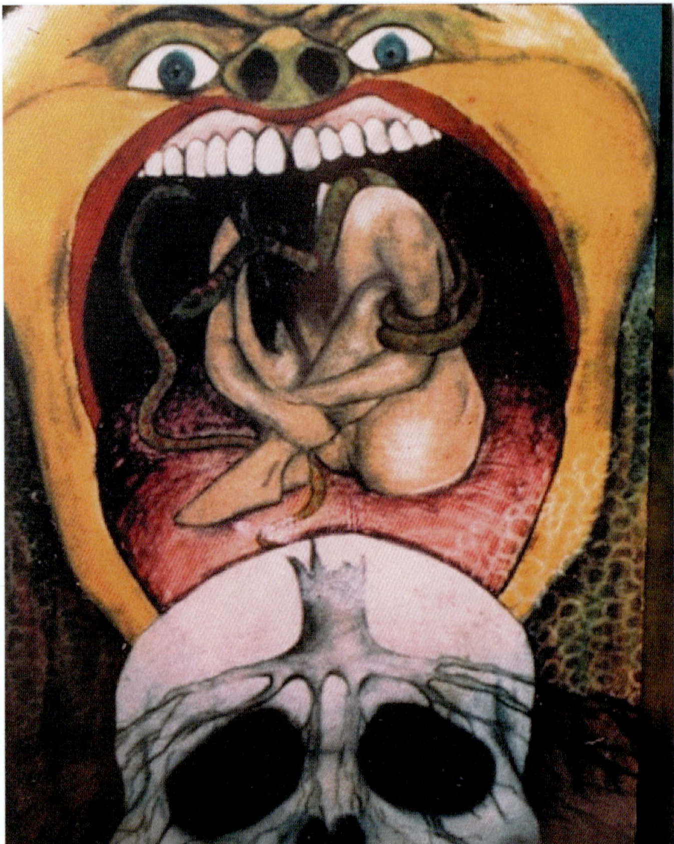

c. Das Einsetzen des Prozesses des psychospirituellen Todes und der psychospirituellen Wiedergeburt, der als das Verschlungenwerden durch eine groteske archetypische Figur erfahren wird. Der Totenschädel repräsentiert den bevorstehenden Tod, das Wurzelsystem und die Schlange repräsentieren das Kreislaufsystem der Plazenta. (Peg Holms)

4. „Reise in die Mutter-Angst und durch sie hindurch". Drei Bilder aus einer Durchbruchsitzung, in der die Künstlerin ihre Geburt wiedererlebte (d–f). (Jan Vannatta)

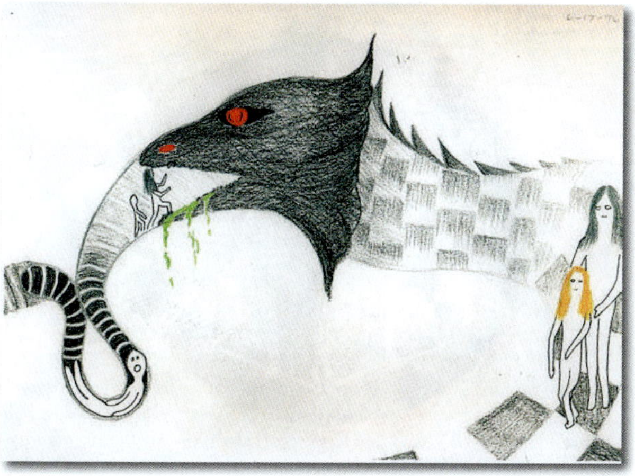

d. Dem verwundeten Inneren Kind, das sich anfänglich allein der Tortur der Geburt ausgesetzt sieht, schließt sich das ältere, weisere erwachsene Selbst an; zusammen treten sie in den Rachen des Mutter-Drachen ein.

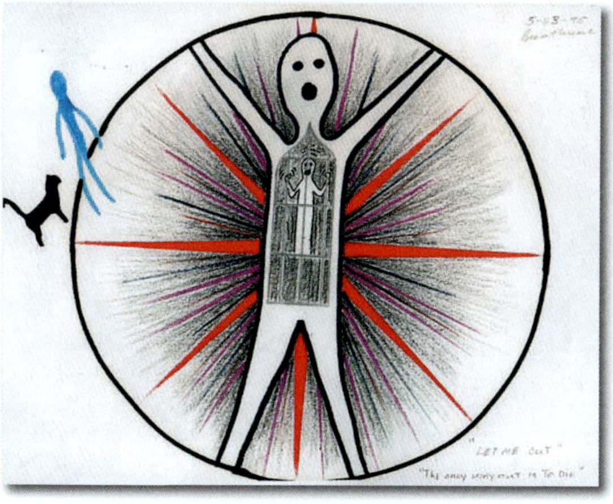

e. „Gefangen in der Schlechten Gebärmutter". Die Erfahrung der Gefangenschaft und des Zusammengepresstwerdens in einem schwarzen, engen Schoß des Mutter-Drachen. „Es gibt keinen Ausweg; der einzige Ausweg besteht darin zu sterben." (Jan Vannatta)

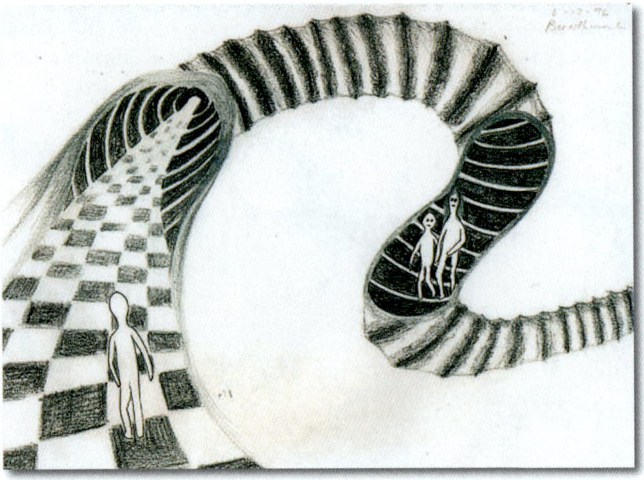

f. Das Innere Kind und das erwachsene Selbst reisen durch den Tunnel des Geburtskanals. Nachdem sie sich der Angst ganz und gar gestellt haben, löst sich der Kopf des Drachen in Dunst auf, was ihnen den Durchgang ermöglicht.

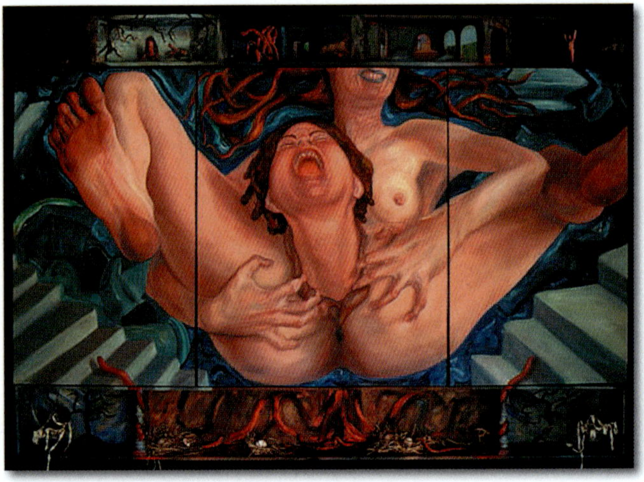

g. „Austritt aus der Dunkelheit". Die kombinierte Erfahrung des Geborenwerdens und des Gebärens. Sequenzen dieser Art resultieren typischerweise in dem Gefühl, ein neues Selbst zu gebären, und sie können sehr transformierend und heilsam sein. (Jean Perkins)

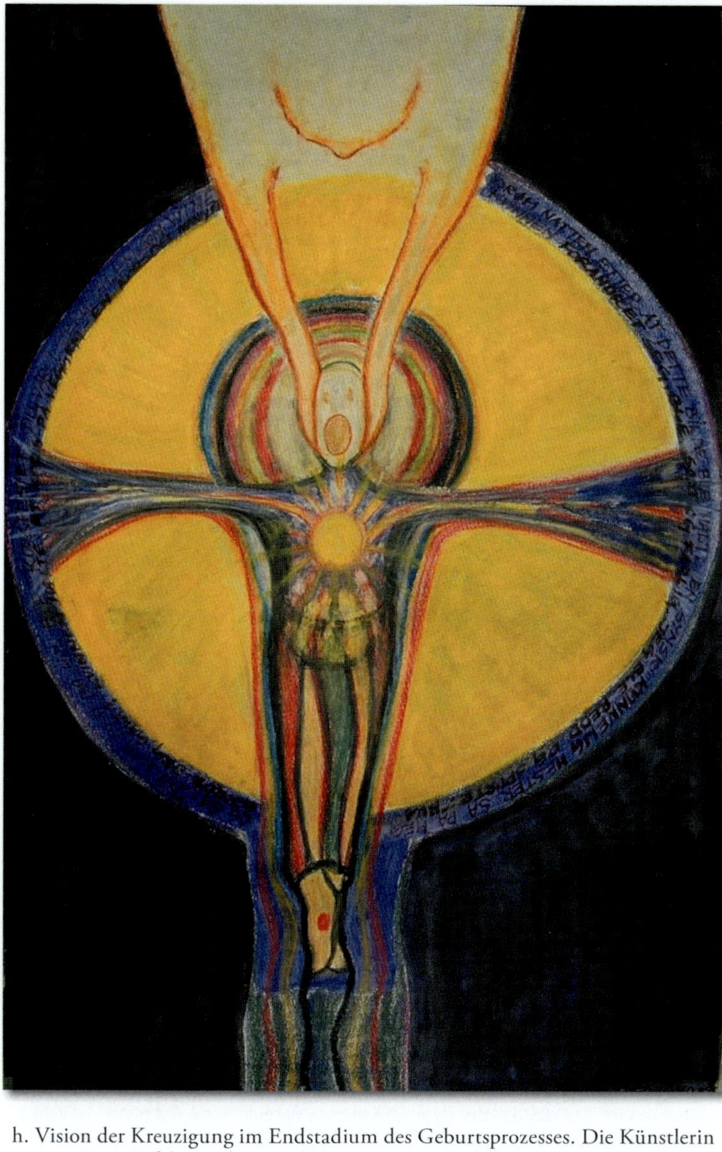

h. Vision der Kreuzigung im Endstadium des Geburtsprozesses. Die Künstlerin sagte: „Diese Erfahrung hat mir klar gezeigt, wie viele Ebenen der Wirklichkeit ineinander verwoben sein können und dass Gott oder der Große Geist hinter alldem steht.“ (Anne Høivik)

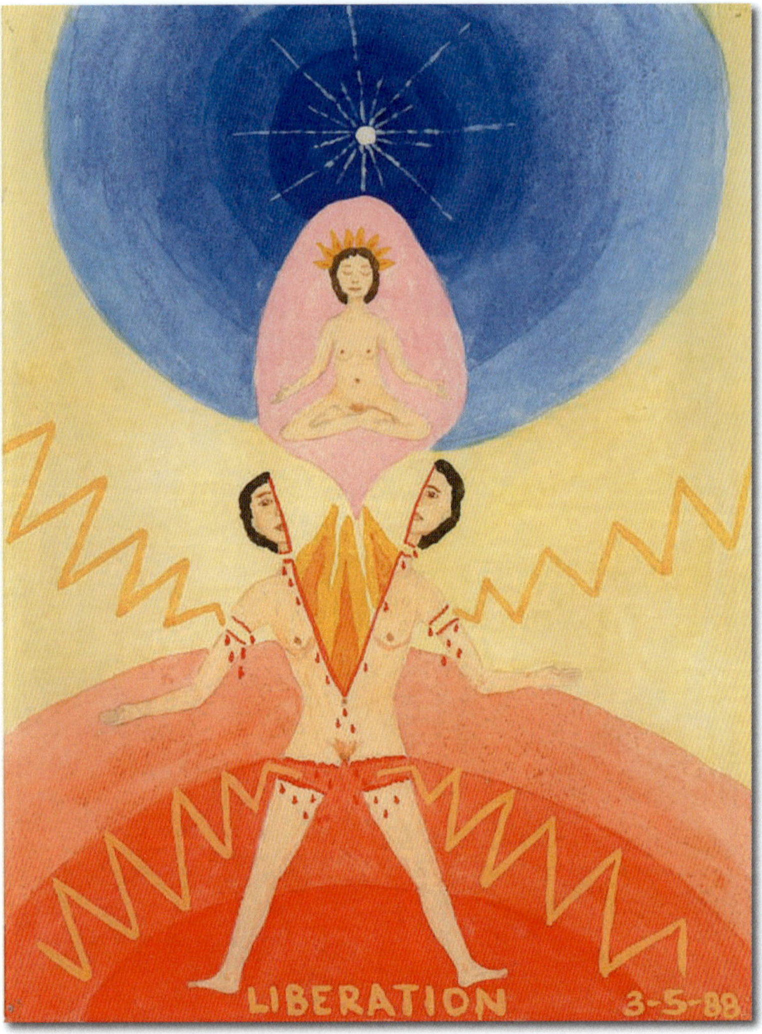

i. Die Erfahrung des psychospirituellen Todes und der psychospirituellen Wiedergeburt. Die alte Persönlichkeitsstruktur ist auseinandergefallen; daraus tritt ein neues Ich (oder Selbst) hervor, das mit dem spirituellen Bereich verbunden ist. Die Inschrift im unteren Teil des Bildes lautet BEFREIUNG. Die Zerstückelung ist ein häufiges Motiv in den Initiationserfahrungen werdender Schamanen. (Jarina Moss)

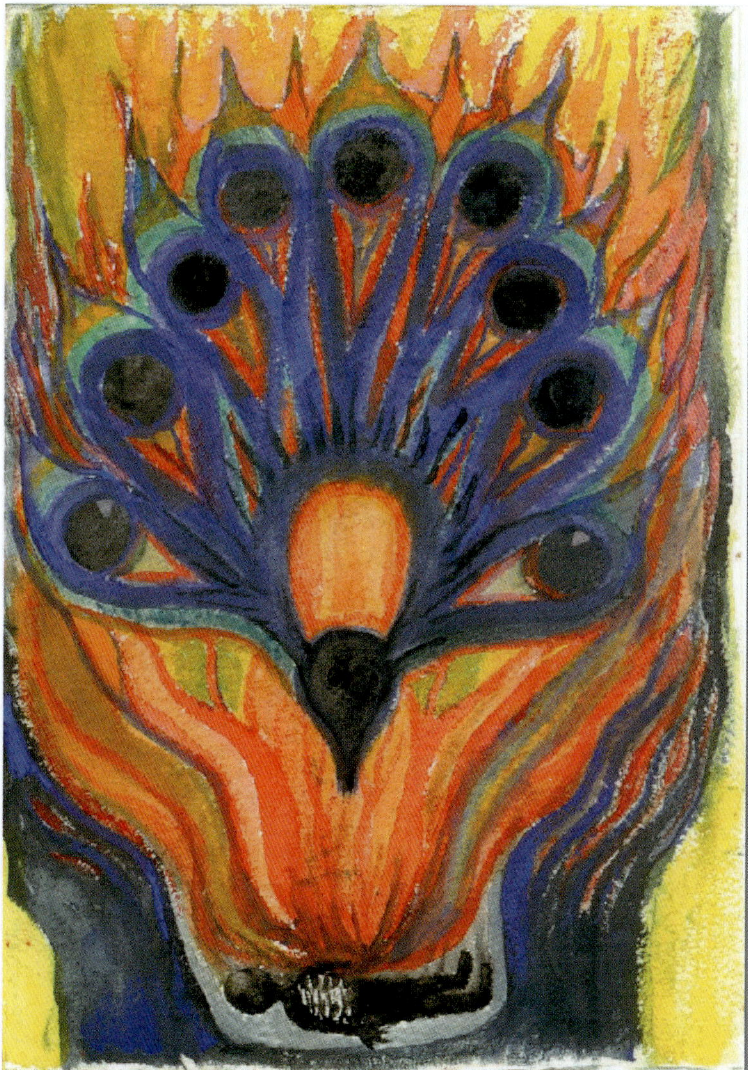

j. Psychospiritueller Tod und Wiedergeburt, wobei die Vision des Pfauenschwanzes (wie die berühmte *Cauda pavonis* des alchemistischen Prozesses) als ein Symbol der Transformation und der Offenbarung erscheint. (Anne Høivik)

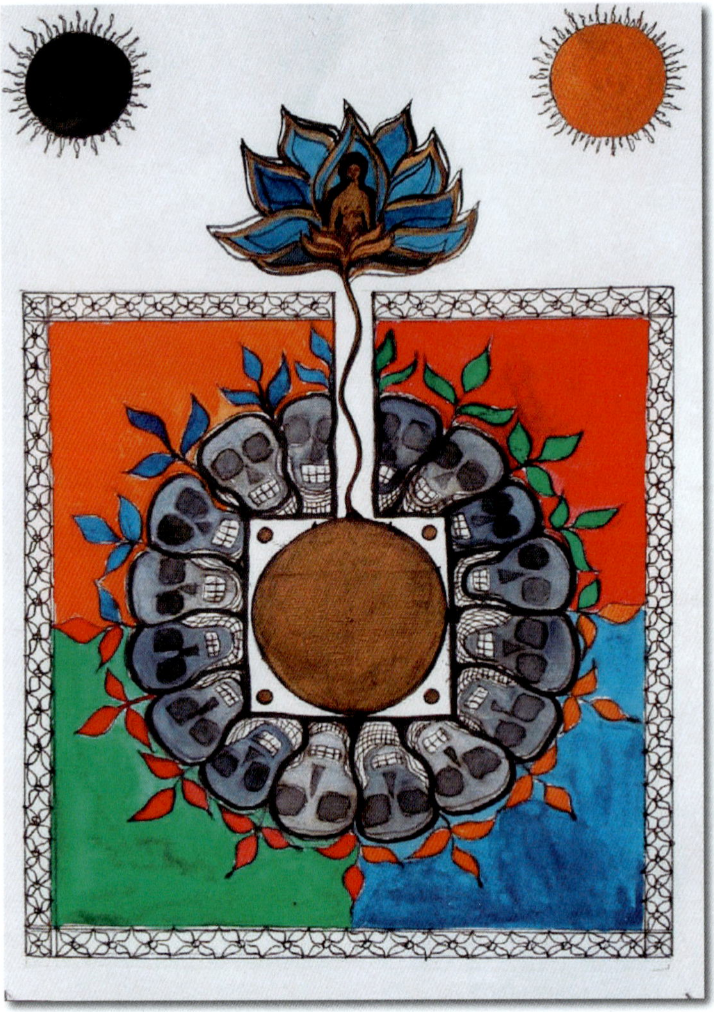

k. Tod und Wiedergeburt, gefolgt von der Erfahrung des *Hieros gamos,*
der heiligen Vereinigung des Weiblichen und Männlichen.

5. Eine Serie von Bildern aus Atemsitzungen, in denen die Schlange auftaucht, ein häufiges Symbol in holotropen Zuständen (a–d).

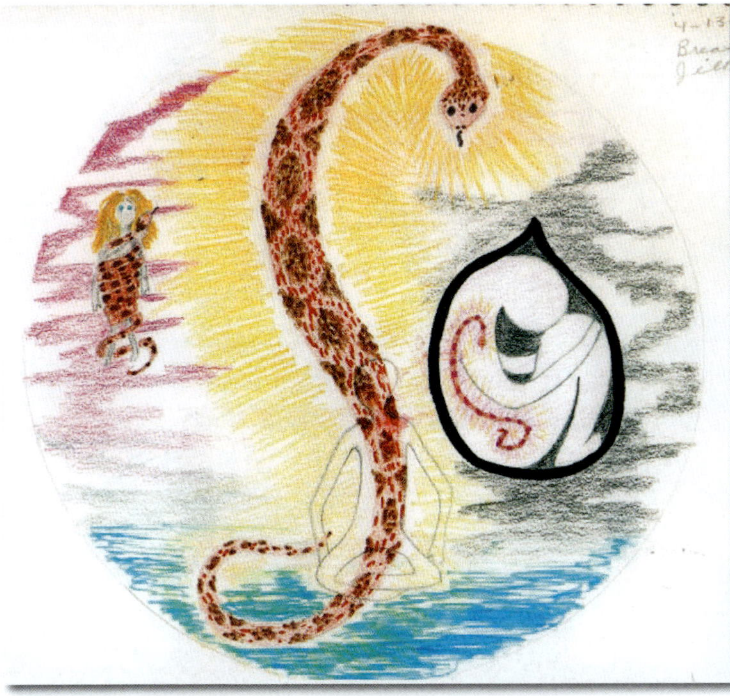

a. „Aktivierung der Kundalini“. Die Künstlerin hatte das Gefühl, dass eine Schlangenenergie, die größer war als sie selbst, ihr die unbeschreibliche Macht verlieh, ein junges Mädchen (links) und einen Fötus im „Mutterschoß-Grab“ zu sehen, zu schützen und zu heilen. (Jan Vannatta)

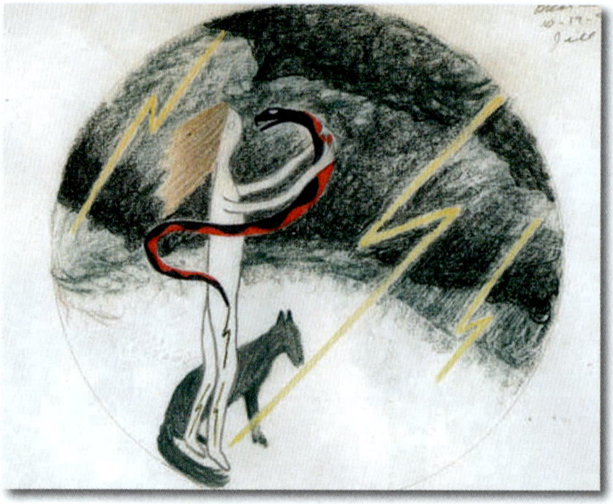

b. „Ermächtigung“. Die Energie von Blitzen verwandelt sich in Schlangenenergie und tritt dann in den Körper der Künstlerin ein.Nachdem die Schlange ihren Körper verlassen hat, akzeptiert sie diese, verschmilzt mit ihr und wird eins mit ihr, während ein Wolf zu ihren Füßen sitzt und Zeuge dieses Prozesses wird. (Jan Vannatta)

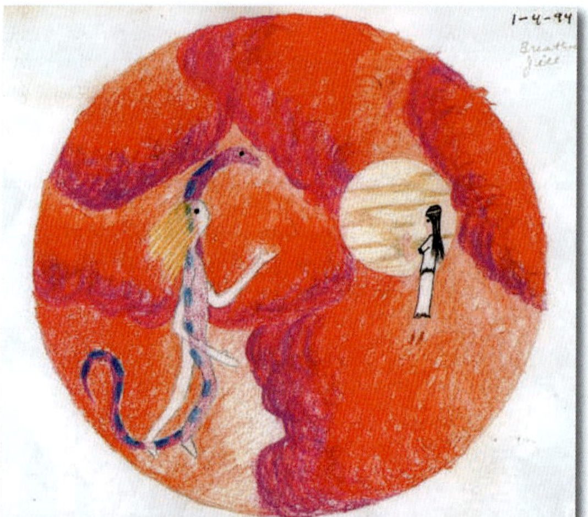

c. „Schlangenenergie und die Weiße Büffelfrau“. Inmitten des Chaos in der Form der aufsteigenden Schlangenenergie und von Wolken tobender und wirbelnder Farben erscheint die Weiße Büffelfrau. Sie kommt, um die Künstlerin zu lehren, wie sie diese Energie kanalisieren und in ihre eigene Kraft umwandeln kann, was es ihr ermöglicht, durch die Pforte zwischen den Dimensionen in einen Ort des Lichtes, des Friedens und der Selbsterkenntnis einzutreten. (Jan Vannatta)

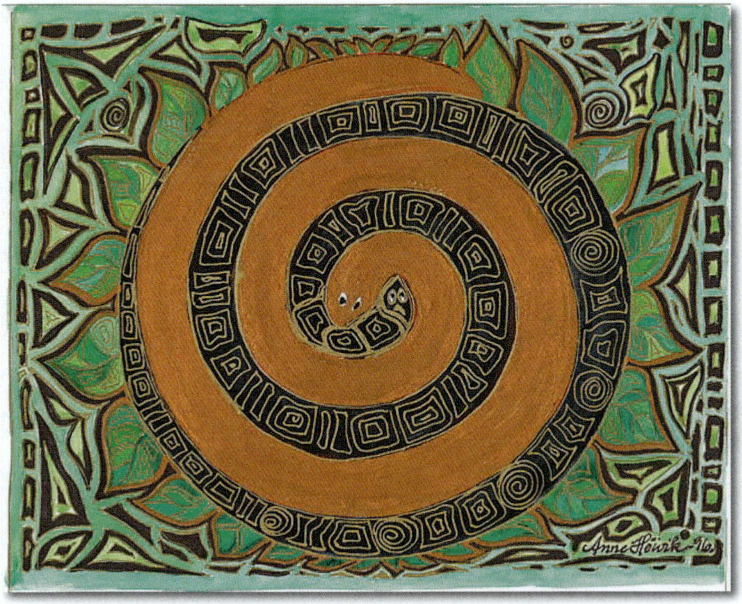

d. „Die Vereinigung von Himmel und Erde". Eine schwarze Schlange (Erdkraft) und eine goldene Schlange (Himmelskraft) vereinigen sich auf einem Bett grüner Blätter im Dschungel. Die Erfahrung wurde von Gefühlen großer Zufriedenheit und tiefen Friedens begleitet. (Anne Høivik)

6. Fünf Bilder aus holotropen Atemsitzungen, welche die Erfahrungen intensiver Emotionen abbilden (a–e).

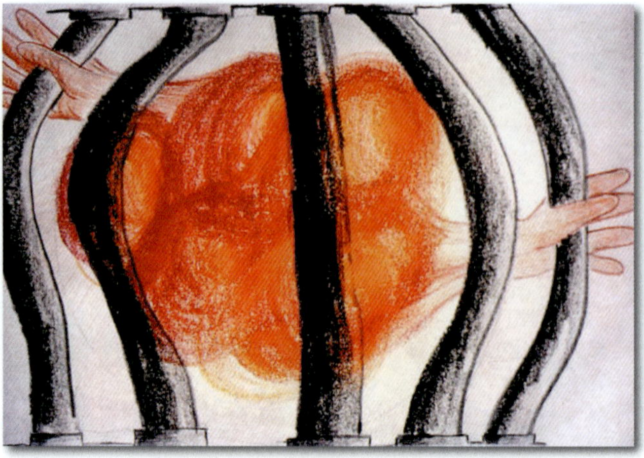

a. „Eingesperrte Aggression". Unterdrückter Zorn, der freigesetzt werden und Ausdruck finden will. (Albrecht Mahr)

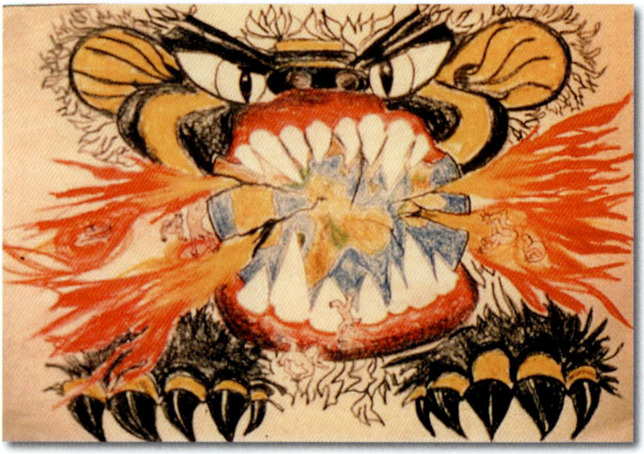

b. „Wut". Ein Ausbruch heftiger Wut, erfahren in der Identifizierung mit einem archetypischen katzenartigen Raubtier. (Albrecht Mahr)

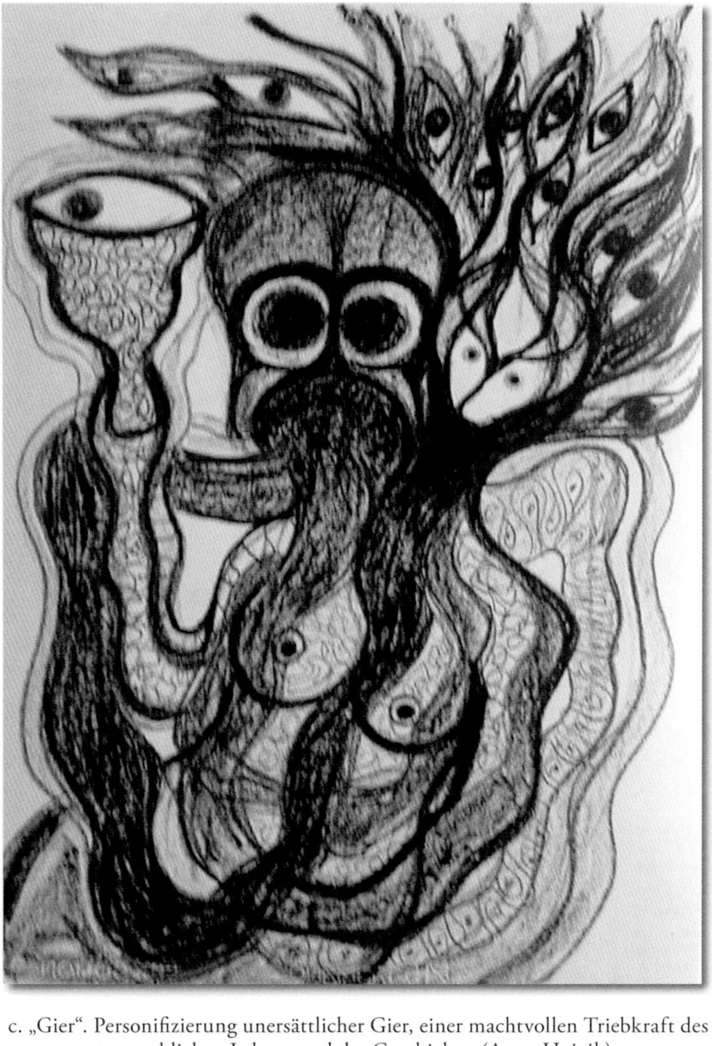

c. „Gier". Personifizierung unersättlicher Gier, einer machtvollen Triebkraft des menschlichen Lebens und der Geschichte. (Anne Høivik)

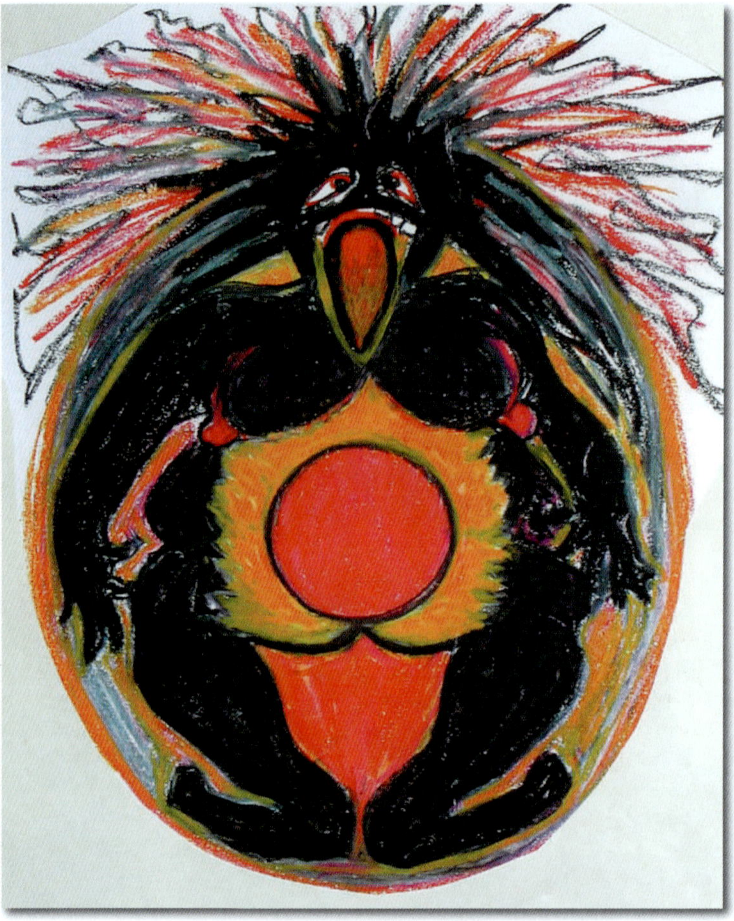

d. „Urschrei“. Die machtvolle Freisetzung tiefer Emotionen während einer Sitzung, in der die Autorin eine Wiedergeburt erfuhr. (Anne Høivik)

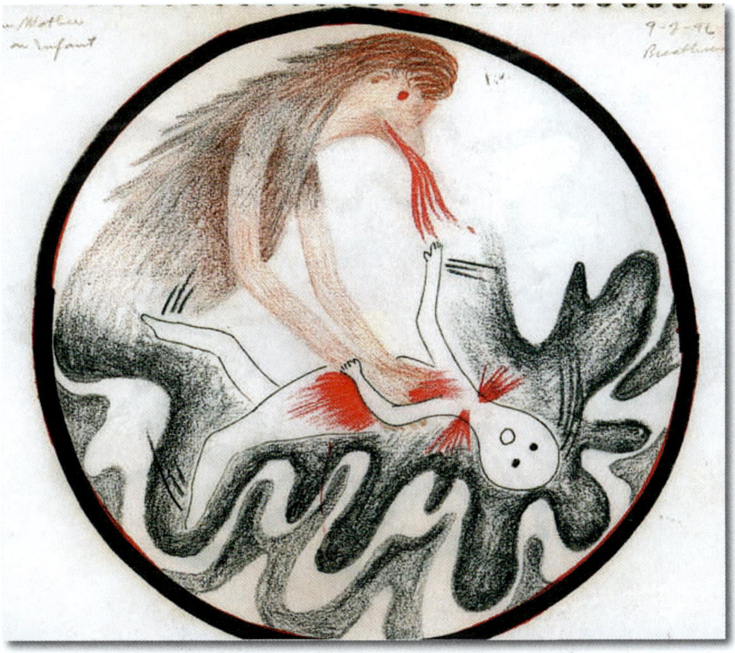

e. „Die Drachen-Mutter". Die traumatische Kindheitserinnerung der Künstlerin, welche die Intoleranz ihrer Mutter gegenüber starken Gefühlen zeigt. Die Mutter schüttelt und erschreckt das Kleinkind, damit es aufhört zu schreien. Die Botschaft ist: „Wenn du schreist, dann stirbst du." (Jan Vannatta)

7. Eine Serie von Bildern aus holotropen Atemsitzungen, die Erfahrungen mit schamanistischen Motiven darstellen (a–d). (Tai Hazard)

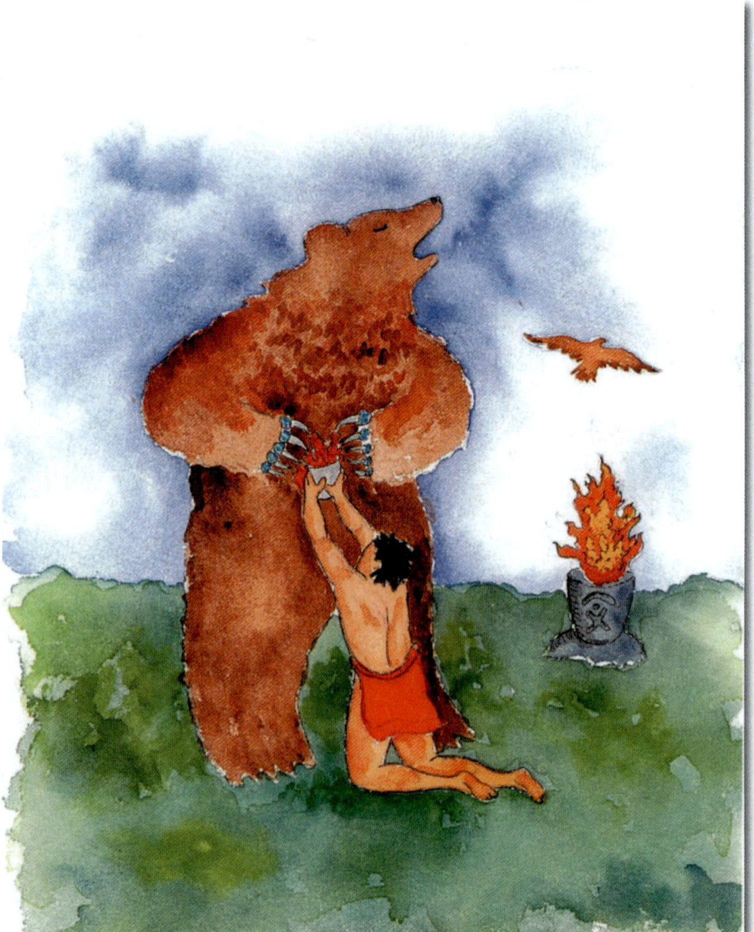

a. Der Große Bär reißt sich mit seinen mit Silber und Türkisen geschmückten Klauen die eigene Brust auf und schenkt dem Schamanen sein Blut.

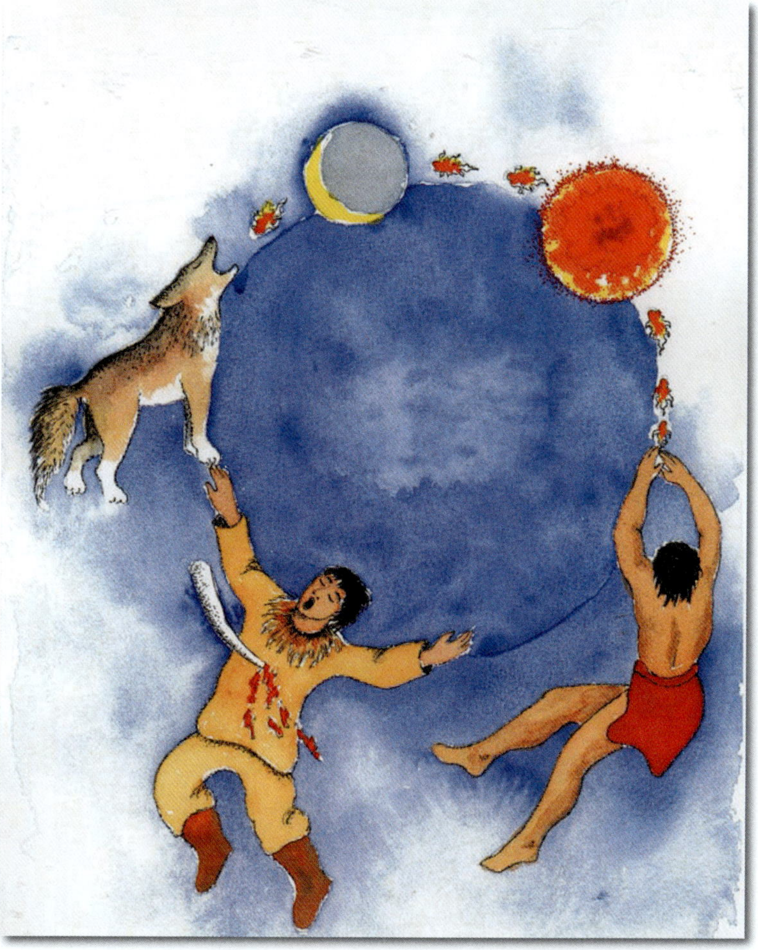

b. Das Herz des Schamanen wird von einem Walrosszahn durchbohrt, und sein Geist reist zu dem Wolf, zum Mond, zur Sonne und zu einem anderen Schamanen.

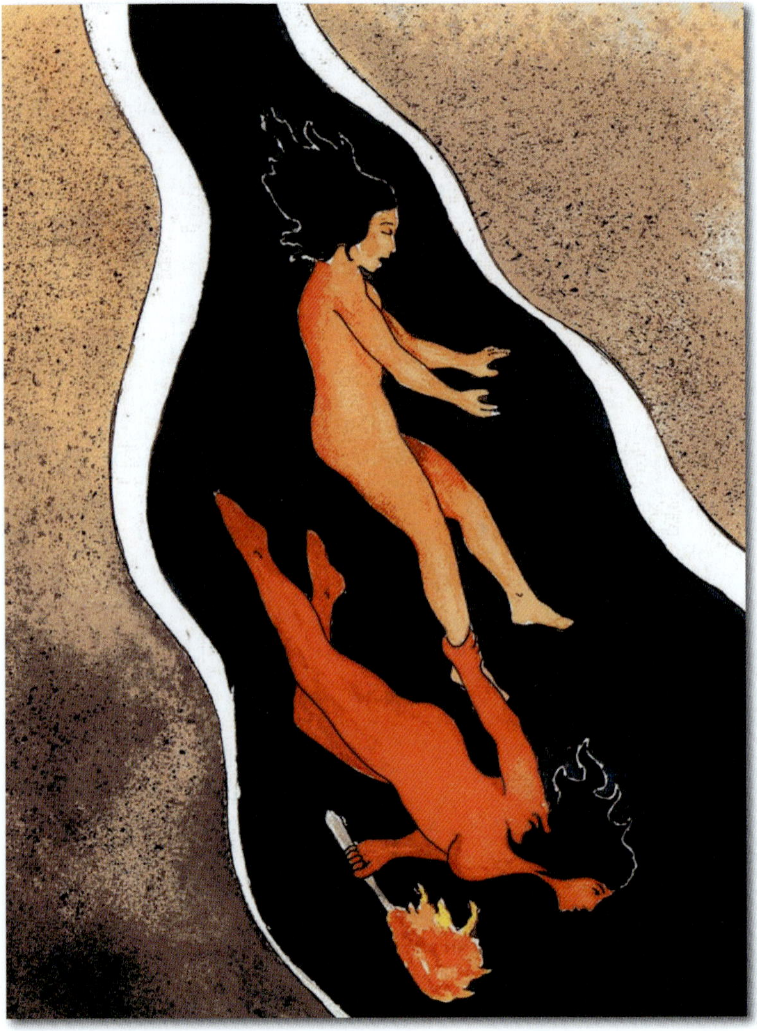

c. Ich überwinde die Angst vor der Dunkelheit und dem Unbekannten und folge einem Führer tiefer und tiefer in die Unterwelt.

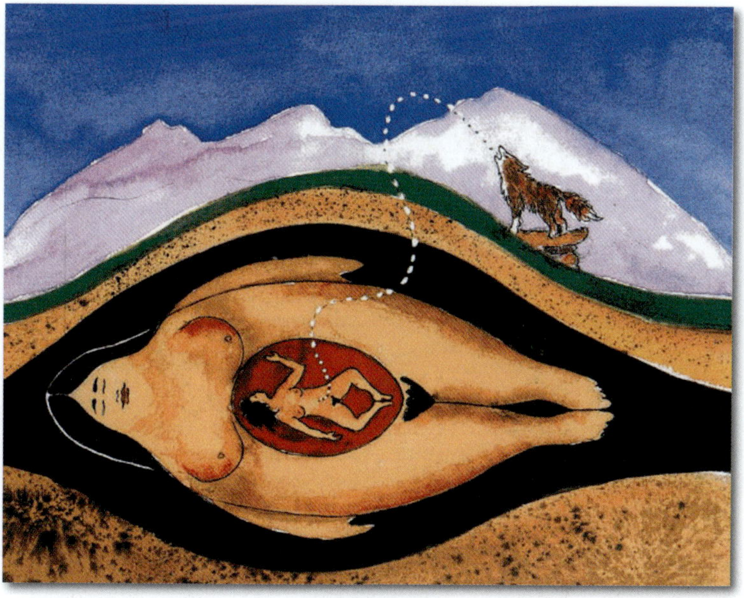

d. Ich ruhe tief im Schoß der Erde und lausche dem Wolf, der Geschichten singt.

8. „Schamanistische Initiation". Vier Bilder aus einer holotropen Atemsitzung, die eine schamanistische Reise des Abstiegs im Zusammenhang mit einem Erwachen der Kundalini darstellen (a–d). (Jan Vannatta)

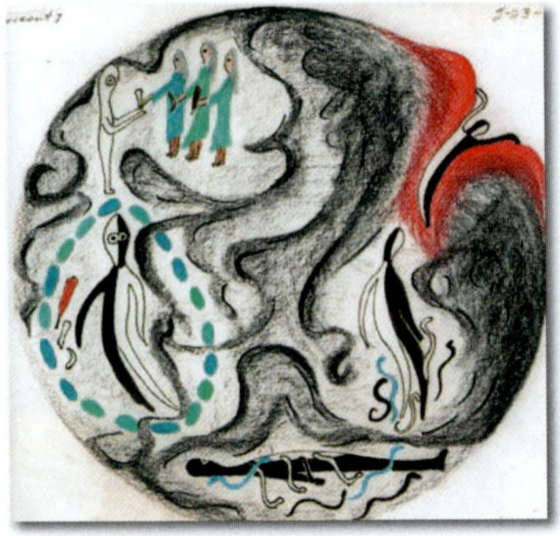

a. Die Großmütter malen weiße Kreise um die Augen der Künstlerin und schenken ihr drei Talismane – eine Feder, einen Knochen und eine Klaue – für ihre Reise hinab in die Dunkelheit. Während ihres Abstiegs bemalen die Großmütter ihren Körper schwarz und weiß. Als sie den Grund erreicht, wird der größte Teil der Schlangenenergie freigesetzt, und sie erkämpft sich in dem Kampf, wiedergeboren zu werden, ihren Weg nach oben, hinaus aus der Dunkelheit.

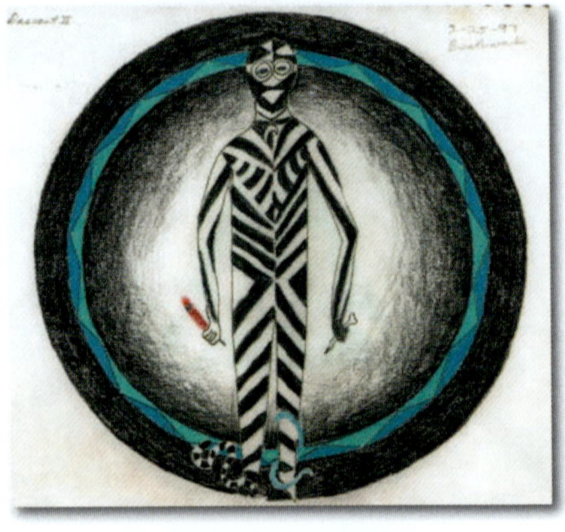

b. Der Körper der Künstlerin wird schwarz und weiß, und komplizierte Muster erscheinen auf ihrem ganzen Körper. Ihr gesamtes Sein wird in eine heilige geometrische Komposition verwandelt. Sie ist umgeben von Dunkelheit und wird umringt von den Großmüttern und der Schlange.

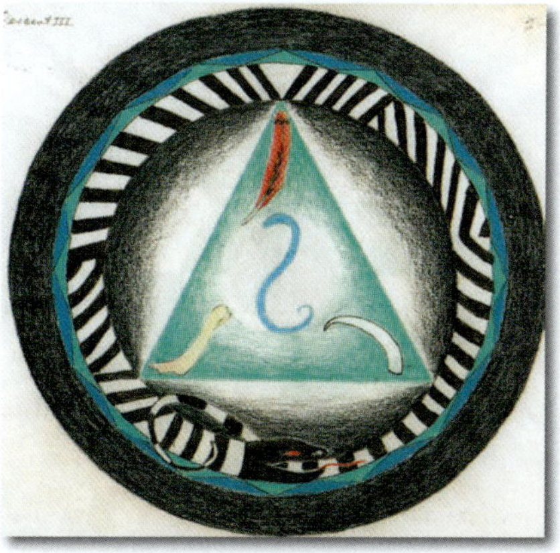

c. Umgeben von den Großmüttern, werden die Schlange und die Künstlerin eins. Sie umringen die Talismane, die in ein ausgeglichenes Zentrum integriert werden.

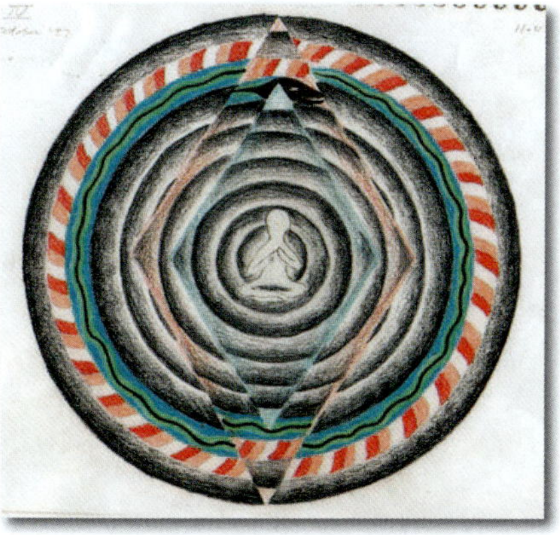

d. Vollkommen integriert und transformiert sitzt die Reisende im Zentrum des Bildes. Sie ist umgeben und getragen von Dunkelheit, den drei Talismanen, den Großmüttern, der Schlange und der schamanistischen Wirklichkeit in Form eines Diamanten. Die Erfahrung ist komplex, aber geordnet.

9. Zwei Bilder aus Sitzungen während der Ausbildung zum Holotropen Atmen (a–b). (Peg Holms)

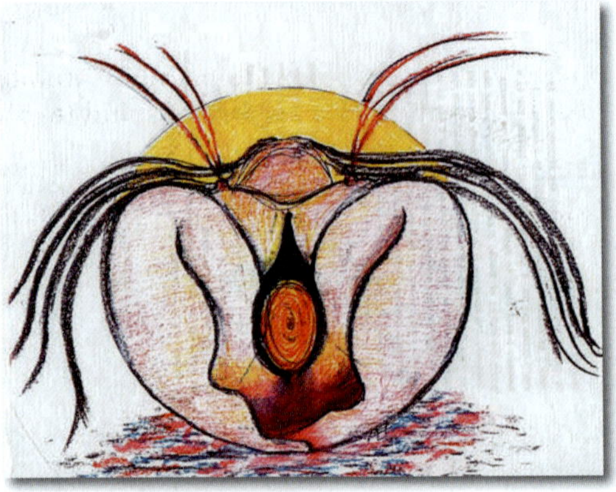

a. „Durch die Pforten der Hölle in das Gefängnis der Maya". Die gleichzeitige Erfahrung des Geborenwerdens und des Gebärens. Nach Auskunft der Autorin waren ihre Gefühle dermaßen tief, dass „Schreien, Wüten, Heulen und Umsichschlagen nur die Spitze des untergründigen Schreckens und der untergründigen Angst andeuten würden".

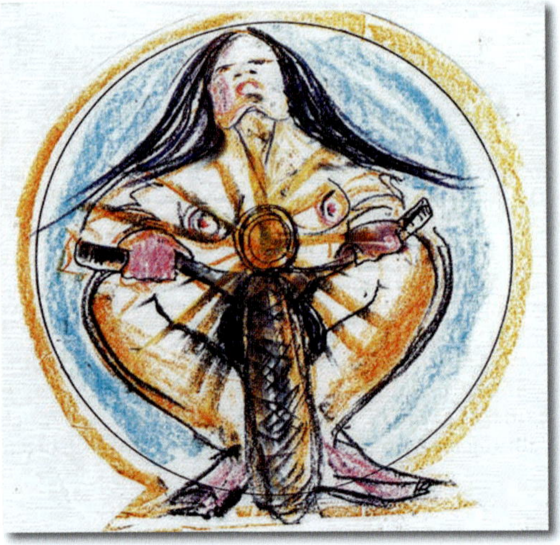

b. Die Künstlerin sitzt nackt auf einem schweren Harley-Davidson-Motorrad und beherrscht und kontrolliert triumphierend die starke Maschine. Sie eignet sich ihre feminine Kraft wieder an und lenkt sie ohne Furcht oder Schuldgefühle.

10. Vier Bilder aus Katia Solanis holotropen Atemsitzungen, die in diesem Buch beschrieben sind (a–d).

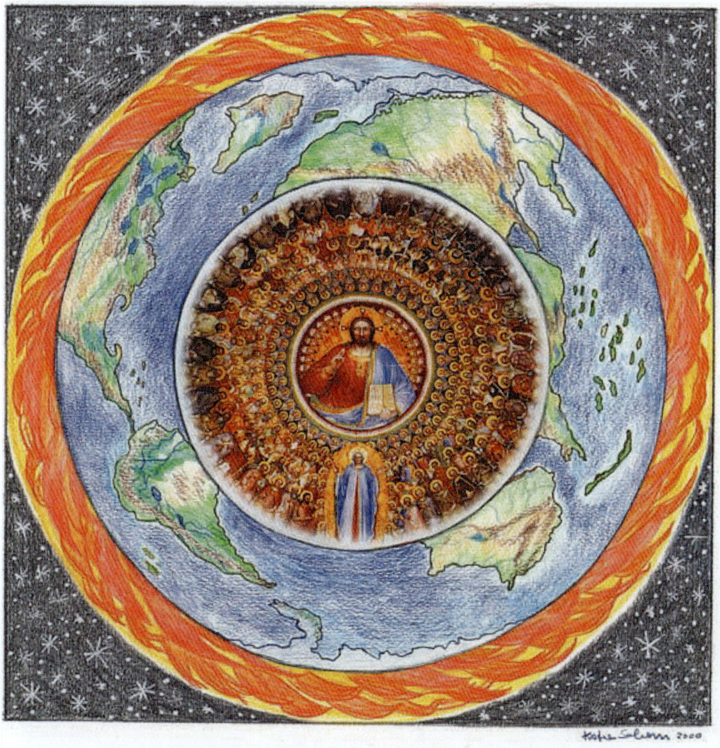

a. „Corpus Christi". Bild aus einer holotropen Atemsitzung, das eine Erfahrung darstellt, in der die Künstlerin zu einer Zelle im Körper des Kosmischen Christus wurde, während sie gleichzeitig die Fähigkeit besaß, sich in ihrer Erfahrung mit jedem Teil der Schöpfung zu identifizieren.

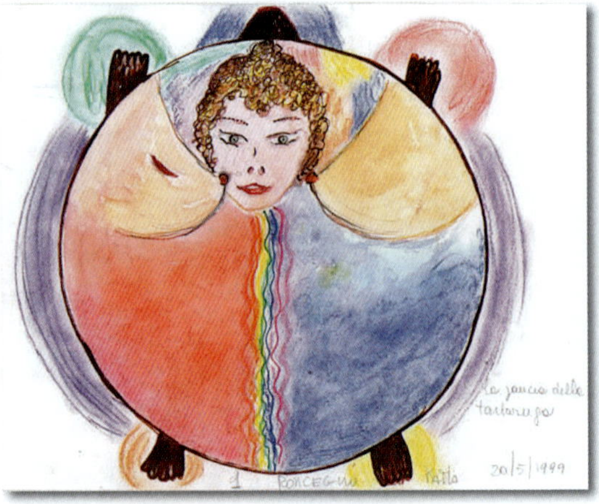

b. Identifikation mit einer Schildkröte, die auf ihrem Bauch das Bild eines Kindes trägt, das Nahrung braucht.

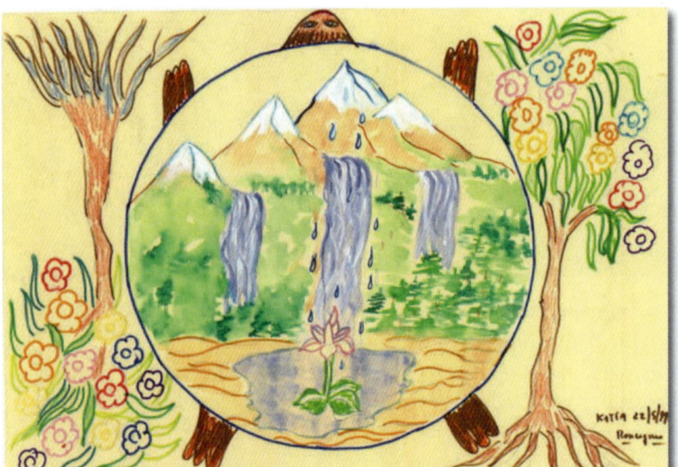

c. Das Bild einer wunderschönen Landschaft, die den Rücken des Schildkrötenpanzers schmückt.

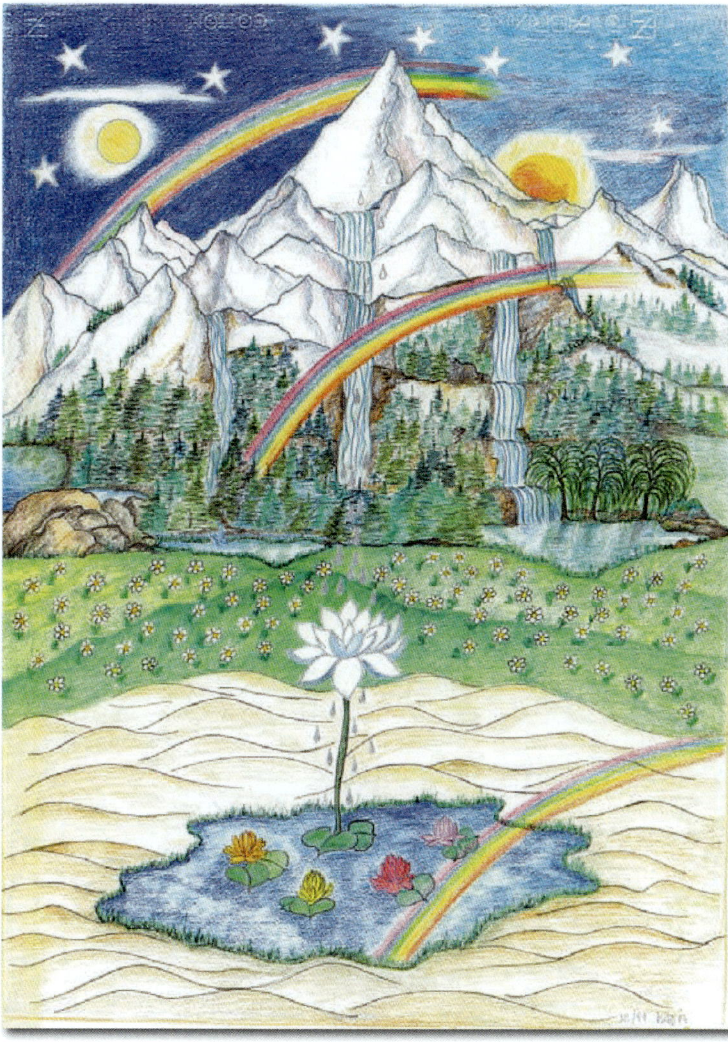

d. Ein Bild derselben Landschaft, wie sie in einem Traum in der auf die Sitzung folgenden Nacht erschien.

11. Drei Bilder von Marianne Wobcke, die ihre Erfahrungen in der Ausbildung zum Holotropen Atmen illustrieren (a–c).

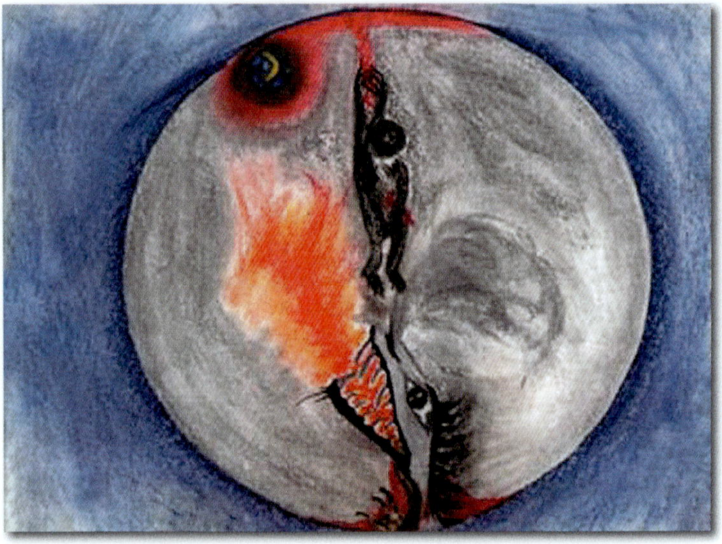

a. Marianne als ein Fötus, der von einem feuerspeienden Drachen angegriffen wird, der durch den Gebärmutterhals kommt und ihre Beine verbrennt. Diese Erfahrung stand in Zusammenhang mit dem Abtreibungsversuch ihrer Mutter und auf einer tieferen Ebene auch mit der Erfahrung ihrer Eingeborenen-Urgroßmutter, deren Beine von einem sie verfolgenden Polizisten mit Benzin übergossen und angezündet wurden.

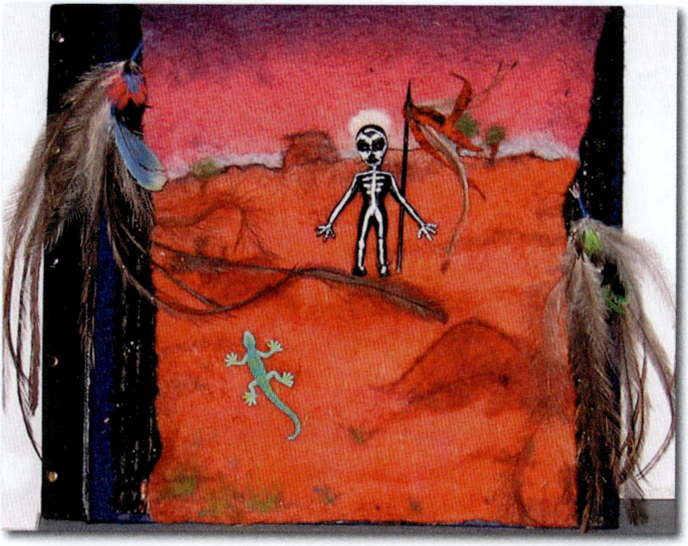

b. „Entfremdung". Ein träumender Ahne steht als Skelett in einer verwüsteten Landschaft. Er repräsentiert die Apokalypse der australischen Aborigines, die aus der Trennung von ihrer Familie, ihrem Land, ihrer Kultur und der von der „Gestohlenen Generation" erfahrenen Trennung vom „Kanyini" resultiert. Kanyini ist das Prinzip der Verbundenheit durch Fürsorge und Verantwortlichkeit, das dem Leben der Aborigines zugrunde liegt.

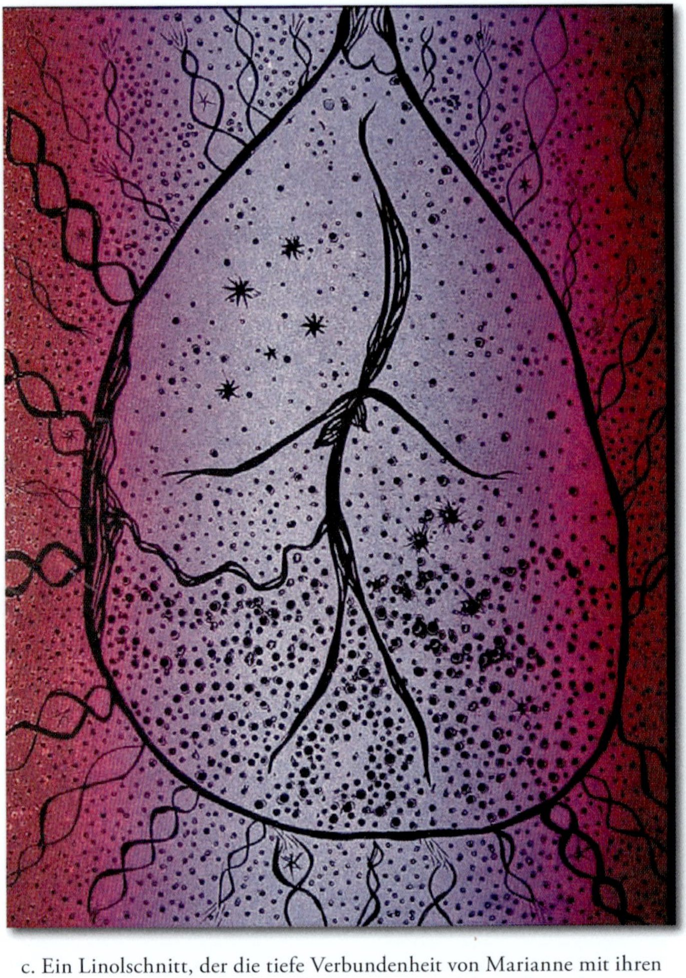

c. Ein Linolschnitt, der die tiefe Verbundenheit von Marianne mit ihren Aborigines-Vorfahren darstellt. Er zeigt einen Mimi-Geist, der vor dem Hintergrund des Sternenhimmels tanzt. Nach der Überlieferung der Aborigines sind Mimi-Geister große, schlanke Wesen, die das Volk der Aborigines in der Alcheringa (Traumzeit) die Fertigkeiten des Jagens, Kochens und Malens gelehrt haben.

KAPITEL 5

Die Integration der Erfahrungen beim Holotropen Atmen und die Nachbearbeitung

Die Sitzungen mit dem Holotropen Atmen können die Psyche auf einer sehr tiefen Ebene aufschließen und die Beziehung zwischen der bewussten und der unbewussten Dynamik radikal verändern. Das Endergebnis einer Sitzung hängt nicht so sehr davon ab, wie viel traumatisches Material ins Bewusstsein gehoben und verarbeitet worden ist, sondern wie gut die Erfahrung abgeschlossen und integriert worden ist. Die Facilitators müssen deshalb bei den Atmenden bleiben und ihnen helfen, bis es ihnen gelungen ist, die Erfahrung zu einem erfolgreichen Abschluss zu bringen. In diesem Kapitel geht es darum, was vor, während und nach der Sitzung getan werden kann, um das Holotrope Atmen sicher, fruchtbar und lohnend zu machen. Wir werden erörtern, wie man die Bedingungen für eine optimale Integration schafft und wie man den Teilnehmern helfen kann, den Übergang vom Workshop in das Alltagsleben zu bewältigen. Zuerst einmal werden wir einen kurzen Überblick über andere Ansätze der Selbsterkundung geben, die mit dem Holotropen Atmen vereinbar sind und die von einigen Praktikern gelegentlich als eine Ergänzung dazu verwendet werden.

1. Die Bedingungen für eine optimale Integration schaffen

Die ersten Schritte für eine erfolgreiche Integration werden bereits in der Vorbereitungsphase gemacht, also bevor die erfahrungsorientierte Arbeit beginnt. Es ist wichtig, die Atmenden auf eine notwendige Voraussetzung für eine erfolgreiche Sitzung hinzuweisen: Sie müssen ihre Aufmerksamkeit durchgehend auf den inneren Prozess richten, sich der Erfahrung ganz und gar hingeben und die Emotionen und körperlichen Energien, die während der Sitzung auftauchen, ohne Beurteilung zum Ausdruck bringen. Wir betonen ebenfalls, dass die Teilnehmer so weitgehend wie möglich von einer rationalen Analyse Abstand nehmen sollten und auf ihre innere Führung und Heilintelligenz stärker vertrauen sollten als auf ihren Intellekt.

Während der Sitzungen können die Facilitators jenen Atmenden, die ein Widerstreben erkennen lassen und welche die Sitzung abbrechen möchten, helfen, indem sie sie beruhigen und dazu ermutigen, liegen zu bleiben, die Augen geschlossen oder mit einer Schlafmaske bedeckt zu halten und das beschleunigte Atmen fortzusetzen. Wo es nötig ist, können die Facilitators für eine Weile bei den widerwilligen Atmenden bleiben und ihre Hand halten oder eine andere Form von Unterstützung bieten. Wir versuchen einen Abbruch der Sitzung um jeden Preis zu vermeiden, solange der Atmende noch mit schwierigen Erfahrungen konfrontiert ist, weil dies zu einer unzureichenden Auflösung des unbewussten Materials und zu unangenehmen Zeiten nach der Sitzung führen würde.

Der emotionale und körperliche Zustand der Atmenden ist gewöhnlich entscheidend davon bestimmt, wie sie sich fühlen, wenn sie die Sitzung beenden. Die Facilitators müssen kurz mit allen Atmenden sprechen, bevor diese den Raum verlassen, um herauszufinden, wie sie sich fühlen. Idealerweise sind die Atmenden nach ihren Sitzungen ohne Schmerzen und ohne irgendeine andere Form von körperlichem Unwohlsein; sie sind entspannt und in einem emotional ausgeglichenen Zustand. Wo das nicht der Fall ist, müssen die Facilitators ihnen Körperarbeit anbieten und bei ihnen bleiben, bis die Erfahrung auf befriedigende Weise abgeschlossen ist.

2. Den Übergang ins Alltagsleben erleichtern

Die Teilnahme an einer Gruppensitzung mit Holotropem Atmen schafft im Allgemeinen selbst dann, wenn es sich nur um einen kurzen einführenden Wochenend-Workshop handelt, ein außergewöhnliches emotionales und intellektuelles Klima, das die Teilnehmer tendenziell auf Abstand von der Leitkultur bringt, wie es auch bei den Übergangsriten in den Stammeskulturen der Fall ist. In den Übergangsriten ist diese Ablösung jedoch nur vorübergehend, und letztendlich bestätigen die außergewöhnlichen Erfahrungen der Initiierten die spirituell geprägte Weltanschauung ihrer Kultur und führen zu einer engeren Einbindung der Eingeweihten in den Stamm.

Dies ist bei Workshops mit dem Holotropen Atmen, die in technologisch geprägten Gesellschaften durchgeführt werden, allerdings nicht der Fall. Tatsächlich ist die Situation genau umgekehrt. Hier werden die Teilnehmer in ein Verständnis der Psyche und des Universums eingeführt, das sich radikal von der Weltanschauung der materialistischen Wissenschaft, welche die Industriegesellschaften beherrscht, unterscheidet. Die neue Perspektive, die sich aus der Arbeit mit holotropen Bewusstseinszuständen ergibt, ist sowohl Atheisten aus dem Westen als auch den Anhängern vieler organisierter Religionen fremd. In Gruppensitzungen mit dem Holotropen Atmen wird diese neue Sicht der Wirklichkeit nicht nur intellektuell vermittelt, sondern sie wird durch die tiefgreifenden persönlichen Erfahrungen der Teilnehmer bestätigt.

Die Vorstellung von einem Gott, der außerhalb der Schöpfung weilt und der nur durch Vermittlung der kirchlichen Hierarchie erreicht werden kann, wird abgelöst vom Konzept einer kosmischen Intelligenz, die das Universum geschaffen hat und es in allen seinen Teilen durchdringt. Sie ist das „Jenseits im Inneren“, das Göttliche, das in jedem Einzelnen von uns zu finden ist, weil wir letztlich damit identisch sind. Die Welt voneinander getrennter Objekte und Wesen ist eine Illusion. Ihr zugrunde liegt ein einheitliches Feld, eine kosmische Matrix, die alles, was existiert, miteinander verbindet. Jedes Menschenwesen ist ein Mikrokosmos, der die Information über den Makrokosmos erhält und der, in einem gewissen Sinn, mit diesem deckungsgleich und identisch ist (das „Wie im Äußeren, so auch im Inneren“ oder „Wie oben, so auch unten“ der esoterischen spirituellen Systeme).

Die materielle Welt, die unseren Sinnen sowie deren vielfältigen Erweiterungen zugänglich ist, ist nicht die einzige Wirklichkeit. Es gibt Bereiche der Existenz, die uns so lange verborgen bleiben, wie wir uns in einem gewöhnlichen Bewusstseinszustand befinden. Diese Bereiche beherbergen archetypische Wesen und Landschaften, welche die Welt der Materie formen und durchdringen. Die Möglichkeit oder gar Wahrscheinlichkeit von Reinkarnation, Karma und dem Überleben des Bewusstseins nach dem Tode ist keine Sache des Glaubens, sondern eine Schlussfolgerung, die auf der Existenz sehr intensiver und überzeugender, in holotropen Zuständen gemachter persönlicher Erfahrungen von Erinnerungen an vergangene Leben beruht.

Die Selbsterforschung mit Hilfe holotroper Bewusstseinszustände erzeugt also tendenziell eine bestimmte Subkultur, die gewisse Wirklichkeiten akzeptiert oder sogar für gegeben hält, die der Durchschnittsbürger in unserer Kultur für ausgesprochen merkwürdig oder sogar verrückt halten würde. Dies gilt besonders für eine Gruppe, die über längere Zeit gemeinsam holotrope Erfahrungen gemacht hat, wie etwa in einem einmonatigen Workshop, in unserer Ausbildung für Facilitators oder in fortlaufenden Gruppen, die sich über mehrere Monate in regelmäßigen Abständen treffen.

Diese neuentdeckte Weltanschauung ist für die einzelnen Atmenden nicht irrational, bizarr oder eigenartig. Sie ist vielmehr in dem Sinne transrational, dass sie den Verstand umfasst und zugleich transzendiert. Ihre wesentlichen Grundsätze werden von den meisten Individuen, die sich dieser Form der Selbsterforschung widmen, unabhängig voneinander entdeckt. Im Großen und Ganzen weist diese Sichtweise der Existenz große Ähnlichkeit mit den in den spirituellen Philosophien des Ostens und in den mystischen Traditionen der Welt vorzufindenden Ideen auf – also mit dem, was Aldous Huxley die „Ewige Philosophie" (*The Perennial Philosophy,* 1945) nannte. Die holotropen Erfahrungen erhellen und bestätigen oft auch bestimmte Überzeugungen, die sich in den schamanistischen Überlieferungen und Stammeskulturen im Allgemeinen finden.

Viele von uns, die das hier beschriebene Verständnis der Psyche und des Universums entdeckt haben, finden es interessant und ermutigend, dass diese Perspektive zwar unvereinbar ist mit dem aus dem 17. Jahrhundert stammenden newtonschen und kartesianischen Denken der materialistischen Einheitswissenschaften, dass sie aber von den verschiedenen Ausprägungen des entstehenden neuen Paradigmas – etwa der relativistischen Quantenphysik, der optischen Holographie, dem ganzheitlichen Denken, der Neuen Biologie, der Systemtheorie und anderen Disziplinen (Capra

1975; Pribram 1971; Bohm 1980; Sheldrake 1981; Laszlo 1993 und 2004) – gestützt und bestätigt wird.

Unsere Erfahrung hat gezeigt, dass manche Menschen, die aus einem Workshop mit dem Holotropen Atmen zurückkehren, allzu enthusiastisch auf das reagieren, was sie erfahren haben, und den Drang verspüren, es nun wahllos jedermann mitzuteilen. Sie berichten, dass sie ihre Geburt wieder durchlebt haben, dass sie Erinnerungen an ihre früheren Leben erfahren haben, archetypischen Wesen begegnet sind oder mit ihren toten Verwandten kommuniziert haben. All diese Erfahrungen sind in den Atemsitzungen ganz gewöhnlicher Menschen etwas ganz Alltägliches, aber sie würden dem Mann auf der Straße sehr wahrscheinlich unmöglich oder sogar verrückt erscheinen.

Es ist deshalb wichtig, mit den Teilnehmern über dieses Problem zu sprechen, bevor sie den Workshop verlassen. Wir bitten sie, sich genügend Zeit dafür zu nehmen, dass die Erfahrung sich setzen kann, bevor sie mit anderen darüber sprechen, und auch danach die Menschen, denen sie von ihren Erfahrungen berichten, als auch die Bilder, die sie verwenden, sorgfältig auszuwählen. Wir empfehlen ihnen, sich nach einer intensiven Sitzung nicht unmittelbar in ein geschäftiges soziales Umfeld zu stürzen und für eine Reihe von Tagen davon Abstand zu nehmen, ihre Erfahrungen anderen mitzuteilen. Wenn ihre Lebensumstände es erlauben, ist es hilfreich, längere Bäder zu nehmen, in der Natur spazieren zu gehen, sich eine gute Massage geben zu lassen, zu meditieren, zu malen oder Musik zu hören.

Die Leute kommen typischerweise nicht etwa durch die Erfahrungen, die sie gemacht haben, in Schwierigkeiten, sondern durch das, was sie damit anfangen. Das gilt auch dann, wenn diese Erfahrungen durch unterschiedliche psychotherapeutische Techniken und psychedelische Substanzen ausgelöst werden oder wenn sie spontan mitten im Alltagsleben auftreten. Das *Holy Ghost People Network* (*SEN*, „Netzwerk für spirituelle Krisen") ist eine von Christina im Jahre 1980 ins Leben gerufene Organisation, die Menschen hilft, die sich in einer Krise der spirituellen Öffnung befinden. Im frühen Stadium dieser Organisation erschien im *SEN-Newsletter* eine Karikatur, die sehr schön illustriert, wie es zu solchen Schwierigkeiten kommen kann.

Stan, der diese Karikatur gezeichnet hat, bekam während eines Aufenthalts in Indien die Inspiration dazu, als er eine Gruppe von Yogis sah, die meditierten, während sie mit den Füßen kopfüber an den Ästen von Bäumen hingen. Die Karikatur zeigt einen bärtigen Yogi mit einem Lendentuch, der kopfüber an einem Baum hängt. Unter dem Baum sitzt ein Mann in einer Zwangsjacke. In der Sprechblase über seinem Kopf fragt er den Yogi: „Warum nennen sie dich einen Mystiker und mich einen Psychotiker?" In der Sprechblase des Yogis steht: „Ein Mystiker weiß, mit wem er *nicht* reden sollte."

3. Die Durchführung von Nachbereitungsgesprächen

Holotrope Atemsitzungen sollten idealerweise mit Nachbereitungsgesprächen unter vier Augen kombiniert werden. Dies ist zwingend notwendig, wenn die Methode zur Behandlung von emotionalen und psychosomatischen Störungen verwendet wird. Lässt es der emotionale Zustand des Klienten zu, dann können die holotropen Atemsitzungen sowie die Nachbereitungsgespräche auf ambulanter Basis durchgeführt werden. Arbeiten wir jedoch mit ernsthaft gestörten Klienten, dann muss die gesamte Behandlung – also die Atemsitzungen und die Nachbereitungsgespräche – stationär durchgeführt und der Klient rund um die Uhr untergebracht werden.

In unserer Ausbildung von Facilitators für das Holotrope Atmen, die aus einer Serie von sechstägigen Modulen besteht, haben wir die Möglichkeit, den Austausch in einer Gruppe mit individuellen Gesprächen zu kombinieren. In unseren einmonatigen Seminaren, die wir während unseres Aufenthalts am Esalen Institute durchgeführt haben, war die Situation ähnlich. Im Lauf der Jahre habe ich jedoch eine große Zahl von Wochenend-Workshops und fünftägigen Workshops durchgeführt, bei denen die Diskussion der Erfahrungen auf die Nachbearbeitungsgruppen beschränkt blieb. Die Teilnehmer kamen oft aus großer Entfernung zu diesen Workshops und mussten kurz nach Ende des Workshops wieder abreisen.

Eine solche Situation verlangt eine sorgfältigere Überprüfung der Teilnehmer auf emotionale Störungen. Wo immer das möglich ist, geben wir den Teilnehmern die Adressen ausgebildeter Facilitators, die vorzugsweise in ihrer näheren Umgebung zu finden sind und mit denen sie Kontakt aufnehmen können, wenn sie Fragen haben oder irgendwelche Hilfe brauchen. Dies wird immer leichter, da die Zahl der ausgebildeten Facilitators wächst. Bis heute haben mehr als tausend Menschen in verschiedenen Erdteilen unsere Ausbildung abgeschlossen. Dies hat uns die Möglichkeit gegeben, öffentlich zugängliche Workshops in Gegenden durchzuführen, in denen ausgebildete solche Rückendeckung bieten können.

Die Einzelgespräche nach einer Sitzung haben mehrere Funktionen. Sie bieten die Möglichkeit, zu einem tieferen und subtileren Verständnis der Erfahrung während der Sitzung zu gelangen, indem das Material verwendet wird, das seit der Atemsitzung in Träumen oder während der Meditation aufgetaucht ist oder das in der Form von zusätzlichen Mandala-Bildern, von schriftlichen Berichten über die Sitzung oder von Tagebucheintragungen vorliegt. Sitzungen mit dem Holotropen Atmen bringen regelmäßig spezifische archetypische Bilder an die Oberfläche oder auch Material, das in den Bereich des Schamanismus, des Tantra, der Alchemie oder anderer esoterischer Lehren gehört. Es kann sehr hilfreich sein, die Aufmerksamkeit der Atmenden auf spezielle Literatur zu lenken, die ihnen zu helfen vermag, solche Erfahrungen zu verstehen, und die sie zu weiteren Erkundungen anleiten kann.

Hat die Sitzung im Rahmen einer fortlaufenden Gruppe stattgefunden und sind dabei spezifische Probleme aufgetaucht, so kann das Nachbereitungsgespräch auch dazu verwendet werden, eine Strategie für die nächste Sitzung zu entwerfen – für den Fall, dass dieselben Probleme wieder auftauchen. Ein Beispiel für eine solche Situation ist die Furcht vor dem Kontrollverlust. Sie verlangt, dass man dem Atmenden versichert, dass solche Befürchtungen unbegründet sind und warum sie es sind. Eine andere oft auftauchende Hürde ist die Erfahrung von Hoffnungslosigkeit, die mit dem Wiedererleben des Einsetzens der Geburt (PGM II) zusammenhängt. In einem solchen Fall stellt sich uns die Aufgabe, die Atmende davon zu überzeugen, dass der schnellste Ausweg aus einer solchen Situation darin besteht, tiefer in die Erfahrung der Hoffnungslosigkeit hineinzugehen, bis sie genau jene Intensität erreicht, die sie während des tatsächlichen Geburtsprozesses gehabt hat. Wo das geschieht, verschwindet das Gefühl der Hoffnungslosigkeit und der Prozess geht automatisch zum nächsten Stadium über. Furcht vor dem Tod, dem Verrücktwerden oder davor, nicht aus der

Erfahrung zurückkehren zu können, gehören zu anderen wichtigen Problemen, die besprochen werden müssen.

Viele Atmende mit einer Geschichte anaklitischer Deprivation haben aus verschiedenen Gründen große Schwierigkeiten, den unterstützenden Körperkontakt anzunehmen. Wenn dieser Widerstand anhält, müssen wir über seine Ursachen sprechen und versuchen, das Vertrauen des Atmenden zu stärken, damit dieses Problem gelöst werden kann. Weitere Beispiele sind vielfältige Programmierungen schon in der Kindheit, welche die Atmenden daran hindern, ihre Emotionen vollständig zum Ausdruck zu bringen – etwa Programme wie „Kinder sollte man sehen, aber nicht hören", „Ein Junge weint nicht; wenn du weinst, bist du ein Weichling" oder „Gute Mädchen zeigen keinen Zorn". In solchen Fällen versuchen die Facilitators, die Atmenden davon zu überzeugen, dass ein Verhalten, welches in der Kindheit von den elterlichen Autoritäten eingebläute Gebote und Verbote widerspiegelt, jetzt nicht mehr relevant ist und tatsächlich gegen sie arbeitet, indem es den Prozess der Heilung stört.

Die wichtigste Funktion der Nachbereitungsgespräche besteht darin, den Zustand der Atmenden einzuschätzen und ihnen spezifische ergänzende Ansätze vorzuschlagen, wo das angebracht erscheint. Wir werden diese im folgenden Abschnitt erörtern.

4. Die Anwendung verschiedener Methoden zur Ergänzung des Holotropen Atmens

An den Tagen, die auf eine intensive Sitzung folgen, in der es zu einem größeren emotionalen Durchbruch oder einer emotionalen Öffnung gekommen ist, kann die Integration durch eine große Bandbreite von ergänzenden Ansätzen erleichtert werden. Dazu gehören ein Gespräch über die Sitzung mit einem erfahrenen Facilitator, aber auch Meditation, das Schreiben eines detaillierten Berichtes über die Erfahrung, das Malen weiterer Mandalas und das Arbeiten mit der SoulCollage. Jogging, Schwimmen, expressives Tanzen und andere Formen von aerobem Körpertraining können sehr nützlich sein, wenn die holotrope Erfahrung ein Übermaß an zuvor aufgestauter körperlicher Energie freigesetzt hat. Andererseits kann aber auch gute Körperarbeit durch einen

Therapeuten, der den Ausdruck von Emotionen zulässt, oder eine Akupunktursitzung helfen, verschiedene noch verbleibende Energieblockaden aufzulösen. Auch wenn das Holotrope Atmen als integraler Ansatz zur Selbsterforschung und Therapie für sich stehen kann, ist es doch mit einem breiten Spektrum anderer aufdeckender Methoden der Psychotherapie vereinbar und kann mit diesen kombiniert werden.

Gestalttherapie kann helfen, die Erfahrungen in tiefgreifenden Sitzungen mit dem Holotropen Atmen zu integrieren, und sie kann differenziertere Einsichten in das unbewusste Material liefern, das dabei aufgetaucht ist. Diese Methode wurde von Fritz Perls (1893–1970) in Südafrika und am Esalen Institute in Big Sur entwickelt. Perls war ein deutscher Psychiater und Psychoanalytiker, der seine Ausbildung in Berlin und in Österreich erfahren hatte. Die Gestalttherapie tauchte in der Mitte des 20. Jahrhunderts als eine Schule der Humanistischen Psychotherapie auf und wurde in den 1960er und 1970er Jahren sehr populär. Zu den Einflüssen, die diese originelle Methode der Therapie und Selbsterforschung prägten, gehören die Religionen des Fernen Ostens, existenzielle Phänomenologie, Physik, Gestaltpsychologie, Psychoanalyse, Schauspielkunst und die Systemtheorie sowie die Feldtheorie (Perls, Hefferline, Goodman 1951; Perls 1973, 1976).

Die Gestalttherapie stellt eine radikale Neuorientierung dar, weg von der freudschen Betonung der Erforschung der Geschichte des Klienten und hin zu der gegenwärtigen Psychodynamik zwischen dem Klienten, dem Therapeuten und der Gruppe. Die Betonung liegt dabei auf dem, was im „Hier und Jetzt" geschieht – also auf dem, was in diesem Augenblick getan, gedacht und gefühlt wird, statt auf dem, was sein könnte oder sein sollte. Das Ziel der Gestalttherapie besteht nicht nur darin, dem Klienten zu helfen, Symptome zu überwinden, sondern sie soll es ihm ermöglichen, lebendiger und kreativer zu werden und sich von emotionalen und körperlichen Blockaden und unerledigten Problemen („unabgeschlossenen Gestalten") zu befreien. Dies verbessert die Lebensqualität und verstärkt Befriedigung, Erfüllung, persönliches Wachstum, Selbstakzeptanz sowie das Vermögen, ohne übermäßige Beeinträchtigung durch das Gepäck aus der Vergangenheit stärker in der Gegenwart Erfahrungen zu machen.

Die Sandspieltherapie ist eine einzigartige Methode nonverbaler Psychotherapie. Die jungianische Analytikerin Dora Kalff aus der Schweiz entwickelte sie, nachdem C. G. Jung sie ermutigt hatte, diesen Ansatz in ihrer Arbeit mit Kindern zu verwenden. Die wesentlichen Hilfsmittel der Sandspieltherapie sind ein Kasten von vorgeschriebenen Ausmaßen, der zum Teil mit Sand gefüllt ist, sowie eine große Sammlung von kleinen Objekten – Figürchen von Menschen aus verschiedenen Kulturen und Zeitaltern, von Tieren und archetypischen Wesen sowie Miniaturhäuser und -bäume und dazu eine Anzahl von natürlichen Objekten wie etwa Muscheln und Steine mit interessanten Formen und Farben. Mit Hilfe dieser Objekte schaffen die Klienten individuelle Kompositionen, die ihren inneren Zustand widerspiegeln. Die dieser Technik zugrunde liegende Annahme ist Jungs Hypothese, dass es in der menschlichen Psyche einen grundlegenden Drang zur Heilung gibt, die er als den Individuationsprozess bezeichnete. Dora Kalff erkannte, dass die von Kindern und Erwachsenen erstellten Bilder dem innerpsychischen Prozess der Individuation entsprechen (Kalff 2003).

Das Psychodrama ist eine weitere erfahrungsorientierte Methode, die sich gelegentlich und in spezifischen Situationen als nützliche Ergänzung zum Holotropen Atmen anwenden lässt. Diese Technik wurde von Jacob Levy Moreno entwickelt, einem rumänischen Psychiater, Sozialwissenschaftler und wegweisenden Pionier der Gruppenpsychotherapie. Bereits als Medizinstudent lehnte Moreno die freudsche Therapie ab, und er begann, mit Methoden des Rollenspiels im Rahmen einer Gruppe zu experimentieren, zuerst in der Form von Straßentheater mit freiwilligen Passanten und später in einem professionellen Rahmen. Das Psychodrama enthält starke Elemente des Schauspiels und wird oft unter Verwendung verschiedener Gruppen auf einer Bühne aufgeführt. Verschiedene innerpsychische und zwischenmenschliche Konflikte lassen sich durcharbeiten, indem man die Mitwirkenden in einer Gruppe auffordert, die Rolle der Protagonisten anzunehmen, sich mit diesen zu identifizieren und ihre Einstellungen, Gefühle und Verhaltensweisen auszuagieren (Moreno 1973, 1976).

Francine Shapiros EMDR *(Eye Movement Desensitization and Reprocessing)* ist ebenfalls ein hilfreicher Ansatz. Diese Methode beruht auf der Beobachtung, dass das Auftauchen von unbewusstem Material typischerweise mit schnellen Augenbewegungen *(rapid eye movements, REM)* verbunden ist und dass umgekehrt schnelle Augenbewegungen das Auftauchen von unbewusstem Material erleichtern können. In der therapeutischen Arbeit mit dieser Methode werden die Klienten angeleitet, sich auf ein zuvor identifiziertes Ziel zu fokussieren, etwa auf ein lebhaftes visuelles Bild im Zusammenhang mit einer Erinnerung, auf ein negatives Selbstbild oder auf spezifische Emotionen und körperliche Empfindungen. Die Klienten folgen dann über einen Zeitraum von etwa 20 bis 30 Sekunden den Bewegungen des Fingers des Therapeuten durch ihr Gesichtsfeld. Anstelle der Bewegung von Fingern lässt sich auch eine Stimulation durch Klopfen oder zuvor aufgezeichnete Töne anwenden. Der Therapeut fordert den Klienten auf, Gedanken, Gefühle und Empfindungen wahrzunehmen, die ihm in den Sinn kommen. Dieser Prozess wird während jeder Sitzung viele Male wiederholt (Shapiro 2001, 2002).

Einige Facilitators ergänzen das Holotrope Atmen gelegentlich durch Sitzungen mit einer Methode, die Familienaufstellung oder systemische Aufstellung genannt wird. Diese kontroverse Technik wurde von Bert Hellinger entwickelt, einem römisch-katholischen Priester aus Deutschland, dessen Hauptinspiration Rituale der Zulus waren, die er während seines Aufenthalts als Missionar in Afrika beobachtet hatte (Hellinger 2003). Unter der Anleitung des Facilitators wählen Individuen, die an bestimmten persönlichen Problemen arbeiten, die mit der Dynamik ihrer Familie zu tun haben, Teilnehmer der Gruppe aus, die sie selbst und verschiedene Familienmitglieder repräsentieren. Sie stellen diese Repräsentanten in einer Konstellation auf, die im gegebenen Moment nach ihrem Gefühl der richtigen Position und dem Abstand zwischen diesen Personen entspricht. Dann setzen sie sich hin und beobachten, was geschieht.

Anders als beim Psychodrama agieren die Repräsentanten nicht und spielen keine Rolle. Das Ziel dabei ist, Zugang zum „wissenden Feld“ – wie der deutsche Psychiater Albrecht Mahr es nennt – zu gewinnen und es der Intuition der Repräsentanten zu ermöglichen, die Gruppendynamik sowie Veränderungen der Konstellationen zu steuern (Mahr 1999). Die dieser Methode zugrunde liegende Annahme ist, dass das wissende Feld es den Repräsentanten ermöglicht, die Gefühle der tatsächlichen Familienmitglieder zu erspüren und zu artikulieren. Unbehagen und Unzufriedenheit, die von der Platzierung ausgelöst worden sind, werden als ein Zeichen von „systemischer Verstrickung" zwischen den Familienmitgliedern angesehen. Dazu kommt es, wenn die Familie von einem unaufgelösten Trauma beeinträchtigt wird – wie etwa einem Selbstmord oder Mord, dem frühen Tod eines Familienmitglieds, dem Tod einer Mutter bei der Geburt eines Kindes oder einer Traumatisierung durch Missbrauch, Krieg oder eine Naturkatastrophe. Eine heilsame Auflösung wird erreicht, wenn alle Teilnehmer der Konstellation das Gefühl haben, dass sie am rechten Platz stehen und die anderen Repräsentanten dem zustimmen.

Während Bert Hellingers Familienaufstellung international große Popularität erlangt hat, ist Hellinger selbst zu einer äußerst kontroversen Figur geworden; er wurde insbesondere in Deutschland heftig kritisiert. Zu den Kritikpunkten gehören eine rigide patriarchalische und selbstherrliche Einstellung, erratische Urteile, an den Haaren herbeigezogene Behauptungen, ein obskurer Mystizismus, die Parteinahme für Straftäter und die stillschweigende Duldung von Inzest, Kriegsverbrechern und Diktatoren, darunter auch Hitler. Diese Einstellungen und Verhaltensweisen sind jedoch symptomatisch für die Persönlichkeit Hellingers und keine integralen Bestandteile der Technik selbst. Viele der Nachfolger Hellingers – wie zum Beispiel Albrecht Mahr – scheinen die Methode der Familienaufstellung ohne die Extreme und Verzerrungen, die Hellingers persönliche Voreingenommenheit widerspiegeln, praktizieren zu können, und sie finden diese Methode sehr interessant und lohnend.

Voice Dialogue ist eine therapeutische Technik und Persönlichkeitstheorie, die von den amerikanischen Psychologen und Autoren Hal Stone und Sidra Stone entwickelt wurde (Stone und Stone 1989). Wie schon C. G. Jung und Roberto Assagioli vor ihnen behaupten die Autoren, dass jeder von uns aus vielen einzelnen Selbsten besteht, aus Teilpersönlichkeiten oder Energiemustern unserer Psyche. Ihre Technik ermöglicht uns einen Dialog mit unseren inneren Selbsten, durch den wir entdecken können, wie diese in uns funktionieren, wie sie sich fühlen, wie ihre Wertehierarchie aussieht, welche Gefühle sie uns vermitteln, was sie von uns wollen und so weiter. Indem wir uns der unterschiedlichen Facetten unserer selbst bewusst werden, können wir den Zustand des „bewussten Ichs" erreichen – wir können unsere Selbste als etwas von uns Getrenntes erfahren und uns von der Identifikation mit einem bestimmten Selbst lösen.

Da das Holotrope Atmen – wie wir es heute verstehen – ebenso ein Ansatz zur Erleichterung einer spirituellen Öffnung ist wie eine Strategie der Selbsterforschung und eine Heilmethode, ist es völlig vereinbar mit verschiedenen Formen der spirituellen Praxis – mit buddhistischer und daoistischer Meditation, dem Hatha-Yoga und anderen yogischen Disziplinen, mit der Meditation in Bewegung, dem Tai Chi Chuan, dem Qigong, den Tänzen und Gesängen der Sufis, der Kabbala, dem christlichen Gebet, der Spiritualität der amerikanischen Ureinwohner und vielen anderen spirituellen Praktiken. Dies ist eine ideale Kombination, die im Lauf der Zeit nicht nur zu einer emotionalen und psychosomatischen Heilung führen kann, sondern auch zu einer dauerhaften positiven Transformation der Persönlichkeit.

KAPITEL 6

Herausforderungen und Schwierigkeiten für die Facilitators des Holotropen Atmens

Im Lauf der Jahre haben wir in vielen verschiedenen Ländern der Welt und in Kulturen mit unterschiedlichen sozialen Strukturen, politischen Systemen, Bräuchen und Religionen Workshops für das Holotrope Atmen durchgeführt. Gelegentlich reagierten Menschen in einem solchen Umkreis ablehnend auf verschiedene Aspekte dieser neuen Methode der Selbsterforschung und Therapie – etwa auf den Gebrauch lauter Musik, auf die ungewöhnliche Auswahl der Musikstücke, die wir gespielt haben, auf außergewöhnliche Bewusstseinszustände bei den Teilnehmern, auf den intensiven stimmlichen Ausdruck von Emotionen, auf ungewohnte körperliche Manifestationen und auf den engen Körperkontakt zwischen den Atmenden, den Sittern und den Facilitators. In vielen Fällen liessen der Raum für die Sitzungen und die Qualität oder Verlässlichkeit der Musikanlage zu wünschen übrig. Die folgenden Geschichten illustrieren einige Herausforderungen, mit denen sich Facilitators bei der Ausübung des Holotropen Atmens konfrontiert sehen können.

1. Eine Begegnung mit der Militärjunta in Buenos Aires

Unser argentinisches Abenteuer begann während eines fünftägigen Workshops am Esalen Institute. Es hatte mit einem der bemerkenswertesten und rätselhaftesten Fälle von Heilung zu tun, die uns in den dreißig Jahren, die wir das Holotrope Atmen praktiziert haben, begegnet sind. Gladys, eine junge Frau, die an diesem Workshop teilnahm, berichtete der Gruppe bei unserem ersten Zusammentreffen, sie leide seit etwa vier Jahren an einer schweren chronischen Depression, begleitet von intensiver Angst. Sie sagte, sie hoffe, dass die Atemarbeit ihr Einsichten in dieses sie lähmende Problem geben würde.

In ihren beiden Atemsitzungen durchlebte Gladys erneut eine Reihe von wichtigen traumatischen Erinnerungen aus ihrem Säuglingsalter und ihrer Kindheit, und sie erfuhr eine Abfolge intensiver Episoden, die mit ihrer biologischen Geburt zu tun hatten. Sie hatte das Gefühl, das während dieser Sitzungen aufgetauchte unbewusste Material sei die Quelle ihrer Depression. In der zweiten Sitzung kam es zur Aktivierung und Freisetzung großer Mengen aufgestauter Energie. Dies ist gewöhnlich ein wichtiger Schritt in der therapeutischen Arbeit mit Depression, einem Zustand, der von starken Blockaden emotionaler und körperlicher Energie charakterisiert ist. Doch trotz intensiver Körperarbeit in der Schlussphase der Sitzung resultierte diese nicht in einer befriedigenden Auflösung und Befreiung von diesem Zustand.

An dem auf die zweite Sitzung von Gladys folgenden Morgen tauchte ihre Depression wieder auf, aber sie war bedeutend schwächer als gewöhnlich. Sie nahm auch eine andere Form an als zuvor. Statt wie gewohnt Gehemmtheit, Antriebslosigkeit und Apathie zu erleben, war Gladys ausgesprochen erregt. Gemäß unserer ursprünglichen Planung sollte diese Morgensitzung ein offenes Forum sein – eine Gruppendiskussion, während der die Teilnehmer Fragen zu ihren Erfahrungen und zur Theorie und Praxis des Holotropen Atmens hätten stellen können. Als wir jedoch sahen, in welchem Zustand Gladys sich befand, beschlossen wir, unser Programm zu ändern und unverzüglich erfahrungsorientierte Arbeit mit ihr durchzuführen.

Wir forderten sie auf, sich mitten in der Gruppe hinzulegen, einige tiefe Atemzüge zu nehmen, sich dem Fluss der von Christina abgespielten Musik hinzugeben und alle Erfahrungen anzunehmen, die unter diesen Umständen auftauchen würden. Etwa fünfzig Minuten zitterte Gladys heftig, sie würgte und hustete, machte laute Geräusche und schien mit unsichtbaren Feinden zu kämpfen. Als sie auf die Erfahrung zurückblickte, berichtete sie, dieser Teil ihrer Erfahrung hätte mit einem Wiedererleben ihrer schwierigen Geburt zu tun gehabt, die sie diesmal sehr viel tiefer als zuvor erneut durchlebt hatte.

Im weiteren Verlauf der Sitzung wurden die Schreie von Gladys artikulierter und ähnelten immer mehr einem Sprechen. Wir ermutigten sie, die Geräusche herauskommen zu lassen, ganz gleich, welche Form sie annahmen, ohne sie zu beurteilen oder zu zensieren, selbst wenn sie ihnen keinen Sinn abgewinnen konnte. Allmählich wurden ihre Bewegungen immer stilisierter und eindrücklicher, und ihre Worte wurden klarer, doch sie stammten aus einer Sprache, die wir nicht erkannten. An einem bestimmten Punkt setzte Gladys sich auf und begann eine beeindruckende, sich wiederholende Sequenz zu singen, die sich anhörte wie ein Gebet. Dies ging eine ganze Weile so weiter.

Dieses Ereignis hatte eine tiefe Wirkung auf die Gruppe. Ohne zu wissen, was Gladys innerlich erlebte, und ohne ihre Worte zu verstehen, fühlten sich die meisten Teilnehmer tief bewegt und begannen zu weinen. Einige nahmen eine meditative Haltung ein und legten ihre Hände zusammen wie zum Gebet. Als der Gesang von Gladys beendet war, beruhigte sie sich und nahm wieder eine auf dem Rücken liegende Haltung ein. Sie trat für mehr als eine Stunde in totaler Bewegungslosigkeit in einen Zustand der ekstatischen Entzückung und Glückseligkeit ein. Als Gladys später auf ihre Erfahrung zurückblickte, sagte sie, sie hätte den unwiderstehlichen Drang gespürt, zu tun, was sie getan hatte. Sie verstand jedoch nicht, was geschehen war, und meinte auch, sie hätte nicht die geringste Ahnung, welche Sprache sie in ihrem Gesang benutzt habe.

Carlos jedoch, ein freudscher Psychoanalytiker aus Argentinien, der ebenfalls an dem Workshop teilnahm, erkannte die Sprache, in der Gladys gesungen hatte, als perfektes Sephardisch, eine Sprache, die er selbst beherrschte. Diese Sprache, die auch Ladino genannt wird, ist eine jüdisch-spanische Mischform, eine Kombination von mittelalterlichem Spanisch mit dem Hebräischen. Durch eine seltsame Koinzidenz hatte Carlos, der Jude war, die sephardische Sprache viele Jahre lang als persönliches

Hobby studiert. Gladys, die weder Hebräisch noch Spanisch beherrschte, hatte noch nie vom Ladino gehört und wusste nichts von der Existenz dieser Sprache. Carlos übersetzte die Worte des wiederholten Gesangs von Gladys, der eine so starke Wirkung auf die Gruppe gehabt hatte: „Ich leide und ich werde immer leiden. Ich weine und ich werde immer weinen. Ich bete und ich werde immer beten."

Während dieses dramatischen Finales ihrer Erfahrung in der Gruppe, bei dem sie das sephardische Gebet sang, durchbrach Gladys ihre Depression, und ihr Zustand stabilisierte sich auf einem psychologisch sehr positiven Niveau. Carlos war von dem, was er gerade miterlebt hatte, tief beeindruckt. Sein eigener freudscher Bezugsrahmen, den er in den Workshop mitgebracht hatte, war bereits durch eine tiefe Erfahrung seiner Geburt und eine sehr überzeugende und bedeutungsvolle Erinnerung an ein vergangenes Leben ernsthaft erschüttert worden, denn nichts davon passte in sein wissenschaftliches Weltbild, genauso wenig wie ähnliche Erfahrungen von anderen Teilnehmern der Gruppe.

Die Erfahrung von Gladys wurde zum Wendepunkt in einer tiefen begrifflichen Umorientierung von Carlos hin zur Transpersonalen Psychologie. Er wollte mit dieser Methode der Selbsterforschung unbedingt weitermachen und bat uns, so bald wie möglich nach Buenos Aires zu kommen, und dort einen Workshop mit dem Holotropen Atmen durchzuführen. Unsere Zeitplanung für den Rest des Jahres war bereits sehr eng, da wir unter anderem eine längere Reise nach Europa eingeplant hatten. Carlos bedrängte uns, auf dem Weg von Europa nach Kalifornien einen Umweg über Argentinien zu machen. Er bot an, die zusätzlichen Kosten für das Flugticket zu bezahlen, und fügte noch ein sehr verlockendes Honorarangebot hinzu, dem nur schwer zu widerstehen war.

Wir beide landeten nach einem langen Flug von Frankfurt aus in Buenos Aires. Wir wussten zwar, dass in Argentinien die Militärs regierten, doch wir hatten von der Perfidie dieses Regimes, die sich erst später klar zeigen sollte, keine Ahnung. Unsere Ankunft fiel mit dem Beginn der rechtsgerichteten Diktatur der argentinischen Militärjunta zusammen, die im März 1976 durch einen Staatsstreich die Macht übernommen hatte, während sich das Land in einem gewalttätigen Konflikt zwischen extrem linken und extrem rechten Anhängern des kürzlich verstorbenen Präsidenten Juan Domingo Perón befand. Die Junta praktizierte, was man den Schmutzigen Krieg genannt hat – die vom Staat geförderte Entführung, Folterung und Ermordung Tausender angeblicher politischer Dissidenten und Linker sowie von deren Familienangehörigen.

Auf dem Weg vom Flughafen kamen wir an von Stacheldrahtbarrieren umringten Vierteln sowie an zahlreichen Panzerfahrzeugen und Panzern vorbei. In manchen Gegenden schien es mehr Soldaten als Zivilisten zu geben. Carlos hatte unsere Unterbringung im Bauen Hotel an einer der breiten Prachtstraßen von Buenos Aires arrangiert, und er hatte im selben Hotel einen Raum für den Workshop reserviert. Als wir das Hotel betraten, sahen wir, dass der Eingang von zwei jungen Soldaten mit Maschinenpistolen bewacht wurde. Einigermaßen eingeschüchtert von unseren ersten Eindrücken von Buenos Aires fragten wir Carlos, ob er sicher sei, dass es in Ordnung sein würde, den Atemworkshop unter diesen Umständen durchzuführen. „Kein Problem", versicherte er uns und wies dabei auf eine Anzeigetafel in der Lobby mit der Aufschrift: INVESTIGATIONES CIENTIFICAS PSICOLOGICAS. „Ich habe dem Manager und dem Personal des Hotels gesagt", meinte er, „wir würden ein wichtiges wissenschaftliches Experiment durchführen."

Der Workshop fand in einem großen Konferenzraum statt, der gewöhnlich für Versammlungen verschiedener Wirtschaftsunternehmen verwendet wurde. Auf Wunsch von Carlos hatte man die Möbel ausgeräumt und an ihrer Stelle Matratzen auf den Boden gelegt. Die Teilnehmer, die offensichtlich nicht gut über die Art des Workshops informiert waren, kamen in ihrer Geschäftskleidung an; die Männer trugen Schlips und Anzug, die Frauen Röcke, Nylonstrümpfe und hochhackige Schuhe. Nachdem wir sie auf die Atemarbeit vorbereitet hatten, zogen viele ihre Schuhe aus und legten alle überflüssigen Accessoires ab.

Nach der anfänglichen Entspannung begann die Atemarbeit, und wir spielten lautstarke Musik. Es dauerte nicht lange, bis Schreie im Raum widerhallten. Diese Schreie alarmierten die beiden Soldaten, die am Eingang zum Hotel Wache standen: In der angespannten politischen Lage in

Argentinien vermutete man hinter lautem Schreien einen möglichen Ausdruck von Auflehnung und Revolte. Mitten in der Sitzung rannten die Soldaten die Treppe hinauf, traten die Türen auf und stürmten mit ihren Maschinenpistolen fuchtelnd in den Raum. Verwirrt von der Szene, die sie vor sich sahen, erstarrten sie, wedelten mit ihren Maschinenpistolen und versuchten zu verstehen, was hier los war.

Carlos und unser Übersetzer brauchten mehr als zehn Minuten, um den Soldaten zu versichern, dass die Situation harmlos war und es keinen Grund für eine militärische Intervention gab. Carlos erinnerte die Soldaten immer wieder an die große Anzeige in der Hotellobby, die das, was wir hier taten, als ein wichtiges wissenschaftliches Experiment bezeichnete, das von zwei berühmten amerikanischen Psychologen durchgeführt wurde. Nachdem die Soldaten die ungewöhnliche Szene eher widerwillig verlassen hatten, ging die Sitzung eine Zeitlang ohne Unterbrechung weiter.

Doch etwa eine Stunde später flog die Tür erneut auf. Diesmal kamen zwei junge Männer in Kellneruniform herein; sie trugen Tabletts voller Tassen mit Kaffee und kleinen Erfrischungen für den Nachmittag, wie sie es von den geschäftlichen Versammlungen gewohnt waren. Von dem, was sie vor sich sahen, waren sie dermaßen verblüfft, dass sie ihre Tabletts beinahe fallen ließen. Zu diesem Zeitpunkt lagen die Teilnehmer nämlich auf den Matratzen, einige davon in Slips und Boxershorts und viele in engem Körperkontakt. Dies war keine Szene, wie die Kellner sie von den Geschäftstreffen gewohnt waren.

Die Sitter hatten die Eindringlinge natürlich beide Male bemerkt und bei der ersten Unterbrechung mehr Angst, bei der zweiten Unterbrechung eher Belustigung empfunden. In der auf die Atemsitzung folgenden Nachbearbeitungsgruppe stellten wir aber fest, dass die Atmenden so tief in ihren Prozess versunken gewesen waren, dass keiner von ihnen irgendetwas Ungewöhnliches bemerkt hatte.

2. In Konkurrenz mit einer Ausstellung von Dobermannpinschern

Bis zum Jahr 1988 hatten wir genügend Facilitators diplomiert, um Workshops mit Holotropen Atmen für grössere Gruppen ins Auge fassen zu können. Die Internationale Transpersonale Konferenz, die wir in Santa Rosa in Kalifornien organisierten, schien die ideale Gelegenheit, um herauszufinden, wie eine holotrope Atemsitzung in großem Format aussehen könnte. Da viele Menschen zu der Konferenz kamen, die das Holotrope Atmen bereits in unseren Workshops und unserer Ausbildung erlebt hatten, beschlossen wir, im Vorprogramm der Konferenz eine Zusammenkunft für erfahrene Atmende anzubieten. Uns war bewusst, dass dieser Workshop für viele Menschen attraktiv sein würde, und wir reservierten deshalb den großen Ballsaal, welcher der geräumigste Versammlungsraum im Santa Rosa Flamingo Hotel war.

Zwei Wochen vor Beginn der Konferenz entdeckten wir, dass sich in der Vorbereitung für unseren zweitägigen Workshop vor der Konferenz ein alarmierendes Problem ergeben hatte. Ein Freiwilliger, der für die Person eingesprungen war, die sich üblicherweise um die Anmeldungen kümmerte, war nicht ausreichend informiert worden und hatte eine große Zahl von Teilnehmern zu dem Workshop zugelassen, die noch keine Erfahrung mit der Atemarbeit hatten. Außerdem hatte auch noch der Angestellte des Hotels, der für die Reservationen zuständig war, übersehen, dass wir den großen Ballsaal reserviert hatten und ihn an eine andere Gruppe für eine Ausstellung von Dobermannpinschern vergeben. Als wir bemerkten, was da ablief, stoppten wir die Anmeldung, doch die Zahl der angenommenen Teilnehmer betrug bereits 360, und wir sahen uns vor die scheinbar unmögliche Aufgabe gestellt, sie alle in einem viel kleineren Saal unterzubringen.

Am Morgen vor dem Beginn des Workshops wurden wir von der aus Lautsprechern erschallenden amerikanischen Nationalhymne aus tiefem Schlaf gerissen. Noch ziemlich verschlafen ging Christina ans Fenster und spähte durch einen Schlitz in den Vorhängen hinaus. Sie begann zu kichern und rief Stan herbei. Aus dem Fenster unseres Raum bot sich ein surrealer Anblick: Um den Swimmingpool herum marschierte eine lange Reihe von Dobermannpinschern, denen man Smoking-Hemdkragen mit einer Fliege angelegt hatte. Ihre Herrchen marschierten, eine straff gespannte Hundeleine in der Hand, stolz neben ihnen her. Ihnen folgten

Helfer mit langstieligen Kehrblechen und Schaufeln in der Hand. Sie waren die „Herren der Häufchen", die dafür zu sorgen hatten, dass alles hübsch sauber blieb. Während der kommenden Tage mussten wir auf dem Weg zum Workshop und zurück sehr gut achtgeben, um nicht in eines der Häufchen zu treten, welche die „Herren der Häufchen" übersehen hatten. Diese erheiternde Szene am Swimmingpool erinnerte uns zugleich unerbittlich an die Herausforderung, die sich uns stellte: Die Dobermannpinscher hatten den großen Ballsaal, den wir reserviert hatten, übernommen, und wir mussten die Atemsitzung mit 360 Teilnehmern im relativ kleinen Regenbogensaal abhalten.

Als die Matratzen im Raum verteilt waren, gab es gerade noch genügend Platz zwischen ihnen, damit die Facilitators herumgehen und die Teilnehmer zur Toilette gehen konnten. Zwei unerwartete Entwicklungen retteten die Situation und machten aus einer fast unmöglichen Situation doch noch einen Erfolg. Unter den Teilnehmern war eine Gruppe von 55 Japanern, die es vorzogen, nahe beieinander mit nur wenigen Zentimetern Zwischenraum zu atmen. Außerdem bewegten sich die Arme und Beine aller aktivenAtmenden in perfekter und nicht choreografierter Koordination; sie tanzten durch die Luft, ohne sich zu berühren. Es schien, als sei die gesamte Gruppe ein einziger Organismus. Diese perfekte Integration der Bewegungen erinnerte an etwas, das wir in riesigen Vogelschwärmen und Fischschwärmen beobachtet hatten. Dank dieser beiden glücklichen Umstände wurde die erste Erfahrung mit dem Holotropen Atmen in einer großen Gruppe, die in einer Katastrophe hätte enden können, zu einem Riesenerfolg.

3. Kulturspezifische Herausforderungen für Facilitators des Holotropen Atmens

Da wir die Einladung von Einzelpersonen und Gruppen annahmen, Atemworkshops in verschiedenen Ländern der Welt durchzuführen, stellten sich uns gelegentlich spezielle Probleme, die mit der Geschichte, Kultur und den Bräuchen der Regionen zu tun hatten, die wir besuchten. Keines dieser Probleme war je so ernsthaft, dass es die Durchführung des Workshops unmöglich machte, aber sie überraschten uns manchmal sehr und verlangten besondere Anstrengungen oder Anpassungen.

Im Jahre 1984 besuchten wir Indien als Gäste des *Indian American Friendship Council* und hielten in Mumbai (Bombay), Dilli (Neu-Delhi), Kolkata (Kalkutta) und Chennai (Madras) Vorträge und führten Workshops durch. Viele Teilnehmer waren professionelle indische Psychiater und Psychologen. Zu unserer Überraschung schienen sie anfänglich sogar eine noch kritischere Einstellung und einen noch größeren Widerstand gegenüber der Transpersonalen Psychologie und dem Neuen Paradigma zu haben als der durchschnittliche westliche Akademiker.

Sie waren tief geprägt von der materialistischen Philosophie der westlichen Wissenschaft und betrachteten den Behaviorismus und die freudsche Analyse als die überlegenen wissenschaftlich qualifizierten Ansätze zum Verständnis der menschlichen Psyche. Gleichzeitig neigten sie dazu – zumindest in professionellen Diskussionen mit ihren Kollegen –, ihre eigenen spirituellen Traditionen als primitive, unwissenschaftliche Produkte des Aberglaubens und magischen Denkens abzulehnen. Als wir ihnen jedoch von den wissenschaftlichen Belegen der modernen Bewusstseinsforschung berichteten, welche die transpersonale Sichtweise stützen, wirkten sie sehr erleichtert. Es war eine Offenbarung für sie, Mitgliedern der westlichen akademischen Gemeinschaft zu begegnen, die davon ausgingen, dass es möglich ist, zugleich wissenschaftlich und spirituell zu sein. Es war offensichtlich, dass es ihnen nicht ohne tiefere innere Konflikte möglich gewesen war, die spirituellen Philosophien Indiens und ihre eigene kulturelle Tradition abzulehnen.

Das einzige Problem, das wir in der erfahrungsorientierten Arbeit mit dieser Bevölkerungsgruppe hatten, trat zutage, bevor die Atemarbeit begann. So verwestlicht sie auch wirkten, fiel es den indischen Teilnehmern doch schwer, den Gedanken zu akzeptieren, dass Menschen unterschiedlichen Geschlechts in der Atemsitzung Partner sein könnten – also Männer, die für Frauen, und Frauen, die für Männer als Sitter fungierten. In spirituellen Versammlungen in den indischen Aschrams war es üblich, dass Männer und Frauen getrennt voneinander in verschiedenen Teilen der Meditationshalle saßen. Nach anfänglichem Widerstand war es jedoch den meisten der indischen Teilnehmer möglich, sich auf diese ungewöhnliche Situation einzustellen. Keiner von uns konnte sich daran erinnern, in unseren Workshops in den Vereinigten Staaten oder in anderen Teilen der Welt jemals ein solches Problem mit Menschen indischer Abstammung gehabt zu haben.

Unser erster Atemworkshop in Indien brachte eine Überraschung mit sich. Eines der Lieblingsmusikstücke von Christina für die Schlussphase der Sitzungen mit dem Holotropen Atmen war der indische devotionale Gesang *Raghupati Raghava Raja Ram*. Die Teilnehmer an unseren Workshops fanden dieses Musikstück gewöhnlich sehr meditativ, beruhigend und entspannend. Da wir uns in Indien befanden, hielt Christina es für sehr angebracht, diesen Gesang während des späteren Teils der Sitzung zu spielen. Doch kaum hörten die Teilnehmer die Melodie, da wurden die zuvor friedlich und ruhig Atmenden plötzlich sehr lebhaft und erregt, und der ganze Raum war erfüllt von lautem Weinen und Klagen.

Diese intensive Reaktion beschränkte sich nicht auf die Atmenden. Viele der Sitter schienen tief bewegt, und sie weinten leise oder lautstark. Dieser süße und unschuldige Gesang wirkte stärker auf die Gruppe als die zuvor gespielte stark anregende Musik. Über eine halbe Stunde später wurde es wieder ruhiger im Raum und die Teilnehmer schienen ihren emotionalen Ausbruch beendet zu haben. Wir hatten keine Ahnung, was diese scheinbar paradoxe Reaktion der gesamten Gruppe verursacht hatte, bis wir später von den Teilnehmern erfuhren, dass *Raghupati Raghava Raja Ram* der Lieblingsgesang von Mahatma Gandhi gewesen war. Nach seiner Ermordung hatte man diesen Gesang in Indien drei Tage lang ununterbrochen gespielt. Es war offensichtlich, dass viele Inder den Trauerprozess noch nicht abgeschlossen hatten und dass sie weiterhin starke unaufgelöste Gefühle zum Tod ihres legendären spirituellen Führers in sich trugen.

Während unseres ersten Workshops mit Holotropem Atmen in Japan begegneten wir einer anderen unerwarteten Situation. Vor unserem ersten Workshop, der in Tokio stattfand, erwarteten wir, dass es den japanischen Teilnehmern schwerfallen würde, loszulassen und sich den auftauchenden Erfahrungen hinzugeben. Zuvor waren wir nur als Touristen in Japan gewesen, und die Japaner wirkten auf uns im Allgemeinen emotional gehemmter und kontrollierter als die Menschen im Westen. Unsere Erwartung erwies sich jedoch als falsch. Die Atemsitzungen in Japan waren sehr machtvoll, und die Teilnehmer schienen nicht mehr Probleme mit dem Loslassen zu haben als die Menschen im Westen.

Tatsächlich folgten die japanischen Teilnehmer all unseren Vorschlägen ungewöhnlich bereitwillig. Unser japanischer Gastgeber erklärte uns, dies könne damit zu tun haben, dass wir beide – als die Begründer des Holotropen Atmens und die Autoren von Büchern über diese Methode – für sie zur Kategorie der „Sensei", der ehrwürdigen Lehrmeister gehörten. Mit diesem Titel bezeichnet man in Japan Individuen, die einen gewissen Grad der Meisterschaft in einer bestimmten Fertigkeit oder Kunstform erreicht haben. Rechtsanwälte oder Ärzte, spirituelle Lehrer, Künstler und andere Autoritätspersonen werden auf diese Weise angeredet. Solchen Personen Respekt zu erweisen und ihren Anweisungen zu folgen, ist tief in der japanischen Psyche verwurzelt.

Es kam allerdings zu einer anderen Situation, bei der selbst die Magie des Titels „Sensei" nichts auszurichten vermochte – einem Problem, dem wir in unseren Gruppen zuvor noch nicht begegnet waren: dem Prozess des Auswählens eines Partners. In unserem ersten japanischen Workshop erklärten wir den Teilnehmern, dass wir paarweise arbeiten würden, und wir forderten sie auf, sich umzuschauen und einen Partner zu wählen,mit dem sie arbeiten wollten. Zu unserer Überraschung schienen die Teilnehmer plötzlich ratlos und total verloren. Sie sahen sich um und sahen einander scheinbar völlig verwirrt an. Es war klar, dass der Prozess des Auswählens eines Partners in eine Sackgasse geführt hatte.

Zum Glück rettete unser Gastgeber die Situation. „Sie können keinen Partner auswählen, weil sie niemanden beleidigen wollen", sagte er. „Es erscheint ihnen unmöglich zu rechtfertigen, warum sie eine Person einer anderen vorgezogen haben." Er bot der Gruppe daraufhin eine

Alternative an, die sich für alle als vollkommen akzeptabel erwies. Er verließ den Raum und kam mit einem großen Gong und einem Schlegel zurück. „Schließen Sie die Augen, gehen Sie langsam umher und drehen Sie sich im Kreis. Wenn Sie den Gong hören, bleiben Sie stehen und öffnen die Augen. Wer dann vor Ihnen steht, ist Ihr Partner." Die Gruppe reagierte ohne das geringste Zögern darauf, und der Auswahlprozess war im Nu erledigt. Teilnehmer, die sich zuvor nicht in der Lage sahen, eine persönliche Entscheidung zu treffen, hatten kein Problem damit, eine Lösung zu akzeptieren, die durch einen unpersönlichen Prozess zustande gekommen war. Uns wurde klar, wie sehr sich dies von der Dynamik in unseren westlichen Gruppen unterschied, in denen es für die Teilnehmer sehr wichtig war, das Recht zur individuellen Wahl zu haben, und in denen eine Zuteilung der Partner nach dem Zufallsprinzip auf Widerstand gestoßen wäre.

In einem Workshop, den wir für das Personal einer psychiatrischen Klinik in Irland durchführten, stießen wir auf eine hierarchische Struktur, die stärker war, als wir erwartet hatten. Die Ärzte lehnten es anfänglich nicht nur ab, in den Atemsitzungen eine Krankenschwester zur Partnerin zu haben – hierarchische Bedenken, die noch einigermaßen verständlich waren. Sie wollten auch während der theoretischen Vorbereitung von den Krankenschwestern getrennt sitzen. Zum Glück kommt es gewöhnlich nur in den anfänglichen Stadien eines Workshops mit dem Holotropen Atmen zu solchen Problemen. Hat der Erfahrungsprozess erst einmal begonnen, dann lösen sich die Schranken gewöhnlich sehr schnell auf.

4. Technische Herausforderungen in holotropen Atemsitzungen

Wie wir bereits ausgeführt haben, ist Musik ein wesentliches Element des Holotropen Atmens. Wenn wir irgendwohin gehen, sind wir uns dessen sehr bewusst und tun immer unser Bestes, um eine hervorragende Musikanlage zur Verfügung zu haben, auf der wir stereophone Musik mit hoher Klangqualität und ausreichender Lautstärke spielen können. Unglücklicherweise können die Veranstalter von Workshops sehr unterschiedliche Vorstellungen davon haben, was eine gute Musikanlage ist. Einer unserer ersten Atemworkshops fand in Finnland statt, in einem mehrere Hundert Kilometer von Helsinki entfernten Zentrum, das in einem Niemandsland weit entfernt von der nächsten Stadt gelegen war. Als wir dort ankamen, waren wir von der Qualität dieser Einrichtung angenehm überrascht, insbesondere von ihrer schönen Sauna mit dem angrenzenden eiskalten Teich und einem Vorrat frischer Birkenzweige zur Anregung des Blutkreislaufs.

Eine unangenehme Überraschung erlebten wir, als die Organisatorin des Workshops uns die Musikanlage zeigten, die sie für die Atemsitzungen besorgt hatten. Es war ein etwa 30 Zentimeter großer Kassettenrecorder mit eingebauten Lautsprechern. Der Workshop sollte bald beginnen, und es gab absolut keine Hoffnung, eine bessere Alternative zu finden. Also taten wir das Beste, was uns unter diesen Umständen möglich war: Wir stellten den Kassettenrecorder in die Mitte des Raums und baten die etwa 25 Teilnehmer, einen Kreis zu bilden und sich mit dem Kopf zur Mitte des Raumes auf den Boden zu legen. Da die Atemarbeit an und für sich bereits holotrope Bewusstseinszustände herbeiführen kann, machten die meisten Menschen in der Gruppe eine für sie wichtige Erfahrung. Zum Glück hatte keiner der Teilnehmer zuvor an einer Sitzung mit dem Holotropen Atmen teilgenommen, und da sie nicht wussten, wie viel besser eine solche Sitzung unter den richtigen Umständen sein kann, waren sie einigermaßen beeindruckt und zufrieden.

Auch wenn wir über eine Musikanlage verfügen, die unseren Erwartungen entspricht, gibt es andere mögliche Probleme, über die wir keine Kontrolle haben – etwa eine Panne der Musikanlage oder ein Stromausfall. Ideal wäre es deshalb, stets über eine Ersatzanlage zu verfügen und einen Generator als alternative Stromquelle bereitzuhalten. Solche Bedingungen sind allerdings nur selten anzutreffen. Als wir im Esalen Institute lebten, hatten wir den Luxus, über eine alternative Musikanlage zu verfügen sowie über einen verlässlichen Stromgenerator, der dann einspringen konnte, wenn der Strom ausfiel. Ein solcher Generator war in Big Sur unverzichtbar, da es aufgrund der rauen Umweltbedingungen – Brände, Gewitter, Stürme und Erdrutsche – häufig zu Stromausfällen kam. Wenn wir Workshops in anderen Teilen der Welt durchführten, waren die Bedingungen unglücklicherweise oft ganz andere.

Das war zum Beispiel der Fall bei einem Workshop für Holotropes Atmen mit über 130 Teilnehmern, den Stan zusammen mit Tav Sparks in New York City durchführte. Etwa eine halbe Stunde nach Beginn der Sitzung, als viele Teilnehmer sich bereits in ihrem Prozess befanden, begann die Musikanlage zu überhitzen, und die Qualität der Musik wurde immer schlechter. Dies war eine sehr heikle Situation, da wir kein Ersatzsystem hatten und die Musik so schlecht wurde, dass die Fortsetzung des Workshops gefährdet war. Ein großer Ventilator verlangsamte die Überhitzung, aber die Verzerrung des Klangs erreichte ein Ausmaß, bei dem das, was aus den Lautsprechern ertönte, der ursprünglichen Aufnahme nur noch wenig ähnelte.

Die Anlage fiel nicht völlig aus und brachte es fertig, bis zum Ende der Sitzung eine schreckliche Kakophonie zu produzieren. Tav und Stan erwarteten harte, völlig berechtigte Kritik von der Gruppe, aber diese blieb aus. Die meisten der Teilnehmer hatten zuvor noch keine Erfahrung mit dem Holotropen Atmen gemacht und dachten wahrscheinlich, dass das, was sie gehört hatten, eine speziell mit dieser Methode verwendete Klangtechnologie war. Noch überraschender war, dass die meisten der Atmenden sehr machtvolle Erfahrungen gemacht hatten, die sich nicht sonderlich von dem zu unterscheiden schienen, was wir in anderen Gruppen erlebt hatten. Allerdings sollte diese Erfahrung nicht zu dem beruhigenden Gefühl verleiten, dass die Qualität und der Zustand der Musikanlage für Sitzungen mit dem Holotropen Atmen unerheblich sind.

Bei den wenigen Gelegenheiten, zu denen die Musik ausfiel und wir keine Ersatzanlage hatten, forderten wir die Atmenden gewöhnlich auf, in Stille weiterzuatmen, da das schnellere Atmen – wie wir bereits gesagt haben – an und für sich bereits tiefgreifende Veränderung des Bewusstseins herbeiführen kann. Während einer einwöchigen Klausur mit 150 Teilnehmern im Omega Center in Rhinebeck im Bundesstaat New York kam es zu einem Stromausfall und einer gleichzeitigen Panne des Ersatzgenerators. Doch Christina fand eine sehr wirksame Lösung für das Problem. Sie griff sich einen Papierkorb aus Metall aus einer Ecke des Raums und begann darauf mit der Hand einen regulären Rhythmus zu schlagen. Einige Facilitators sowie einige Sitter schlossen sich ihr an, indem sie in die Hände klatschten und mit den Füßen stampften. Zwei Teilnehmer fanden irgendwelche Trommeln, und andere brachten Glöckchen, Glocken und ein Tamburin herbei. Schon bald wurde diese improvisierte musikalische Darbietung durch Summen und wortlosen Gesang ergänzt. Es dauerte nicht lange, bis sich ein organisches Rückkopplungssystem zwischen den Atmenden und den „Musikern" entwickelte, da die beiden Gruppen jeweils auf die Energie der anderen antworteten. Es kam zu einer Szene, die an die Zeremonien in den Stammeskulturen erinnerte. Im Laufe der Nachbearbeitungsgruppe erfuhren wir zu unserer Überraschung, dass viele Teilnehmer diese Situation ebenso eindrucksvoll empfanden wie die Musik, vielleicht sogar noch eindrucksvoller.

Selbst wenn die Musikanlage perfekt funktioniert, können äußere Umstände die akustische Erfahrung der Teilnehmer stören. Auch wenn wir die Hotels und andere Institutionen, in denen wir unsere Workshops durchführen, vorwarnen, dass wir sehr laute Musik spielen werden und dass es mit großer Wahrscheinlichkeit laute Geräusche von den Atmenden geben wird, geschah es bei mehreren Gelegenheiten, dass das Management dieser Einrichtungen zu intervenieren und die Sitzung zu beenden versuchte, weil es das Geräuschniveau für allzu beängstigend hielt. Wegen der Art des Holotropen Atmens ist eine vorzeitige Beendigung der Sitzung natürlich nicht möglich und auch nicht verhandelbar, aber wir waren gelegentlich gezwungen, die Lautstärke der Musik weit unter das optimale Niveau zu senken.

Im Jahre 1987 erlebten wir im Lauf unseres ersten Intensivseminars zur Diplomierung von Ausgebildeten in einem Wintersportort in den Rocky Mountains von Colorado eine andere Art der akustischen Störung. Mitten in der Atemsitzung erklang im Raum plötzlich ein schriller Sirenenton. Er hielt an und war wesentlich lauter als die Musik. Wir rannten hinaus auf dem Korridor, wo wir von der Hotelbelegschaft erfuhren, dass ein Blitz in das Gebäude eingeschlagen und den Feueralarm ausgelöst hatte. Im oberen Stockwerk des Gebäudes war ein kleiner Brand ausgebrochen, und die Aufzüge waren angehalten worden. Wir schauten aus dem Fenster und sahen Feuerwehrleute auf die Außentüren zu laufen. Dies war das Letzte, was wir unseren Ausgebildeten zumuten wollten, die zu diesem Zeitpunkt von einem tiefen emotionalen Prozess absorbiert waren. Einige Facilitators und wir beide stellten uns also auf Stühle und hielten Kissen über die Lautsprecher des Hotels, um den enervierenden Ton zu dämpfen.

Zwei Brandinspektoren kamen in den Raum gestürmt und bestanden darauf, dass wir das Gebäude augenblicklich evakuierten. Das war nicht nur eine technisch schwierige Aufgabe, da wir es hier mit einer großen Zahl von Menschen (35 Atmenden) zu tun hatten, die sich gerade in außergewöhnlichen Bewusstseinszuständen befanden. Es wäre auch potenziell gefährlich gewesen, weil eine brutale Unterbrechung solch tiefer Erfahrungen zu schwerwiegenden emotionalen Konsequenzen führen kann. Wir erklärten den Inspektoren, wie bedenklich die Situation war, und sagten ihnen, sie müssten die volle medizinische und juristische Verantwortung übernehmen, wenn sie auf der Evakuierung bestünden. Als sie das hörten und zugeben mussten, dass es sich schließlich doch um einen ganz kleinen Brand handelte, gaben sie widerwillig ihre Zustimmung dazu, dass wir bleiben und weitermachen konnten. Die meisten Atmenden hatten bereits viel Erfahrung mit der Atemarbeit und waren mit einer der Grundregeln dieser Methode vertraut: Versuchen Sie alle äußeren Geräusche in die eigene Erfahrung einzubeziehen. Anderen gelang das weniger gut, und sie nahmen die Sirene als ernste Störung wahr. Es gelang ihnen jedoch, die restliche Zeit in der Sitzung zu nutzen und ihre Erfahrungen zu einem erfolgreichen Abschluss und einer Integration zu bringen.

3. Der Pisspott, quiekende Schweinchen und schwelende Papiertaschentücher

In den frühen achtziger Jahren wurden wir von einer deutschen Gruppe eingeladen, einen Workshop mit dem Holotropen Atmen durchzuführen. Er fand in Österreich statt, in der Nähe von Wien und nicht weit von der slowakischen Grenze, auf einem Bauernhof, den die Gruppe gekauft hatte, um dort verschiedene Formen erfahrungsorientierter Arbeit durchzuführen. Die Anlage bestand aus einem Wohnhaus, einem Hof und einer großen zweistöckigen Scheune. Schon bald nach unserer Ankunft entdeckten wir, dass der für die erfahrungsorientierte Arbeit vorgesehene Raum im ersten Stock der Scheune lag und man ihn nur erreichen konnte, indem man eine steile Leiter hinaufkletterte. Er war schmutzig und staubig, wie man es in einer Bauernscheune erwarten kann.

Zu allem Überfluss lag die einzige Toilette der Anlage in dem Wohnhaus, und wenn man sie von dem Ort der Atemarbeit erreichen wollte, musste man die Leiter hinunterklettern und über den Hof in das Hauptgebäude gehen. Für Menschen in einem außergewöhnlichen Bewusstseinszustand war dies eine viel zu schwierige und gefährliche Aufgabe. Da das Holotrope Atmen nicht der erste erfahrungsorientierte Workshop war, der auf dem Bauernhof durchgeführt worden war, wollten wir wissen, wie man in der Vergangenheit mit diesem Problem umgegangen war. Wie sich herausstellte, hatte die Gruppe einen großen Behälter benutzt (sie nannten ihn den „Pisspott"), der in einer Ecke des Raumes stand. Die Privatsphäre der Menschen, die sich dort erleichterten, wurde durch ein an einer Wäscheleine aufgehängtes Laken gewahrt.

Die Leute in der Gruppe versicherten uns, sie hätten so viel intensive innere Arbeit zusammen geleistet und seien so eng miteinander verbunden, dass diese Situation für sie kein Problem darstelle. Da es keinerlei Alternative gab, mussten wir diese Umstände akzeptieren und den Workshop durchführen. Der Bauernhof lag in einer isolierten ländlichen Gegend, und man konnte dort nicht viel unternehmen. Christinas dreizehnjährige Tochter Sarah, die mit uns reiste, erklärte sich bereit, bei den Sitzungen zu helfen. Sie hatte zwar gesehen, welche Arbeit wir in Esalen durchgeführt hatten, aber sie hatte nie zuvor an einem unserer Workshops teilgenommen. Schließlich war es ihre Aufgabe, den Atmenden zu helfen, zum „Pisspott" zu gehen und zu ihrer Matratze zurückzufinden.

Die Atemsitzungen der Teilnehmer waren lang und sehr intensiv, wie es zu jener Zeit in deutschen Workshops oft der Fall war. Obwohl die meis-ten Teilnehmer erst nach dem Zweiten Weltkrieg geboren waren, schienen sie doch die emotionale Bürde dieser unheilvollen Zeit der Geschichte ihres

Landes zu tragen. Wir arbeiteten hart und hatten das Gefühl, dass wir jeden Pfennig unserer Entlohnung verdient hatten. Trotz der alles andere als günstigen Umstände waren die Sitzungen auf diesem Bauernhof im Großen und Ganzen sehr produktiv, und die Erfahrungen wurden hinreichend integriert. Die Abschlusszeremonie war jedoch ein totaler Flop.

Zu jener Zeit schlossen wir unsere Atemworkshops mit einem kleinen Ritual ab. Dazu gehörte eine Reinigungszeremonie; wir hatten sie bei Schamanen erlernt, die Esalen besucht hatten. Wir machten ein Feuer, und die Teilnehmer traten mit dem Partner, mit dem sie in der Atemsitzung gearbeitet hatten, an das Feuer heran. Sie wedelten dann mit den Handflächen die heiße Luft vom Feuer zu ihrem Gesicht und Körper hin und stellten sich dabei vor, dass das Feuerelement die aus der Sitzung noch verbleibenden negativen Energien verbrannte. Alle Teilnehmer verbrannten auch eines der während der Sitzung gebrauchten Papiertaschentücher.

Unglücklicherweise war das Wetter sehr feucht, und wir hatten Mühe, ein gutes Feuer zu entzünden und in Gang zu halten. Außerdem hatte die Gruppe keine Papiertaschentücher zur Verfügung gestellt und die Teilnehmer benutzten während der Sitzungen ein ziemlich robustes rosafarbiges Toilettenpapier. Dieses hatte eine gewellte Oberfläche, und es dehnte sich, wenn man es auseinanderzog. Entscheidender war, dass es nicht Feuer fing, sondern nur schwelte und einen ekelhaften schwarzen Rauch produzierte. Angesichts der schweren, düsteren und stinkenden Wolke, die über unseren Köpfen hing, war es recht schwierig, sich festlich zu fühlen.

Zudem war die Luft erfüllt von einem ängstlich-schrillen Quieken kleiner Schweine, das vom benachbarten Bauernhof herüberschallte. Wir erinnerten uns daran, dass wir auf dem Weg zu dem Bauernhof ein großes Schild mit der Aufschrift FERKEL-VERSTEIGERUNG gesehen hatten. Die Versteigerung fand zur gleichen Zeit wie unsere Abschlusszeremonie statt, und die bedauernswerten Tiere quiekten laut, wahrscheinlich in Vorahnung des Schicksals, dass sie erwartete. Die Zeremonie schien nicht enden zu wollen, aber endlich waren wir dann doch fertig. Wir verließen den Bauernhof mit dem festen Entschluss, in der Zukunft die Bedingungen, unter denen ein Workshop stattfinden sollte, im Voraus sehr genau abzuklären.

6. Eine überaus harte Prüfung Down Under

Eine der größten Herausforderungen, die uns in all den Jahren mit dem Holotropen Atmen begegnet ist, war unser Workshop in einem Zentrum, das vier Stunden Autofahrt nördlich von Sydney im australischen Outback lag. Die erste Überraschung erwartete uns schon, als wir das Zentrum betraten. Die Räume waren schmutzig, voller Gerümpel und ungepflegt. Die Anlage war früher ein altes Pfadfinderlager mit dreistöckigen Etagenbetten gewesen. Unsere Gastgeberin brachte uns zu unserem Zimmer, das dunkel und ungastlich war. Auf dem Fußboden lagen zwei nackte Matratzen mit mehreren Löchern, aus denen Stroh hervorquoll. „Sie müssen sich selbst das Bett machen", sagte sie und fügte hinzu: „Ich hoffe, Sie haben Ihre eigenen Handtücher mitgebracht, denn hier gibt es keine. Ach, und außerdem haben Sie hoffentlich Ihr eigenes Bettzeug dabei." Angesichts der Tatsache, dass wir den ganzen Weg von Kalifornien hierher gekommen waren, war das eine seltsame Erwartung.

Unsere nächste Station war die Küche mit Speisekammer. Unsere Gastgeberin zeigte auf einen großen Sack Kartoffeln, Glasgefäße mit Reis und mehrere Brotlaibe in einem Regal sowie auf einige Körbe voller unterschiedlicher Gemüse. „Die Gruppe muss sich selbst um ihr Essen kümmern", sagte unsere Gastgeberin. „Ich will selbst an dem Workshop teilnehmen und habe keine Zeit zum Kochen." Selbst Teilnehmer, die an raue Sitten im australischen Outback gewöhnt waren, waren überrascht und fanden diese Situa-tion merkwürdig und unzumutbar. Nach einem Tag des kulinarischen Chaos ärgerte sich Christina dermaßen über diese Situation, dass sie schließlich die Rolle der Köchin übernahm und einen großen Topf herzhafte Gemüsesuppe und Butterbrote für die Teilnehmer zubereitete.

Die spartanischen Umstände in diesem Zentrum waren jedoch nicht die größte Herausforderung, der wir uns während dieses Workshops stellen mussten – es war das Verhalten unserer Gastgeberin. Wie sich zeigte, war ihre Spezialität und Leidenschaft das „Abstreifen der Aura", das sie in diesem Zentrum praktizierte und lehrte. Und sie war fest entschlossen, ihr Können an den Teilnehmern der Gruppe zu demonstrieren. Die Atemsitzung hatte kaum begonnen, da begann sie bereits auf Zehenspitzen um den Atmenden, dessen Sitter sie war, herumzugehen und magische Bewegungen in der Luft zu machen, um das zu entfernen, was sie als Unreinheiten im „aurischen Feld" ihres Partners empfand.

Trotz der ausdrücklichen Anweisungen, die wir den Sittern gegeben hatten – sich nicht in den Prozess einzumischen und es den Atmenden zu gestatten, ihre eigene innere Heilintelligenz zu gebrauchen –, fuhr sie dann fort, indem sie verschiedene Teile des Körpers ihres Partners berührte und an ihnen herumdrückte. Als diese Intervention zu ihrer Zufriedenheit abgeschlossen war, ließ sie ihren Partner zurück und wanderte im Raum umher, wobei sie die anderen Atmenden angestrengt beobachtete und gelegentlich eingriff, um ihr „aurisches Feld" abzustreifen. Nach jeder Intervention ging sie zur Spüle, füllte ein Glas mit Wasser, um dann laut zu gurgeln und in den Ausguss zu spucken, wobei sie mit den Armen wedelte und flatterte und ihren ganzen Körper schüttelte.

Während dieser Prozedur, die offensichtlich ein Reinigungsritual sein sollte, in dem sie sich all der negativen Energien entledigte, die sie aus den getrübten „aurischen Feldern" der Teilnehmer aufgenommen hatte, sah sie zu uns herüber, um sicherzustellen, dass wir ihre Heilkünste gesehen hatten und zu würdigen wussten. Es ist wohl unnötig zu erwähnen, dass es angesichts all der Gefühle, die sie in ihre Aktivitäten investiert hatte, nicht gerade leicht war, sie davon abzubringen, damit fortzufahren. Als das Wochenende vorbei war, war der Abschied ziemlich kühl und reserviert, und wir waren ausgesprochen erleichtert, als wir das Zentrum hinter uns lassen und nach Sydney zurückfahren konnten.

7. Holotrope Atemarbeit im „Feindesland"

Im Jahre 1985 schrieb Alain Vivien, ein Politiker der französischen Sozialistischen Partei, auf Wunsch des französischen Premierministers Pierre Mauroy einen Bericht über die Gefahr von Sekten, der unter dem Titel „Sekten in Frankreich: Der Ausdruck moralischer Freiheit oder

Faktoren der Manipulation" publiziert wurde. Dieser Bericht erregte kaum Aufmerksamkeit und hatte bis in die 1990er Jahre wenig Relevanz. Dann jedoch löste eine Reihe von Gruppenselbstmorden und/oder Massenmorden durch die Mitglieder solcher Gruppen wie der Sonnentempler in der Schweiz, der Aum-Sekte in Tokio und der religiösen Gruppe Heaven's Gate UFO in Santa Cruz eine Hysterie auf nationaler Ebene aus. Im Jahr 1995 erstellte eine parlamentarische Kommission der französischen Nationalversammlung einen Bericht, der eine Liste angeblicher Sekten umfasste; sie war vom Informationsbüro der französischen Nationalpolizei in Zusammenarbeit mit Gruppen, die Sekten beobachteten, zusammengestellt worden.

Auf der langen Liste vermeintlicher Sekten standen, aus Gründen, die uns bis heute schleierhaft sind, auch die beiden Bewegungen, die wir ins Leben gerufen hatten – das Holotrope Atmen und das *Spiritual Emergency Network (SEN).* Wir wurden aus heiterem Himmel und ohne jede Vorwarnung auf diese schwarze Liste gesetzt; niemand hatte Kontakt mit uns aufgenommen, es hatte keinerlei Gespräche mit irgendwelchen Mitgliedern dieser beiden Gruppen gegeben, und wir erhielten keinerlei Erklärung dafür, dass wir auf die schwarze Liste gesetzt wurden. Diese Hexenjagd, die an Praktiken der Nazis oder der Kommunisten erinnerte, überraschte und verdutzte uns angesichts der Tatsache, dass Frankreich ein Land mit einer langen demokratischen Tradition ist. In der landesweiten Hysterie, die auf den Sektenbericht von 1995 folgte, begannen von uns ausgebildete Praktiker, die Workshops mit dem Holotropen Atmen durchführten, sich Sorgen um ihren professionellen Ruf zu machen, und der Präsident des französischen *Spiritual Emergency Network* entschloss sich, sein Amt niederzulegen.

In dieser Atmosphäre kamen wir auf Einladung unserer französischen Freunde in Frankreich an, um dort einen großen Workshop mit dem Holotropen Atmen durchzuführen, zu dem wir uns bereits lange vor der Veröffentlichung der Sektenliste verpflichtet hatten. Der Workshop fand in einem hangarähnlichen Gebäude statt, das ein Wellblechdach ohne jede Isolation besaß. Der Himmel war wolkenlos und es wurde an diesem Tag sehr heiß. Im Lauf des Vormittags stieg die Temperatur in der Halle so schnell an, dass wir gezwungen waren, alle Türen zu öffnen. Dadurch bekamen die Nachbarn die laute und einigermaßen ungewöhnliche Musik mit, und sie begannen sich zu fragen, was wir da taten. Es dauerte nicht lange, bis einer von ihnen die Polizei rief.

Zum Glück war einer der Nachbarn an der Tür aufgetaucht und hatte sich über die Lautstärke der Musik beklagt. Wir schlossen darum alle Eingänge zu dem Gebäude wieder und drehten die Musik leiser. Die herbeigerufene Polizei erschien mit zwei Polizeiautos, und die Polizisten liefen eine Weile um das Gebäude herum, lauschten aufmerksam und beobachteten das Gebäude von außen, traten aber nicht ein. Offensichtlich fanden sie die Umstände nicht verdächtig und potenziell gefährlich genug, um sich Zugang zu verschaffen. In der Zwischenzeit begann die neue Situation die Atemarbeit ernstlich zu beeinträchtigen. Die Lautstärke der Musik lag weit unter dem Niveau, das wir als optimal für die Atemarbeit erachten, und die Temperatur in der Halle stieg exponentiell an.

Schließlich waren wir gezwungen, das Fenster zu öffnen, um etwas kühlere Luft hereinzulassen, wobei wir die Lautstärke der Musik sehr niedrig hielten. Einige der Facilitators standen abwechselnd draußen Wache, um einzuschätzen, ob die Musik eine Lautstärke erreichte, die für die Nachbarn störend sein würde. Außerdem sollten sie uns bei einer unerwarteten Rückkehr der Polizei warnen. Das Problem war nicht nur die Lautstärke der Musik, sondern es waren auch die ungewöhnlichen Aktivitäten, zu denen es im Rahmen einer Sitzung des Holotropen Atmens kommt, und welche die Polizisten dann durch die offenen Türen oder Fenster gesehen hätten. Angesichts der Sektenhysterie wollten wir das nicht riskieren.

Im Lauf des Tages entwickelten wir ein System, mit dem die Erfahrung der Teilnehmer so wenig wie möglich gestört wurde. Sobald die Temperatur in der Halle auf ein akzeptables Niveau gesunken war, schlossen wir die Türen und drehten die Lautstärke der Musik auf. Dies wurde beibehalten, bis die Temperatur und die Luftfeuchtigkeit ein größeres Problem wurden als eine unzureichende Lautstärke der Musik. Wir wiederholten diesen Zyklus, bis zur Schlussphase der Nachmittagssitzung, in der die Musik ruhig und meditativ wurde.

Im Lauf der Jahre haben wir viele weniger dramatische Situationen erlebt, bei denen wir die Fenster schließen mussten – wie etwa die bereits erwähnte Erfahrung in der Schweiz, als Bauern aus der Umgebung dachten, das, was wir taten, sei „Teufelswerk“, als sie die rituelle und spirituelle Musik aus anderen Ländern, etwa aus Tibet, Afrika oder Bali, hörten. Häufiger war es einfach die Lautstärke der Musik, die wir spielten, die uns zwang, die Fenster zu schließen oder die Lautstärke zu dämpfen.

KAPITEL 7

Das therapeutische Potenzial des Holotropen Atmens

Die heilsamen Wirkungen des von ausgebildeten Facilitators angeleiteten Holotropen Atmens sind vielfältig. Die offensichtlichsten positiven Resultate, die wir im Laufe der Jahre beobachtet haben, bezogen sich auf verschiedene emotionale Störungen und Beschwerden, die üblicherweise als psychosomatisch angesehen werden – etwa psychogenes Asthma, Migräne sowie Schmerzen in unterschiedlichen Körperteilen, die keinerlei organische Grundlage haben. Gelegentlich kam es jedoch auch zu beachtlichen Besserungen bei Menschen mit Beschwerden, die gewöhnlich als rein medizinische Probleme gelten, wie etwa das Raynaud-Syndrom und verschiedene chronische Infektionen. Die positiven Wirkungen wiederholter Sitzungen mit Holotropem Atmen gehen typischerweise über die Verbesserung des emotionalen und körperlichen Zustandes hinaus. Sie können auch deutliche Veränderungen in der Persönlichkeit, in der Weltanschauung, in der Lebensstrategie und in der Wertehierarchie der Atmenden umfassen. Wir haben auch anekdotische Belege dafür, dass dieser Ansatz sehr effektiv zur Heilung kultureller Wunden in Stammeskulturen eingesetzt werden kann, etwa bei den amerikanischen Indianern und den australischen Aborigines.

1. Die Heilung emotionaler und psychosomatischer Störungen

Wir haben das Holotrope Atmen außerhalb des Rahmens der professionellen Psychotherapie entwickelt und praktiziert – in einmonatigen Seminaren und kürzeren Workshops am Esalen Institute, in verschiedenen Arten von Workshops in vielen anderen Teilen der Welt und in unserem

Ausbildungsprogramm für Facilitators. Dabei ging es im Wesentlichen eher um Selbsterforschung und persönliches Wachstum als um Therapie. Wir hatten bis jetzt keine Gelegenheit, die therapeutische Wirksamkeit dieser Methode auf eine Weise an klinischen Populationen zu messen, wie es bei Stans psychedelischem Forschungsprogramm am Maryland Psychiatric Research Center in Baltimore möglich war. Dieses Projekt war gut dotiert gewesen und umfasste kontrollierte klinische Studien mit systematischen, im Vorhinein und im Nachhinein durchgeführten psychologischen Tests sowie mit professionell durchgeführten Nachuntersuchungen nach sechs, zwölf und achtzehn Monaten. Ein solches Format wäre auch für künftige Studien über das Holotrope Atmen ein ideales Modell.

Obwohl es in unseren Workshops nicht um klinische Arbeit ging, litten doch viele Teilnehmer unserer Workshops und unserer Ausbildung an den verschiedensten emotionalen und psychosomatischen Störungen. Die Resultate des Holotropen Atmens bei diesen Menschen waren oft so beeindruckend und so sinnvoll mit den spezifischen Erfahrungen in den Sitzungen verknüpft, dass wenig Zweifel an der Brauchbarkeit des Holotropen Atmens als einer Form der Therapie besteht. Im Laufe der Jahre berichteten die einzelnen Forscher, die Studien über die Wirkungen des Holotropen Atmens durchführten, in ihren Aufsätzen und Dissertationen von ermutigenden Resultaten. Die Aufsätze russischer Forscher, die verschiedene Aspekte des Holotropen Atmens und dessen therapeutische Wirkungen erforschten, wurden auf vielen Konferenzen vorgestellt und in zwei spezifischen Monografien gesammelt (Bubeev, Kozlov und Myakov 2001a und 2001b). Zweifellos ist noch viel mehr kontrollierte Forschung nötig, um das Holotrope Atmen als klinisches Werkzeug zu legitimieren.

Im Lauf der Jahre haben wir bei zahlreichen Gelegenheiten erfahren, dass Workshop- und Ausbildungsteilnehmer aus einer Depression ausbrechen konnten, die schon Monate angedauert hatte, dass sie unterschiedliche Phobien und Angstzustände überwinden, sich selbst von überwältigenden irrationalen Schuldgefühlen befreien und ihr Selbstvertrauen und ihre Selbstachtung radikal verbessern konnten. In vielen Fällen haben wir auch das Verschwinden von schweren psychosomatischen Schmerzen, darunter auch Migräne, sowie radikale und andauernde Besserungen oder sogar das vollständige Verschwinden von psychogenem Asthma beobachtet. Bei vielen Gelegenheiten haben Teilnehmer an unserer Ausbildung oder unseren Workshops bekundet, dass sie in mehreren holotropen Atemsitzungen mehr Fortschritte gemacht hätten als in Jahren der Gesprächstherapie.

Wo von der Bewertung der Effektivität wirksamer Formen der erfahrungsorientierten Psychotherapie – wie etwa der Arbeit mit dem Holotropen Atmen oder mit anderen Methoden, in denen holotrope Bewusstseinszustände benutzt werden – die Rede ist, muss betont werden, dass es gewisse fundamentale Unterschiede zwischen diesen Ansätzen und den Formen der Gesprächstherapien gibt. Eine Gesprächstherapie erstreckt sich oft über einen Zeitraum von mehreren Jahren, und erstaunliche größere Durchbrüche sind hier die seltenen Ausnahmen und nicht etwa die Regel. Zu Veränderungen von Symptomen kommt es über einen längeren Zeitraum, und es ist im Allgemeinen schwierig, einen kausalen Zusammenhang mit spezifischen Ereignissen in der Therapie oder im therapeutischen Prozess zu beweisen. Im Vergleich dazu kann es in psychedelischen Sitzungen oder holotropen Atemsitzungen im Laufe weniger Stunden zu tiefgreifenden Veränderungen kommen, und diese lassen sich überzeugend mit spezifischen Erfahrungen in Verbindung bringen.

Die Prinzipien und Strategien, die wir beim Holotropen Atmen benutzen, wirken auch bei Menschen, die sich in einer spontanen psychospirituellen Krise befinden. Hier ist es gewöhnlich nicht nötig, das beschleunigte Atmen anzuwenden, da das unbewusste Material bereits ohne Weiteres zur Bearbeitung zugänglich ist und die betroffenen Individuen eigentlich darum kämpfen, es am Auftauchen zu hindern. Alles, was wir unter diesen Umständen tun müssen, ist, ein unterstützendes Umfeld zu schaffen, den Prozess zu bestätigen, Ermutigung anzubieten und mit dem auftauchenden Material zu arbeiten. Schnelleres Atmen ist in der psychologischen Arbeit mit Menschen in einer spirituellen Krise nur dann angesagt, wenn diese Arbeit auf eine psychische Blockade stößt oder in eine Sackgasse gerät.

2. Die heilsame Wirkung auf körperliche Krankheiten

Die im Zusammenhang einer holotropen Therapie beobachteten Veränderungen beschränken sich nicht auf Beschwerden, die üblicherweise als emotional oder psychosomatisch angesehen werden. In vielen Fällen führen Sitzungen mit dem Holotropen Atmen zu deutlichen Verbesserungen körperlicher Beschwerden, die in den medizinischen Handbüchern als organische Krankheiten beschrieben werden. Bei einer Reihe von Gelegenheiten entdeckten Personen, die an chronischen Infektionen – wie etwa Sinusitis, Pharyngitis, Bronchitis und Zystitis – litten, in den Atemsitzungen, dass die entsprechenden Bereiche ihres Körpers bioenergetisch stark blockiert waren. Wenn die bioenergetischen Blockaden dann durch eine Kombination von Atemarbeit und Körperarbeit beseitigt wurden, kam es zu einer deutlichen Verbesserung bei diesen Infektionen, oder sie verschwanden sogar komplett.

Diese Beobachtungen zeigen, dass die Ursache dieser chronischen Infektionen nicht etwa die Anwesenheit von Bakterien ist, sondern die Unfähigkeit des Gewebes, sich selbst gegen diese Bakterien zu schützen und sie in Schach zu halten. In den meisten Fällen gehören die Mikroorganismen, welche die Entzündung verursachen, nicht zu den bösartigen und virulenten Stämmen, sondern sind normale Bewohner dieser Regionen wie etwa *Streptococcus Pneumonia (Pneumococcus)* oder *Escherichia Coli.* Sind die Organe nicht bioenergetisch blockiert, dann hindert eine ausreichende Blutzirkulation mit großen Mengen an Leukozyten, Lymphozyten und Antikörpern diese Mikroorganismen daran, sich so zu vermehren, dass sie Probleme verursachen.

Wir haben auch erlebt, dass es bei Menschen, die am Raynaud-Syndrom litten – einer Störung, zu der kalte Hände und Füße gehören, begleitet von degenerativen Veränderungen der Haut, die von einer Mangelernährung (Dystrophie) verursacht sind –, zu einer vollständigen Wiederherstellung des peripheren Blutkreislaufes kam. In einigen Fällen führte die holotrope Atemarbeit auch zu erstaunlichen Besserungen bei Arthritis in den Schultern und im Unterkiefergelenk (TMD). In all diesen Fällen schien der kritische Faktor, der zur Heilung führte, die Auflösung bioenergetischer Blockaden in den betroffenen Körperteilen zu sein, was zu einer Öffnung der Arterien (Vasodilatation) führte.

Diese Beobachtung zeigt, dass den strukturellen Schäden bei einigen Formen der Arthritis jahrelange bioenergetische Blockaden in den angrenzenden Körperbereichen vorausgegangen sind. Eine chronische Verkrampfung der Muskeln führt zu einer Kompression der Kapillaren und beeinträchtigt so die Blutzirkulation in den betroffenen Bereichen. Dies führt zu einer reduzierten Sauerstoffversorgung sowie zu Unterernährung und unzureichendem Abtransport von toxischen Stoffwechselprodukten mit einer möglichen Ansammlung von Kristallen. In den frühen Stadien, wenn das Problem also noch energetischer Natur ist, kann es durch erfahrungsorientierte Therapie vollständig beseitigt werden. Lässt man diese Veränderungen jedoch über lange Zeit weiterbestehen, dann führen sie schließlich zu strukturellen Schäden in den Gelenken, was dieses Leiden dauerhaft und unumkehrbar macht.

Eine ganz erstaunliche Beobachtung zum Blutkreislauf bei unserer Arbeit mit dem Holotropen Atmen war eine deutliche Besserung bei fortgeschrittenen Symptomen einer Takayasu-Arterienentzündung, einer entzündlichen Erkrankung unbekannter Ursache, welche die Aorta und ihre Nebenzweige befällt. Das charakteristischste Symptom dieser Erkrankung ist eine allmählich fortschreitende Verstopfung von Arterien im oberen Körperbereich. Die Takayasu-Arterienentzündung ist eine fortschreitende, schwer zu behandelnde und oft tödliche Erkrankung. Eine junge Frau, die an dieser Krankheit litt, kam zu einem Zeitpunkt in unsere Ausbildung, an dem sie in den Arterien ihrer Arme keinen Puls mehr hatte und ihre Arme nicht mehr über die Horizontale hinaus anheben konnte. Als sie die Ausbildung mit der Diplomierung abschloss, war ihr Puls wiederhergestellt, und ihre Arme waren frei beweglich. Im Laufe der Ausbildung machte sie eine Reihe sehr intensiver perinataler Erfahrungen sowie von Erfahrungen vergangener Leben, und sie löste eine massive bioenergetische Blockade im oberen Teil ihres Körpers und in ihren Händen und Armen auf. Ebenso erstaunlich war eine Verfestigung von Knochen bei einer Frau mit Osteoporose, zu der es im Laufe ihrer Ausbildung im Holotropen Atmen kam. Wir haben keine Erklärung für diese außerordentliche Beobachtung gefunden.

Wie früher bereits erwähnt, ist das therapeutische Potenzial des Holotropen Atmens durch klinische Studien bestätigt worden, die von uns ausgebildete diplomierte Praktiker, die diese Methode unabhängig in ihrer Arbeit anwenden, durchführten. Die russischen Studien wurden von Ärzten durchgeführt, die das Holotrope Atmen bei von uns ausgebildeten Russen erlernt hatten, insbesondere bei Vladimir Maykov, dem Präsidenten der Russischen Transpersonalen Gesellschaft. Eine Liste der Forschungsberichte und Dissertationen, die verschiedene Aspekte des Holotropen Atmens erkunden, stellt einen eigenen Abschnitt der Bibliografie dieses Buches dar.

Bei vielen Gelegenheiten erhielten wir zudem von Menschen, die an unseren holotropen Atemsitzungen in unserer Ausbildung oder an verschiedenen Workshops teilgenommen hatten, im Nachhinein informelle Berichte, die erst Jahre nach dem Verschwinden von emotionalen, psychosomatischen und körperlichen Symptomen geschrieben worden waren. Dies hat uns gezeigt, dass die in holotropen Sitzungen erreichten Besserungen oft dauerhaft sind. Wir hoffen, dass die Wirksamkeit dieser vielversprechenden Methode der Selbsterforschung und Therapie in Zukunft durch gut konzipierte klinische Forschung weiter bestätigt werden wird.

3. Die Wirkung auf die Persönlichkeit, die Weltanschauung, die Lebensstrategie und die Wertehierarchie

Im Lauf der Jahre haben wir bei vielen Menschen, die sich mit dem Holotropen Atmen systematisch selbst erforschten, neben emotionaler, psychosomatischer und körperlicher Heilung auch tiefgreifende positive Veränderungen der Persönlichkeit beobachtet. Zu einigen davon kam es in Verbindung mit dem Wiedererleben verschiedener nachgeburtlicher emotionaler und körperlicher Traumata und als Resultat korrigierender Erfahrungen in zwischenmenschlichen Beziehungen. Die radikalsten Veränderungen schienen jedoch mit perinatalen und transpersonalen Erfahrungen in Zusammenhang zu stehen.

Im Prozess der systematischen Selbsterforschung mit Hilfe holotroper Bewusstseinszustände gelangen wir früher oder später zu der Erkenntnis, dass unsere tiefsten Bedürfnisse nicht materieller, sondern spiritueller Natur sind. Die Verfolgung weltlicher Ziele kann an und für sich keine Erfüllung, keinen Seelenfrieden und kein Glück bringen, sobald erst einmal die grundlegenden biologischen Bedürfnisse (Nahrung, ein Dach über dem

Kopf, Sex und Sicherheit) befriedigt sind. Konzentrieren sie sich im Prozess der Selbsterforschung auf die biografische Ebene, dann wird vielen Menschen klar, dass ihr Leben in bestimmten Bereichen aufgrund von verschiedenen traumatischen Erfahrungen, die sie in ihrer Ursprungsfamilie und später im Leben gemacht haben, nicht authentisch gewesen ist.

So können zum Beispiel Probleme mit der elterlichen Autorität zu ähnlichen Schwierigkeiten in der Beziehung zu Lehrern, Arbeitgebern, Polizisten, Vorgesetzten in der Armee und zu politischen oder wissenschaftlichen Autoritäten führen. Unser Verhalten in sexuellen Beziehungen spiegelt auf ähnliche Weise wider, wie unsere Eltern als Modelle für die männliche und die weibliche Rolle miteinander umgegangen sind und welche emotionale Beziehung sie zu uns und unseren Geschwistern gehabt haben. Wenn Eltern ihre Kinder misshandeln, zurückweisen oder sie allzu sehr behüten, so kann das einen ebenso verheerenden Einfluss auf ihre Nachfahren haben wie die Verletzung der sexuellen Grenzen durch die Eltern. Die Eltern spielen eine wichtige Rolle in der Entwicklung sich wiederholender dysfunktionaler Muster, die sich bei ihren Söhnen und Töchtern in deren Erwachsenenleben zeigen. Gleichermaßen tauchen Probleme der Rivalität, der Eifersucht und des Wettbewerbs um Aufmerksamkeit unter den Geschwistern tendenziell im späteren Leben in der Beziehung zu Klassenkameraden, Mitarbeitern und den Mitgliedern anderer Bezugsgruppen wieder auf.

Dringen wir im Prozess der erfahrungsorientierten Selbsterforschung zur perinatalen Ebene vor, dann entdecken wir typischerweise, dass unser Leben nicht nur in ganz speziellen Bereichen, sondern auch in seiner Gesamtheit nicht authentisch gewesen ist. Wir entdecken zu unserer Überraschung, dass unsere gesamte Lebensstrategie abwegig und fehlgeleitet war und uns deshalb keine echte Befriedigung zu bringen vermochte. Uns wird klar, dass viele unserer Aktivitäten von Angst vor dem Tod und anderen elementaren unbewussten Kräften, die mit der biologischen Geburt zu tun haben, motiviert waren. Wir überlebten das apokalyptische Ereignis der Geburt ganz zu Beginn unseres Lebens, aber wir haben es emotional nicht verarbeitet und integriert. Tief in unserem Unbewussten tragen wir immer noch das Gefühl mit uns herum, bedroht zu sein, in einer Falle zu sitzen und zum Opfer gemacht zu werden. Wir haben den überwältigenden Prozess der Geburt zwar anatomisch, aber nicht emotional abgeschlossen. Es ist, als sei ein wesentlicher Teil von uns immer noch im Geburtskanal gefangen und kämpfe darum, sich von dessen Würgegriff zu befreien.

Ist unser Bewusstseinsfeld stark beeinflusst von der unterschwelligen Erinnerung an das Gefangensein und den Kampf, die wir bei der Geburt erlebten, dann führt das zu einem Gefühl des Unbehagens und der Unzu- friedenheit mit unserer gegenwärtigen Situation. Diese Unzufriedenheit kann ein breites Spektrum von Bereichen betreffen – sie kann sich als Unzufriedenheit mit der körperlichen Erscheinung, mit den finanziellen Mitteln und dem materiellen Besitz, mit dem Ausmaß an Macht und Berühmtheit, mit dem sozialen Status und der Reichweite des eigenen Einflusses und mit vielen anderen Bereichen manifestieren. Wie der Fötus, der im Geburtskanal feststeckt, verspüren wir den starken Drang, eine befriedigende Situation zu erreichen, die irgendwo in der Zukunft liegt.

Was immer die Realität unserer gegenwärtigen Umstände ist, wir finden sie nicht befriedigend. Unsere Phantasie erzeugt dauernd Bilder von künftigen Situationen, die erfüllender zu sein scheinen, als es die gegenwärtige Lage ist. Es sieht so aus, als wäre unser Leben bis zu dem Moment, wo wir diese Ziele erreichen, nur eine Vorbereitung auf eine bessere Zukunft und noch nicht das „wahre Leben". Dies führt zu einem Muster im Leben, das die Teilnehmer an unseren Workshops und unserer Ausbildung als ein Dasein im „unablässigen Konkurrenzkampf" oder als die „Tretmühlen-Strategie" des Lebens bezeichnet haben. Das Bild der Tretmühle lässt das Bild eines Hamsters vor unserem geistigen Auge entstehen, der mit großem Eifer in seinem Laufrad rennt, ohne irgendwohin zu gelangen.

Die Existenzialisten sprechen von der „Selbstprojektion" in die Zukunft, einer Strategie, die eine der grundlegenden Fehlleistungen des menschlichen Lebens ist. Sie ist im Wesentlichen eine Strategie der Verlierer, da sie uns im Grunde nicht die Erfüllung und Befriedigung zu bringen vermag, die wir von ihr erwarten. So gesehen, macht es keinen großen Unterschied, ob es uns gelingt, damit materielle Ziele zu erreichen, oder nicht. Sie bedeutet, um es mit den Worten von Joseph Campbell zu sagen,

„die oberste Sprosse der Leiter zu erreichen, um dann herauszufinden, dass sie an der falschen Wand lehnt“.

Wird das Ziel nicht erreicht, dann wird die andauernde Unzufriedenheit auf die Tatsache zurückgeführt, dass es uns einfach nicht gelungen ist, das „Richtige“ zu tun, wodurch das Gefühl des Ungenügens beseitigt worden wäre. Gelingt es uns jedoch, das Ziel unseres Strebens zu erreichen, dann hat das typischerweise keinen wirklichen Einfluss auf unser grundlegendes Lebensgefühl. Dies ist nämlich sehr viel stärker von den Situationen in unserer unbewussten Psyche beeinflusst als von unseren Errungenschaften in der äußeren Welt. Die fortdauernde Unzufriedenheit wird darauf zurückgeführt, dass die Wahl unseres Ziels entweder nicht richtig oder nicht ehrgeizig genug war. Die Reaktion auf diese Situation besteht gewöhnlich darin, dass wir entweder die Messlatte des alten Zieles höher legen oder dass wir es durch ein anderes Ziel ersetzen.

Auf jeden Fall gelangen wir nicht zu der korrekten Diagnose, dass unser Misserfolg das unvermeidliche Ergebnis einer falschen Lebensstrategie ist, einer Strategie, die prinzipiell keine Befriedigung zu bringen vermag. Wird dieses irrige Muster in großem Rahmen angewandt, so führt dies zu einer rücksichtslosen emotionalen Verfolgung verschiedener grandioser Ziele – etwas, das für viele ernstliche und gefährliche Probleme in der Welt verantwortlich ist und zu großem menschlichem Leid führt. Dieses Muster kann sich auf jeder Ebene von Bedeutung und Wohlstand manifestieren, da es niemals zu wahrer Zufriedenheit führt. Die einzige Strategie, die diesen irrationalen Drang signifikant zu reduzieren vermag, besteht darin, das Trauma der Geburt bewusst wiederzuerleben und zu integrieren und durch systematische innere Arbeit eine auf Erfahrung beruhenden Verbindung zur transpersonalen Ebene der Psyche herzustellen.

Verantwortungsbewusste und fokussierte tiefe Selbsterforschung kann uns helfen, mit dem Trauma der Geburt zurechtzukommen und eine tiefe spirituelle Verbindung zu erreichen. Damit bewegen wir uns in Richtung auf das, was die spirituellen Lehrer des Daoismus als *wu wei* oder „kreatives Nicht-Tun“ bezeichnen – das ist ein Handeln, das nicht auf ehrgeizigem zielgerichteten Bemühen, sondern auf dem „Tun durch Sein“ beruht. Dies wird manchmal auch als der „Weg des Wasserlaufs“ bezeichnet, als eine

Orientierung am Wirken des Wassers in der Natur. Statt uns auf ein zuvor festgelegtes Ziel zu fixieren, versuchen wir zu erspüren, in welche Richtung die Dinge sich entwickeln und wie wir uns am besten in diese Bewegung einfügen können. Eine solche Strategie wird in den Kampfkünsten und beim Surfen verfolgt. Sie verlangt, dass wir uns auf den Prozess konzentrieren und nicht auf das Ziel oder das Ergebnis.

Sind wir in der Lage, das Leben auf diese Weise anzugehen, dann erreichen wir letztlich mehr, und das auch noch mit weniger Anstrengung. Außerdem ist unser Handeln dann nicht egozentrisch, ausschließend und von Wettbewerbsdenken motiviert, wie es bei der Verfolgung rein persönlicher Ziele der Fall ist, sondern es bezieht andere mit ein und ist synergistisch. Das Ergebnis befriedigt nicht nur uns selbst als Individuen, sondern es dient der Gemeinschaft als ganzer.

Wir haben wiederholt beobachtet, dass es bei Menschen mit dieser daoistischen Einstellung leicht zur Erfahrung außerordentlich günstiger Fügungen und Synchronizitäten kommt, die ihre Vorhaben unterstützen und ihnen bei ihrer Arbeit helfen. Sie stoßen „zufällig" auf die Information, die sie brauchen, die richtigen Menschen tauchen zur rechten Zeit auf, und die notwendigen Geldmittel werden plötzlich verfügbar. Das unerwartet glückliche Eintreten solcher Situationen ist oft so durchgängig und überzeugend, dass diese Menschen lernen, darauf zu vertrauen und es als einen Kompass für ihr Handeln zu nutzen – als ein wichtiges Indiz dafür, dass sie sich „auf dem rechten Weg" befinden.

Erfahrungen in holotropen Bewusstseinszuständen können uns noch mehr grundlegende Einsichten zu den Wurzeln unserer Unzufriedenheit sowie zu unseren Versuchen, diese zu beschwichtigen, einbringen. Wir mögen entdecken, dass die tiefste Quelle unserer Unzufriedenheit und unseres Strebens danach, mehr zu sein, als wir sind, und mehr zu besitzen, als wir haben, noch jenseits des perinatalen Bereiches liegt. Das unersättliche Verlangen, das der Motor des menschlichen Lebens ist, ist letztlich transpersonaler Natur. Um es mit den Worten von Dante Alighieri zu sagen: „Der Wunsch nach Vollkommenheit ist jener Wunsch, der jede Lust stets unvollständig erscheinen lässt, denn es gibt keine Freude oder Lust in diesem Leben, die so wäre, dass sie den Durst in unserer Seele zu stillen vermöchte" (Dante 1980).

Ganz allgemein formuliert, lassen sich die tiefsten transpersonalen Wurzeln der menschlichen Unzufriedenheit und des unersättlichen Verlangens als etwas beschreiben, das Ken Wilber das „Atman-Projekt" nannte (Wilber 1980). Letzlich sind wir identisch und deckungsgleich mit dem kosmischen kreativen Prinzip – Gott, Brahman, dem Dao, Buddha, dem Kosmischen Christus, Allah oder dem Großen Geist. Auch wenn uns der Prozess der Schöpfung dieser tiefen Quelle und unserer wahren Identität entfremdet und uns von ihr trennt, geht eine Ahnung dessen, was wir wirklich sind, niemals ganz verloren. Auf allen Ebenen der Bewusstseinsevolution ist das Verlangen, zur Erfahrung unserer eigenen Göttlichkeit zurückzukehren, die tiefste motivierende Kraft in der Psyche.

Allerdings macht die Tatsache unserer Inkarnation als getrenntes Wesen die Lösung dieser Aufgabe extrem schwierig und herausfordernd. Sie verlangt die Auslöschung unseres separaten Ichs, den Tod des Egos. Wegen der Angst vor Vernichtung, die zu einem Festhalten am Ego führt, müssen wir uns mit Surrogaten zufriedengeben – mit den „Atman-Projekten" -, die für jedes Lebensalter spezifisch sind. Für den Fötus und das Neugeborene ist dies die Befriedigung, die in der guten Gebärmutter oder an der guten Brust erfahren wird. Für das Kind ist es die Befriedigung der altersspezifischen biologischen und anaklitischen Bedürfnisse sowie des Bedürfnisses nach Sicherheit. Für den Erwachsenen ist die Bandbreite möglicher Ersatzbefriedigung enorm. Neben Nahrung und Sex gehören Geld, Ruhm, Macht, Ansehen, Wissen, bestimmte Fertigkeiten und vieles andere dazu.

Aufgrund unserer tiefen Ahnung, dass unsere wahre Identität die Totalität der kosmischen Schöpfung und das kreative Prinzip selbst ist, bleiben Substitute jeder Art und jeden Grades – die Atman-Projekte – immer unbefriedigend. Der persische Mystiker und Dichter Rumi hat das sehr deutlich ausgesprochen: „Alle Hoffnungen, Wünsche, Lieben und Zuneigungen, die Menschen für verschiedene Dinge haben – Väter, Mütter, Freunde, Himmel, die Erde, Paläste, Wissenschaften, Werke, Nahrungsmittel und Getränke –, der Weise erkennt sie als das Verlangen nach Gott und weiß, dass sie alle Schleier sind. Wenn Menschen diese Welt verlassen und den König ohne Schleier sehen, dann werden sie wissen, dass all diese Dinge Schleier und Überdeckung waren und dass das Objekt ihrer Begierde in

Wirklichkeit immer das Eine Ding war" (Hines 1996). Nur die Erfahrung unserer eigenen Göttlichkeit in einem holotropen Bewusstseinszustand vermag unsere tiefsten Bedürfnisse zu erfüllen. Dies macht die systematische spirituelle Suche zu einer hohen Priorität im menschlichen Leben.

Individuen, die sich für eine verantwortungsbewusste systematische Selbsterforschung mit holotropen Zuständen als ihren spirituellen Pfad entschlossen haben, erleben in diesem Prozess tiefgreifende Wandlungen der Persönlichkeit. Wird der Inhalt der perinatalen Ebene des Unbewussten ins Bewusstsein gehoben und integriert, dann führt das zu einer beträchtlichen Verminderung aggressiver Tendenzen und zu größerem inneren Frieden, zu Selbstakzeptanz und Toleranz gegenüber anderen. Die Erfahrung des psychospirituellen Todes und der psychospirituellen Wiedergeburt sowie die bewusste Verbindung mit positiven nachgeburtlichen und vorgeburtlichen Erinnerungen reduzieren tendenziell irrationale Triebe und Ambitionen. Sie führen zu einer Verschiebung unserer Perspektive, und an die Stelle von Grübeln über die Vergangenheit und Phantasien über die Zukunft tritt eine vollständigere Erfahrung der Gegenwart. Dies führt zu einer Verstärkung von Lebensmut, Lebenskraft und Lebensfreude – einem verstärkten Vermögen, sich des Lebens zu freuen und Befriedigung aus einfachen Lebensumständen zu ziehen, etwa aus unseren alltäglichen Aktivitäten, aus kreativer Arbeit, aus der Nahrung, dem Sex, der Natur und der Musik.

Als anderes wichtiges Resultat dieses Prozesses tritt eine universelle, mystische Spiritualität zutage, die – anders als der Glaube an die Dogmen der herkömmlichen Religionen – authentisch und überzeugend ist, weil sie auf einer tiefen persönlichen Erfahrung beruht. Diese Spiritualität ist universell, allumfassend und nicht an eine Konfession gebunden. Der Prozess der spirituellen Öffnung und Transformation vertieft sich typischerweise als Resultat transpersonaler Erfahrungen noch weiter, von Erfahrungen der Identifikation mit anderen Menschen, ganzen Bevölkerungsgruppen, Tieren, Pflanzen und sogar anorganischer Materie und Prozesse in der Natur. Andere Arten der transpersonalen Erfahrung verschaffen dem Bewusstsein Zugang zu Ereignissen in anderen Ländern, Kulturen und geschichtlichen Epochen und selbst zu den mythischen Bereichen und archetypischen Wesen des kollektiven Unbewussten. Erfahrungen der kosmischen Einheit und der eigenen Göttlichkeit führen zu einer zunehmenden Identifikation mit der Gesamtheit der Schöpfung sowie zu einem Gefühl des Staunens, der Liebe, des Mitgefühls und des inneren Friedens.

Was als eine psychologische Erkundung der unbewussten Psyche aus therapeutischen Gründen und mit dem Ziel des persönlichen Wachstums begann, wird ganz von selbst zu einer philosophischen Suche nach dem Sinn des Lebens und einer Reise der spirituellen Entdeckung. Menschen, die in eigener Erfahrung Zugang zum transpersonalen Bereich ihrer Psyche erlangen, entwickeln typischerweise eine neue Wertschätzung der Existenz und eine Ehrfurcht vor allem Leben. Eine der erstaunlichsten Konsequenzen verschiedener Formen der transpersonalen Erfahrung ist das spontane Hervortreten und die Entwicklung tiefer humanitärer Tendenzen sowie eines starken Bedürfnisses, sich dem Dienst an einer größeren Sache zu verpflichten. Dies basiert auf einem zellulären Gewahrsein, dass alle Grenzen im Universum willkürlich sind und dass die gesamte Schöpfung auf einer tieferen Ebene ein einheitliches kosmisches Netzwerk ist.

Solche transpersonalen Erfahrungen führen auch zu einer tiefen ökologischen Sensibilität und dem Bewusstsein, dass wir die Natur nicht zerstören können, ohne gleichzeitig uns selbst zu schaden. Unterschiede zwischen den Menschen erscheinen als etwas Interessantes und Bereicherndes, statt bedrohlich zu sein – ganz gleich, ob sie mit Geschlecht, Rasse, Hautfarbe, Sprache, politischer Überzeugung oder religiösem Glauben zu tun haben. Viele Menschen, die den inneren Raum erforschen, entwickeln – wie es bei vielen der amerikanischen Astronauten, welche die Erde aus dem Weltraum gesehen haben, geschehen ist – ein Gefühl dafür, dass sie eher Bürger dieses Planeten sind als Bürger eines bestimmten Landes oder Mitglieder einer bestimmten rassischen, sozialen, ideologischen, politischen oder religiösen Gruppe. Diese Beobachtungen haben weitreichende soziopolitische Implikationen. Sie lassen vermuten, dass eine durch holotrope Bewusstseinszustände vermittelte Transformation des Bewusstseins die Chancen für das Überleben der Menschheit vergrößern würde, wenn sie in genügend großem Ausmaß einträte.

4. Das Potenzial zur Heilung kultureller Wunden und zur Auflösung historischer Konflikte

Viele, wenn nicht die meisten der Workshops, die wir in den vergangenen vierunddreißig Jahren durchgeführt haben, waren multikulturell. Esalen, wo wir das Holotrope Atmen entwickelten, ist ein weltberühmter Ort. Als „Mekka des Human Potential Movement", der Bewegung für die Entfaltung des menschlichen Potenzials, zieht es Menschen aus der ganzen Welt an. Die Teilnehmer an unseren Ausbildungsmodulen für Facilitators kommen typischerweise ebenfalls aus vielen verschiedenen Ländern. Die Workshops, die wir im Vorprogramm von elf der Internationalen Transpersonalen Konferenzen angeboten haben, die in den Vereinigten Staaten und in anderen Ländern stattfanden, gehörten, was die Anzahl der Teilnehmer und die vertretenen Länder angingen, in eine besondere Kategorie.

Wir haben zuvor schon Victor Turners Beobachtung erwähnt, dass gemeinsame Rituale im Rahmen von Stammeskulturen zu tiefen Bindungen zwischen den Teilnehmern führen, zu einem Gefühl der Gemeinschaft (*communitas;* Turner 1969, 1974). Die Multinationalität und -kulturalität unserer Workshops gab uns Gelegenheit festzustellen, dass dasselbe für Gruppen gilt, die aus Individuen aus unterschiedlichen Ländern besteht. An den größten dieser Gruppen, wie etwa den Workshops im Vorprogramm der Konferenzen in Santa Rosa und in Prag, nahmen über 300 Menschen teil, wobei mehr als 30 Facilitators den Prozess unterstützten. Wir haben wiederholt beobachtet, dass die Erfahrung des Holotropen Atmens in einem kollektiven Rahmen, das Dabeisein bei holotropen Sitzungen anderer sowie der Austausch der Erfahrungen in Gruppen sehr schnell zur Auflösung von Sprachbarrieren und von kulturellen, politischen und religiösen Unterschieden führt. Unsere Erfahrungen mit diesen Gruppen haben verdeutlicht, dass Workshops dieser Art ein unschätzbar wertvolles Werkzeug bei internationalen Zusammentreffen sein könnten, bei denen es darum geht, ein gegenseitiges Verständnis sowie Freundschaft zu entwickeln.

Wir hatten die unerwartete Gelegenheit, dieses Potenzial des Holotropen Atmens unter ziemlich einzigartigen Umständen zu testen. In den 1980er Jahren starteten Michael Murphy, der Mitbegründer des Esalen Institute, und Dulce Murphy das Sowjetisch-Amerikanische Freundschaftsprojekt von Esalen, das eine einzigartige Form der Basisdiplomatie von Bürger zu Bürger darstellte. Im Rahmen dieses Programms kamen viele prominente sowjetische Politiker, Wissenschaftler und andere kulturelle Persönlichkeiten nach Esalen. Im Jahre 1987 veranstaltete Michael ein internationales Treffen im Big House von Esalen, einem wunderschönen Gebäude auf einem von Zypressen bewachsenen Felsvorsprung an der Küste von Big Sur, von dem aus man auf den Pazifik hinausblickt. Zu dieser kleinen Arbeitskonferenz gehörten vier prominente sowjetische Wissenschaftler und Repräsentanten führender amerikanischer akademischer Institute und Forschungsinstitute, darunter John Mack, Candace Pert, Dean Ornish und Robert Gale.

Die Murphys hatten Stan eingeladen, vor der Gruppe einen Vortrag über moderne Bewusstseinsforschung und über die Herausforderung zu halten, die diese für das gängige wissenschaftliche Weltbild darstellt. Im Zuge dieses Vortrags erwähnte Stan unsere Arbeit mit dem Holotropen Atmen. Die Teilnehmer zeigten sich sehr interessiert daran und wollten alle eine persönliche Erfahrung mit dieser Methode machen. Also beschloss die Gruppe, das Nachmittagsprogramm dieses Zusammentreffens auf den nächsten Tag zu verschieben und uns beide stattdessen eine Atemsitzung durchführen zu lassen. Das Holotrope Atmen war in Esalen sehr populär, und so war es leicht, genügend Freiwillige zu finden, die als Sitter für diese besondere Gruppe fungieren wollten. Dass ein sehr machtvolles Erfahrungselement in die Konferenz eingeführt wurde, veränderte die Natur dieses internationalen Zusammentreffens, das bis dahin ein ganz und gar intellektuelles Unterfangen gewesen war, vollkommen. Am Ende des Nachmittags hatten die Russen einen engen emotionalen und sogar körperlichen Kontakt mit ihren amerikanischen Sittern hergestellt, und wir nahmen echte freundschaftliche Verbundenheit im Raum wahr.

Die Nachbearbeitungsgruppe war sehr eindrucksvoll und bewegend. Zu den Erfahrungen gehörten die Regression in die Kindheit und das Säuglingsalter sowie Geburtserfahrungen, und es gab sogar transpersonale und spirituelle Elemente. Einer der Russen hatte eine tiefe Erfahrung der Vereinigung mit Gott, und er war zur Überraschung aller Anwesenden sogar bereit, darüber zu sprechen. „Natürlich bleibe ich ein Kommunist“, sagte er während seines Berichts nachdrücklich, „aber ich verstehe jetzt, was die

Menschen meinen, wenn sie von Gott sprechen.“ Dr. Aaron Belkin, der die sowjetische Gruppe anführte, war von dieser Erfahrung so bewegt, dass er später eine offizielle Einladung des sowjetischen Gesundheitsministeriums für uns arrangierte und man uns vorschlug, nach Moskau zu kommen und dort Vorträge zu halten und holotrope Atemworkshops durchzuführen.

Außerdem fanden wir heraus, dass das Potenzial des Holotropen Atmens zur kulturellen Heilung ohne unser Wissen einer Erprobung in großem Format unterworfen worden war. Im Jahre 1995 luden wir Jim Garrison, den Präsidenten der Gorbatschow-Stiftung, zum State of the World Forum in San Francisco ein. Bei diesem Treffen nahm Phil Lane Jr. Kontakt zu uns auf. Er war Hüter der Pfeife und Bewahrer der Schwitzhütte der Dakota-Chickasaw-Indianer sowie Mitbegründer und internationaler Koordinator des *Four Worlds International Institute.* Er war zu diesem Forum eingeladen, um dort sein Volk zu repräsentieren. Phil erzählte uns, das Holotrope Atmen werde von amerikanischen Indianern stammesübergreifend als Experiment zur Heilung angewendet. Er hatte einmal zusammen mit einem Freund einen Workshop für Holotropes Atmen besucht, der von einem von uns ausgebildeten Facilitator durchgeführt worden war, und beide waren von der Heilkraft der Methode tief beeindruckt gewesen. Also hatten sie beschlossen, der Native Nation diese Methode als eine Möglichkeit der Heilung der tiefen psychischen Traumata zu übermitteln, welche die Indianer im Laufe ihrer stürmischen Geschichte erlitten hatten, wobei zu den Traumata auch Gewalterfahrungen und sexueller Missbrauch gehörten, zu denen es in vielen amerikanischen und kanadischen Internaten für Indianer gekommen war.

Phil erzählte dann, die Gruppen für Holotropes Atmen seien unter den amerikanischen Indianern sehr populär und erfolgreich geworden, obwohl sie von Anführern ohne ausreichende Ausbildung durchgeführt wurden, nur auf der Grundlage der Erfahrung, die Phil und sein Freund in einem Workshop gewonnen und dann weitergegeben hatten. Da er die Meinung der Stammesälteren sehr respektierte, hatte Phil beschlossen, diese zu konsultieren und ihre Meinung über diesen neuen Ansatz der Heilung einzuholen. Als die Älteren mehr über das Holotrope Atmen erfuhren, gaben sie Phil die Erlaubnis und ihre Unterstützung, in dieser Richtung weiterzuarbeiten. Wie er uns erzählte, waren sie zu dem Schluss gekommen, dass die Philosophie und die Praxis dieser Methode mit der Kosmologie und der kulturellen Tradition ihres Stammes vereinbar waren. Auch wenn wir über die neue Perspektive, welche die Initiative von Phil eröffnet hatte, sehr erfreut waren, hofften wir doch, dass diese Arbeit in Zukunft unter der Leitung gut ausgebildeter Facilitators fortgeführt werden würde.

Weitere Rückmeldungen zu diesen Gruppen erhielten wir, als wir mit Duncan Campbell Kontakt aufnahmen, der in seinem Radioprogramm „Living Dialogues" in Boulder, Colorado, Gespräche mit führenden Persönlichkeiten des neuen Paradigmas in einem breiten Spektrum von Sachgebieten führt. Über ihn lernten wir seine Ehefrau Edna Brillon Da Laa Skil Gaa (Regenblüte) kennen, die sich tief mit ihrem indianischen Erbe verbunden fühlt und die an den Gruppen von Phil Lane teilgenommen hatte. Sie bestätigte uns, dass diese Sitzungen tiefgreifende Auswirkungen auf alle Beteiligten gehabt hatten. Später nahmen sie und Duncan an unserem Wochenendworkshop in Boulder teil. Edna gab uns die Erlaubnis, den folgenden Bericht über ihre bemerkenswerten holotropen Atemsitzungen in dieses Buch aufzunehmen.

Mit der mütterlichen Linie in Verbindung treten: Ednas Geschichte

Ich begann 1990, im Alter von 36 Jahren, bewusst an meiner Heilung zu arbeiten. Als indianischer Mischling und ein sehr mitfühlendes Kind war ich vom Leid anderer Menschen umgeben und war mir dessen sehr bewusst. Meine Familie und all die Familien, zu denen ich Beziehungen hatte, hatten großes Leid, Feindseligkeit und Traumata erfahren. Meine Eltern waren beide Mischlinge oder „Halbblut-Indianer", wie man das damals nannte. Sie hatten beide eine schwierige Kindheit erlebt – meine Mutter ohne ihren Vater, mein Vater ohne seine Mutter, und das war nicht ihr einziges Problem gewesen. Ich begann schon in jungen Jahren nach mehr Verständnis und Antworten zu suchen, da ich ahnte, dass meine Eltern sich wegen Ereignissen in der Vergangenheit missverstanden.

Wir verließen unser Stammesterritorium, als ich sechseinhalb Jahre alt war, und ich sagte mir, dass ich zurückkehren würde, wenn ich alt genug wäre, um meinem Volk helfen zu können. Ich war mir der Leiden dieser Menschen sehr bewusst, auch wenn sie oft geleugnet wurden – ich spürte sie instinktiv. Meine Mutter hat walisische und Haida-Wurzeln, mein Vater ist Cree und französisch. Ihre Traumata gehen sehr tief, wie es bei allen nativen Amerikanern, insbesondere aus dieser Epoche, der Fall ist. Ich begann Methoden zu finden, die unseren Heilprozess unterstützen sollten – eine Kombination aus Psychotherapie, einer keiner Religion verpflichteten Spiritualität, Gruppenarbeit, Psychodrama, Schamanismus und Aufstellungsarbeit.

Eine der wirksamsten Methoden war die Atemarbeit. Mit ihr kam ich zu einigen meiner tiefsten Einsichten und Durchbrüche, obwohl ich aus einem mir unerfindlichen Grund immer Widerstände dagegen hatte. Das erste Mal erfuhr ich diese Arbeit mit einer großen Gruppe unter der Anleitung von Phil Lane in einem Hotel in Vancouver. Die Gruppe bestand aus etwa 150 Teilnehmern, die paarweise zusammenarbeiten sollten. Es wurde getrommelt und geräuchert, während jeweils einer aus den Paarungen atmete.

Meine Haida-Großmutter Edna, nach der ich benannt wurde, war vom Alter von fünf bis achtzehn Jahren in einem Internat erzogen worden. Als ich die hier beschriebene Erfahrung machte, hatte sie bereits zehn Jahren mit Alzheimer in der Langzeitpflege-Abteilung eines Krankenhauses verbracht. Als wir begannen, zu dem Trommeln zu atmen, traten die Indianer sehr schnell in veränderte Bewusstseinszustände ein, wie es bei ihnen üblich ist. Ich kontrolliere meine veränderten Bewusstseinszustände gern, und deshalb musste ich im Vergleich zu den anderen sehr viel länger atmen. Ich begann zu weinen und fühlte instinktiv die Aufgabe der *wailers* („Wehklagenden"), die in unserer Kultur den Trauerprozess begleiteten. Dies beruhte auf dem Glauben, dass ein zu heftiges Weinen eines geliebten Nahestehenden den Geist der Verstorbenen auf der irdischen Ebene festhält, statt es ihm zu erlauben, ganz und gar in das Licht einzutreten.

Dann sah ich hintereinander all diejenigen von meinen verstorbenen Verwandten, die ich kannte. Sie alle tauchten vor mir auf, einer nach dem anderen, nicht unbedingt in der Reihenfolge, in der sie gestorben waren. Onkel John sowie meine geliebte und berühmte Tante Blanche, die beide viel zu jung an Krebs gestorben waren. Onkel David, der Bruder meiner Mutter, der ebenfalls jung gestorben war und zehn Kinder hinterlassen hatte. Mein Cousin Tommy mit der schönen Seele, der im Alter von 22 Jahren gestorben war, Cousin Randy, Mutter Eliza und eine weitere Cousine … wie hieß sie nur? Wer bist du? Ich wusste es nicht, aber ich wusste, dass ich ihren Geist wiedererkannte. Sie alle grüßten mich, und wir liebten einander. Es war so, als hättest du endlich einen Traum von einem geliebten Verwandten nach dessen Tod, in dem du weißt, dass sein Geist dich besucht.

Zu guter Letzt erschien das Gesicht meiner Großmutter Edna vor mir. Das verwirrte mich, weil all die anderen gestorben waren, aber meine Nuni

(Großmutter) noch lebte und sich mit Alzheimer im Krankenhaus befand. Dann wurde mir auf einmal mit Tageshelle klar, dass sie sich auf der anderen Seite befand. Ihr Körper war im Krankenhaus, aber ihr Geist vermochte ihren Körper zu verlassen und auf die andere Seite zu gehen, wenn sie es wollte. Sie wusste, wer sie liebte. Sie wusste auch, wer sie nicht liebte, und wenn so jemand auftauchte, verhielt sie sich entsprechend. Bei einem meiner letzten Besuche bei ihr sagte sie in einem katatonischen Zustand immer wieder: „Liebt einander, liebt eure Brüder und Schwestern." Sie gab uns eine Botschaft, auch wenn sie nicht da drinnen war. Unsere Familie war aufgesplittert und getrennt – Brüder / Schwestern, Mütter/Väter sprachen nicht miteinander. Sie wollte, dass wir diese Situation heilten. Sie sagte mir, ich solle den anderen sagen, sie sollten einander lieben.

Ich habe heute keinen Zweifel daran, dass Menschen mit Alzheimer auf die andere Seite gehen können und dies auch ziemlich oft tun. Und sie können auch in ihren Körper zurückkehren, wie meine Nuni es tat. Die kleine Cousine, an die ich mich nicht erinnern konnte, nahm in den Atemsitzungen Kontakt mit mir auf und trat auch danach immer wieder mit mir in Kontakt. Ich brauchte einige Jahre, um zu verstehen und mich zu erinnern, aber schließlich geschah das während einer weiteren Heilsitzung. Ich erinnerte mich daran, dass ich im Alter von vier Jahren zu dem Begräbnis meiner kleinen Cousine Minnow gegangen war, die genau mein Alter gehabt hatte. Ich kannte sie nicht sehr gut.

Sie hatte ein neues Chiffonkleid angehabt an jenem Strand in der Nähe des Feuers, und es hatte Feuer gefangen. Sie verbrannte, und alle waren tief erschüttert. Ich erinnere mich daran, dass ihre Mutter bei dem Begräbnis so laut heulte, dass sie mir Angst machte. Ich sah zu meiner Mutter hinüber, die so still und würdevoll dasaß, und dachte: „Ich frage mich, ob meine Mama weinen würde, wenn ich stürbe." Ich hatte sie nie weinen sehen, nicht ein einziges Mal, aber ich spürte, dass sie die ganze Zeit weinte.

Mit diesem Gedanken erhob ich mich in meinem Schmerz aus meinem Körper und gesellte mich zu meiner kleinen Cousine Minnow. Erst viele Jahre später wurde mir klar, dass ich ihr in das Licht hinübergeholfen hatte und dass sie zu einer Geistführerin geworden war – was ich allerdings erst nach einigen Jahren wirklich begriff. Ich erinnere mich daran, dass ich nach diesem Begräbnis begann, meinen Körper häufig zu verlassen, und dass mein Bruder das ebenfalls tat. Wenn die Situation allzu unschön wurde, dann gingen wir gewöhnlich gemeinsam. Wir sagten anderen niemals ein Wort davon und sprachen nicht einmal miteinander darüber – wir wussten einfach darum, es war nicht nötig zu reden.

Schließlich sah ich meine Mutter dann doch noch weinen, vierzig Jahre später beim Begräbnis ihres älteren Bruders. Im vergangenen Jahr nahm ich an der Naropa Universität in Boulder, Colorado, unter der Leitung von Stan Grof an einer weiteren Sitzung mit Holotropem Atmen teil. Zu jenem Zeitpunkt hatte ich verstanden, dass „wir unsere eigenen Vorfahren sind" – dieselbe DNA. Ich erlebte wieder, wie meine Gefühle waren, als ich mit meiner Tochter Erin schwanger war. Ach, mein Mädchen, kein Wunder, dass du so stark bist. Was für eine schreckliche Zeit wir hatten. Ich spürte auch die Gefühle meiner Mutter, als sie mich in ihrem Bauch trug – wie sehr ihr Herz gebrochen war, als sie mit mir schwanger war, auch wenn diese Schwangerschaft geplant war. Mein Vater ging die ganze Zeit fremd, selbst in den Tagen gleich nach meiner Geburt. Dann erlebte ich all die Gefühle, die meine Nuni gehabt hatte, als sie mit meiner Mutter schwanger war. Es war, als sei ich diejenige, die das Kind trug, und gleichzeitig das Kind in ihrem Bauch. Es war nicht so traumatisch wie bei den beiden Generationen vor ihr, aber trotzdem nicht gut.

Das waren nicht nur Vorstellungen. Mein Geist reiste durch Zeit und Raum, und ich war im Mutterschoß meiner Vorfahren bis zurück zu meiner Ururgroßmutter. Sie war die Dunkelhäutige, die von dem engherzigen Franzosen, der sie wie ein Arbeitspferd behandelte, so schrecklich misshandelt wurde. Sie trug ihre kleinen Haida-französischen Kinder aus, deren Vater sie hasste. Das war das Schlimmste für sie. Wie viel Mitgefühl hatte ich mit diesen vier Generationen indianischer Frauen, deren Leben so ungemein hart und leidvoll, voller Schocks und Traumata gewesen war!

Ich erkannte, dass meine Ururgroßmutter Jeanie das größte Leid erfahren hatte und dass wir es geerbt hatten. Im Lauf eines Lebens wurde sie Zeugin des großen Unterschiedes, den es zwischen dem Leben vor und nach dem Kontakt mit dem Weißen Mann gab. Sie war diejenige, die in Kanus die pazifische Küste von Alaska bis Kalifornien auf und ab gepaddelt war und welche die Vernichtung all der Indianerstämme gesehen hatte, die zu den nahrungsreichsten und kulturell blühendsten Stämmen auf dem Kontinent gehört hatten. Nachdem viele dieser Indianer an den Pocken gestorben waren, blieben so wenige übrig, dass der Bruder meiner Großmutter den ganzen Weg von der Grenze von Alaska bis nach Tacoma, Washington, gepaddelt war, um seine Schwester zu holen, da er wusste, dass sie von diesem Franzosen misshandelt wurde, und da unsere Stämme so klein wurden.

Unser Volk weiß, dass wir als unsere eigenen Vorfahren zurückkehren. Ich glaube, dass meine Schwester meine Ururgroßmutter gewesen ist und ich meine Urgroßmutter gewesen bin. Manchmal erkennt man das an den entsprechenden Wunden oder anderen komplizierten Dingen, die passieren. Ich hatte um ein tieferes Verständnis und um Heilung der Wunden meiner Großmutter gebetet, die wir offensichtlich geerbt hatten. Durch die Atemarbeit kam es zu der Heilung; sie zeigte mir tatsächlich, dass das, was unser Volk vor der Kolonisierung gewusst hatte, wahr und richtig war. Ich wollte ein Buch schreiben mit dem Titel „Kein Wunder, dass ich knatschig bin". Vielleicht mache ich das auch noch.

Wenn Sie sich je gefragt haben, warum die Indianer so wütend sind, warum sie zu viel trinken oder ihnen das Leben egal zu sein scheint – glauben Sie mir, es gibt Tausende von Gründen dafür. Wie der Häuptling Dan George gesagt hat: „Wir haben bezahlt und bezahlt und bezahlt." Der Weiße Mann hat sich schließlich unser Erbe angeeignet, und uns blieb das Trauma, das seit Generationen vererbt wird. Stan und Christina sei Dank dafür, dass sie ihre Arbeit, die heute mehr als je bitter nötig ist, mit uns teilen. Sie führt uns zu einem Bewusstsein unserer selbst und zu der Erkenntnis, wie wesentlich es ist, die Weisheit der Eingeborenen und Methoden wie die Atemarbeit in die Leitkultur einzubringen.

Ich habe gelernt, wieder daran zu glauben, dass unsere eigenen Methoden ein sehr hoch entwickeltes Heilsystem darstellen. Durch die Kolonisierung, die Regierung und das Anpassungsprogramm der Kirche wurden wir gezwungen, den Wert unserer Kultur und uns selbst komplett infrage zu stellen. Mit Hilfe der Atemarbeit habe ich gesehen, dass es mir möglich ist, diesen Zweifel allmählich loszulassen, einfach dadurch, dass ich fühle und ein mitfühlendes Verständnis habe – das funktioniert allerdings nicht auf einen Streich. Ich bin in mein Haida-Land zurückgekehrt und habe bei der Heilarbeit geholfen. Tatsächlich ging ich in viele Reservate in British Columbia, Ottawa und Alaska, um so mein mit sechs Jahren abgegebenes Versprechen zu erfüllen: „Ich werde zurückkommen, wenn ich alt genug bin, um helfen zu können."

Auf der 16. Internationalen Transpersonalen Konferenz, die im Juni 2004 in Palm Springs, California, stattfand, legte Marianne Wobcke, eine australische Hebamme, einen Aufsatz vor, in dem sie ihre Erfahrungen mit der Ausbildung im Holotropen Atmen beschrieb, die in vieler Hinsicht den Erfahrungen von Edna glichen. In ihren Sitzungen durchlebte Marianne erneut traumatische Ereignisse aus dem Leben ihrer Mutter und ihrer

Urgroßmutter, die sie später zu verifizieren vermochte. Ihre Vorfahren waren australische Aborigines, ein Volk, dessen tragische Geschichte Parallelen zur Geschichte der amerikanischen Indianer aufweist. Marianne hat inzwischen unsere Ausbildung abgeschlossen und ist eine diplomierte Praktikerin des Holotropen Atmens in Australien geworden. Sie gab uns die Genehmigung, ihre Geschichte in unser Buch aufzunehmen.

Die Erinnerungen der gestohlenen Generationen wiedererlangen: Die Geschichte von Marianne

An meinem 13. Geburtstag sagten mir meine Eltern, sie hätten mich adoptiert. Als ich meinen Klassenkameraden in der Schule davon erzählte, wurde ich gehänselt und gedemütigt, darum erwähnte ich diesen Umstand nie wieder. Dieses Thema schien für mein Leben nicht relevant zu sein, obwohl ich mich über meine Träume, Albträume und spätere Erfahrungen mit Zauberpilzen und LSD als Teenager und in meinen frühen Zwanzigern wunderte, in denen immer wieder Aborigines auftauchten.

Erst im Alter von 30 Jahren, als ich gerade meine Ausbildung zur Hebamme am Toowoomba Base Hospital begonnen hatte, bekam ich einen Grund, wieder über die Tatsache meiner Adoption nachzudenken. Im April 1991, an meinem ersten Tag auf der Entbindungsstation, war die erste Entbindung, bei der ich dabei war, die einer traditionellen Aborigines-Frau aus einer Provinzstadt in Südost-Queensland, die vom Sohn eines Prominenten aus dieser Gegend vergewaltigt worden und daraufhin schwanger geworden war. Es war keine Anklage erhoben worden, und im Überweisungsbericht wurde angedeutet, es sei unwahrscheinlich, dass es sich um eine Vergewaltigung gehandelt habe. Dies entband die Belegschaft des Krankenhauses von der Verantwortung, in dieser Situation allzu mitfühlend zu sein.

Als Anfängerin auf dem Gebiet war ich enthusiastisch und wollte dieser Frau unbedingt helfen, doch ich besaß keinerlei interkulturelle Bildung oder ein Bewusstsein, das mich auf diese Erfahrung vorbereitet hätte. In meinem Eifer, dieser Klientin meine Autorität und meinen Wert zu beweisen, trat ich ihr mehrere Male viel zu nah. Ich wusste nichts von den traditionellen Praktiken ihrer Kultur und versuchte ständig, Augenkontakt mit ihr aufzunehmen und sie wissen zu lassen, dass sie sich einer unerbittlichen Abfolge diagnostischer Prozeduren unterwerfen müsse, damit man feststellen konnte, ob es mit ihr als der Gebärenden oder dem

Fötus irgendwelche Probleme gab. Um sich zu schützen, krümmte sich die Frau in demonstrativem Misstrauen mit dem Rücken zu mir zusammen und bedeckte ihre Nase und ihr Gesicht mit den Händen, während sie von mir wegrutschte. Ich erfuhr später von einem anderen Mitglied der Belegschaft, dass ihr von meinem Geruch übel wurde, weil ich für sie nach Seife und Parfüm stank. Verzweifelt und verwirrt und nach einigen fruchtlosen Versuchen, Unterstützung und Anleitung von erfahreneren Kollegen zu erhalten, reagierte ich schließlich intuitiv auf die Situation. Ich trat zurück, hockte mich in respektvollem Abstand von der gebärenden Frau hin und scherte mich nicht mehr um meine Autorität. Auf diese Weise gewährte ich ihr das Privileg, in aller Stille und ohne Einmischung zu gebären.

Die Geburtserfahrung dieser Eingeborenenfrau, die darin gipfelte, dass sie ihr Kind zurückließ, machte einen tiefen und mein Leben verändernden Eindruck auf mich. Das Baby blieb drei Wochen lang in der Säuglingsstation, während die Behörden nach ihrer Mutter suchten, die spurlos verschwunden war. Ich war tief bewegt und auf merkwürdige Weise in das Kind vernarrt. Ich versuchte dies durch die Annahme zu rationalisieren, dass meine Reaktion mit meinen mütterlichen Instinkten zu tun habe, die durch das Dabeisein bei der Geburt ausgelöst worden waren. Trotzdem war ich von der Intensität meiner emotionalen Reaktion schockiert. Durch Zufall hatte ich drei Wochen später gerade auf der Säuglingsstation Dienst, als drei Ältere / Mütter aus der Gemeinschaft der Aborigines-Frau auf die Station kamen, um das Baby einzufordern. Ich übergab ihnen das Baby persönlich. Dies löste einen intensiven Trauerprozess aus, der zum Auftakt meiner persönlichen Reise in das Erbe meiner Vorfahren wurde.

Es war diese Erfahrung als junge Hebamme, die mich neugierig machte, was es mit meiner Adoption auf sich hatte. Meine Eltern hatten diese nie wieder erwähnt, und deshalb zögerte ich, sie auf mein Anliegen anzusprechen. Stattdessen schrieb ich an die Familienbehörde, um eine Antwort auf die auftauchenden Fragen nach meiner Identität zu erhalten. Es war trotzdem noch ein Schock, als ich von dort einen Brief erhielt, der meinen Status als Adoptivkind bestätigte. Eine Geburtsurkunde enthüllte den Namen meiner Mutter, ihr Alter zur Zeit der Geburt und die Namen, die sie mir gegeben hatte. Außerdem las ich damals ein Buch mit dem Titel *No More Secrets* („Keine Geheimnisse mehr"). Aber es gab immer noch viele Geheimnisse, und das folgende Jahrzehnt war eine Zeit, in der ich es beinahe aufgab, das Geheimnis meiner Vergangenheit zu lüften. Ich musste oft enttäuscht festellen, dass ich wieder mal auf dem Holzweg war.

Meine Suche erhielt neuen Schwung, als ich Mary Madden traf, eine Therapeutin, die in den USA bei Dr. Stanislav Grof und Christina Grof eine Ausbildung erhalten hatte und die diplomierte Praktikerin des Holotropen Atmens war. Mary und später Tav Sparks (der Leiter des Grof Transpersonal Training) wurden zu meinen zentralen Facilitators für holotrope Atemsitzungen sowie für die Ausbildung im Holotropen Atmen, und sie wurden zu engen Freunden. Mit ihrer Hilfe machte ich mich auf die herausfordernde Reise der Selbsterforschung, wobei ich sowohl in den holotropen Sitzungen als auch in Träumen und in meinem Alltagsleben viele schwierige Erfahrungen machte.

Erinnerungen an wiederholten sexuellen Missbrauch als Kind und an eine brutale Vergewaltigung durch einen Mann, der nur Italienisch und kein Englisch sprach, tauchten auf. Ich war beunruhigt, weil ich diese Erfahrungen nicht mit bestimmten Ereignissen in meinem bisherigen Leben verbinden konnte. Migränekopfschmerzen tauchten auf, die irgendwie mit meiner traumatischen Geburt, bei der eine Geburtszange zum Einsatz gekommen war, zu tun haben mussten. Gelegentlich erschienen spontan Blutergüsse auf meiner Stirn und meinem Körper, die aussahen wie die Spuren, die – wie ich bei vielen Geburten miterlebt hatte – Geburtszangen bei Babys hinterlassen. Ich versuchte verzweifelt, mich zu erinnern, ob ich tatsächliche diese Erfahrungen gemacht und sie aus meinem Bewusstsein verdrängt hatte.

In dieser schwierigen Phase meiner Selbsterforschung zog ich mich von meinem Partner, meiner Familie und meinen Freunden zurück. Ich war verwirrt und desorientiert. Zeitweilig schien ich alle Bezugspunkte und den Lebenswillen zu verlieren. Im Rückblick bin ich sehr dankbar für die durchgängige liebevolle Unterstützung von Mary Madden und Tav Sparks, die es mir, zusammen mit der Gemeinschaft und Familie des Holotropen Atmens, möglich machten, diese Krise durchzustehen. Ich bin überzeugt, dass ich mir ohne sie das Leben genommen hätte.

Obwohl ich bis zu diesem Punkt kaum Kontakt zur Gemeinschaft der Eingeborenen gehabt hatte, ging es in vielen meiner inneren Erfahrungen um Themen und Menschen der Aborigines. Einige dieser Erfahrungen tauchen in Atemsitzungen auf, andere kamen spontan in Träumen und in meinem Alltagsleben. Ich sah ausgesprochen klar und lebhaft vor mir, dass Ältere/Großmütter der Aborigines zu mir kamen, dass sie ihr Wissen mit mir teilten und mir Praktiken zeigten, die meine Fähigkeiten als Hebamme außerordentlich erweiterten. Dies inspirierte mich, mit anderen zusammen *Blue Care* zu gründen, das erste zum Teil staatlich finanzierte unabhängige Hebammenprogramm von Queensland.

Während all dieser Zeit hatte ich jedoch kein Glück beim Versuch, meine leibliche Mutter zu finden. Ich fuhr fort, meine Erfahrungen sorgfältig in meinen Tagebüchern zu dokumentieren und machte viele Zeichnungen von den Szenen, die mich verfolgten. Das Ergebnis war eine Serie von 54 Pastellkreidezeichnungen, die meinen stürmischen inneren Prozess illustrierten (siehe die Abbildungen 11a, 11b und 11c). Im Jahre 1995 hatte ich einen ersten Erfolg, als der Vermisstensuchdienst der Heilsarmee meine leibliche Großmutter und meinen Onkel aufspürte, die in Sydney wohnten, und schließlich auch meine leibliche Mutter, die jetzt in Neuseeland lebte. Meine Verwandten wollten jedoch nichts mit mir zu tun haben, was niederschmetternd für mich war.

Nach sechs Monaten schrieb mir meine leibliche Mutter endlich widerwillig. Ihr Brief war kurz, aber er brachte eine unerwartete Bestätigung meiner Erfahrungen. Sie schrieb, sie habe mich bei einer Vergewaltigung durch einen Italiener, der kein Englisch sprach, empfangen. Zu jener Zeit war meine leibliche Mutter ein Teenager aus einer kleinen Stadt hoch im Norden von Queensland. Sie war nicht nur von der brutalen Vergewaltigung traumatisiert, sondern wurde auch von ihrer Familie mit Vorwürfen und Verachtung gestraft. Nach zwei erfolglosen Abtreibungsversuchen schickte man sie in ein Heim für unverheiratete Mütter in Brisbane. Nach meiner Geburt, die sie als eine „traumatische Zangengeburt" beschrieb, setzte man meine leibliche Mutter in ein Schiff nach Neuseeland, ohne dass sie mich je gesehen oder berührt hatte. Sie hatte ihr Bestes getan, die Vergangenheit hinter sich zu lassen und neu zu beginnen. In ihrem Brief wünschte sie mir alles Gute, untersagte mir aber alle weiteren Versuche, Kontakt mit ihr aufzunehmen. Das brachte mir nicht die erhoffte Erleichterung, und meine Erfahrungen mit dem Holotropen Atmen gingen mit erneuter Intensität weiter.

In einer meiner Sitzungen identifizierte ich mich in meiner Erfahrung mit einer traditionellen Aborigines-Frau, die sich in einem historischen Umfeld befand, das anscheinend dem Ende des 19. Jahrhunderts entsprach. Diese Frau wurde von zwei uniformierten Männern, die zu Pferd auftauchten, gefesselt, vergewaltigt und geschlagen. Im Zentrum der Erfahrung schien zu stehen, dass man ihr ihre beiden Kinder wegnahm. Um die Frau daran zu hindern, den Männern zu folgen, übergossen sie ihre Beine mit Benzin, zündeten es an, und sie erlitt schwere Verbrennungen.

Um bei alldem nicht überzuschnappen, dokumentierte ich diese Episoden weiterhin mit Zeichnungen und in meinem Tagebuch. Eines Tages rief ich nach einer Therapiesitzung, in der wieder dieses Eingeborenenthema aufgetaucht war, auf Anraten von Mary Madden die internationale Telefonauskunft an und wählte ein Ferngespräch nach Neuseeland. Ich hoffte aus tiefstem Herzen, mit meiner leiblichen Mutter ein Gespräch führen zu können, und das gelang tatsächlich.

In diesem Gespräch verriet mir meine Mutter, dass meine Ururgroßmutter eine traditionelle Aborigines-Frau gewesen war, und beschrieb sehr eindringlich den sexuellen, emotionalen, körperlichen und spirituellen Missbrauch in unserer Abstammungslinie. Eine Geschichte, in der, Generation auf Generation, eine Tochter bei einer Vergewaltigung empfangen und dann gestohlen worden war. Ich schöpfte neue Hoffnung und Kraft – endlich schien sich der Schleier über dem Geheimnis zu lüften. Doch nach diesem Gespräch zog meine leibliche Mutter sich zurück und lehnte jeden weiteren Kontakt ab. Voller Verzweiflung wandte ich mich an *Link Up,* eine Aborigines-Organisation, die mir helfen sollte, meine Abstammung von den Ureinwohnern zu verifizieren. Doch ohne die Erlaubnis meiner leiblichen Mutter konnten sie mir keine Hilfe anbieten, und diese Erlaubnis war nicht zu erwarten. Meine Frustration wuchs.

Meine Adoptiveltern hatten diese Reise unerschütterlich unterstützt, und eines Tages fand mein Vater durch Zufall eine Telefonnummer, die der ganzen Geschichte eine Wendung gab. Ich nahm Kontakt zu einer Agentur mit dem Namen *Community and Personal Histories* auf, und dort war man bereit, meinem Fall nachzugehen. Einige Monate später wurde ich zu einem Treffen mit einem Sozialarbeiter eingeladen, der mir eine seitenlange Dokumentation über den Zeitraum von 1895 bis 1918 vorlegte, die Details über die Geschichte meiner Urgroßmutter, die uneheliche Tochter eines bereits betagten irischen Landbesitzers im hohen Norden von Queensland, enthielt. Er hatte eine Befreiung vom *Aboriginal Protection Act* beantragt, damit seine Tochter aus dem Gesindedienst zu ihm zurückkehren konnte, um sich um ihn zu kümmern.

Dieser Mann sprach davon, er habe Nuninja, eine vollblütige Aborigines-Frau, zu seiner Geliebten gemacht, und aus dieser Verbindung seien zwei Halbblut-Kinder hervorgegangen. Es gab auch einen Polizeibericht über zwei Polizeibeamte, die zu Pferd ausgesandt wurden, die „Gin und ihre Kinder" einzufangen. Die Kinder wurden in der Folge dem Gesindedienst übergeben und ins „Nigger-Lager" geschickt. Der Bericht bestätigte auch, dass „die Gin“* aufgrund eines Unfalls und von Verletzungen, die mit einem Lagerfeuer zu tun hatten, nicht mit den Beamten zurückkehrte. Dies war eine erstaunliche Bestätigung der Erfahrungen in meiner Atemsitzung. Ich wurde an einen Berater der „Gestohlenen Generationen“** weiterempfohlen, was eine lohnende, bestätigende und transformierende Erfahrung war. Ich nahm wieder Kontakt mit *Link Up* auf, einer Organisation, die sich darum kümmert, Aborigines-Familien, denen das Schicksal der Gestohlenen Generationen zuteilgeworden war, wieder zusammenzuführen. Ich flog zusammen mit Robert Sturrman, einem Ureinwohner und Berater der Organisation, nach Sydney zu einem dreitägigen Zusammentreffen mit meiner Großmutter und Onkel Robbie. Meine Gefühle, als ich die Wohneinheit meiner Großmutter betrat, lassen sich nicht in Worte fassen. Die winzige Frau umarmte mich, wandte sich schluchzend zu ihrem Sohn um und sagte: „Endlich ist unser Baby wieder zu Hause!“

Wie ich herausfand, hatte meine Großmutter vor einigen Jahren, als die Heilsarmee Kontakt mit ihr aufgenommen hatte, gerade einen Schlaganfall erlitten. Ihr ältester Sohn hatte die Leute weggeschickt, weil er seine Mutter schützen wollte. Als sie sich erholt hatte und man ihr erzählte, dass ich versucht hatte, mit ihr in Kontakt zu treten, hatte die Familie keine Ahnung, welche Agentur sie kontaktiert hatte und wie sie den Kontakt wieder herstellen konnten. Mein Onkel war inzwischen an einem Herzanfall gestorben, und meine Großmutter, eine tief spirituelle Person, betete jeden Tag darum, dass ich wieder den Weg zu ihr finden würde. Ich habe weiterhin keinen Kontakt mit meiner leiblichen Mutter, aber meine Beziehung zu meinem Onkel Robbie hat sich sehr gut entwickelt. Nach unserem Wiedersehen schrieb er mir in einem Brief: „Ich habe versucht zu verstehen, warum Dein Auftauchen unser Leben so verändert hat. Dann wurde mir plötzlich klar, dass Du unsere Familie vervollständigt hast, als Du bei Großmutter erschienen bist. Es war so, als habe sich endlich ein Kreis geschlossen. Wir haben Dich sehr lieb.“ Meine Großmutter starb ein Jahr nach unserem Wiedersehen. Ich fühle in meinem Herzen, dass sie auf mich gewartet hatte. Ich werde denjenigen, die mich auf meiner stürmischen Reise unterstützt haben, ewig dankbar sein.

---

* „Gin“ war ein verächtliches australisches Wort für eine australische Ureinwohnerin. (Anm. d. Übers.)

** Der Begriff „Gestohlene Generationen“ (engl. *Stolen Generations*) bezeichnet verschiedene Generationen von Kindern der australischen Ureinwohner, die ihren Eltern zwischen ungefähr 1900 bis 1969 von den australischen Behörden systematisch weggenommen wurden. (Anm. d. Übers.)

Wir baten Marianne, die Veränderungen in ihrem Leben, die sie ihrer Erfahrung der Ausbildung im Holotropen Atmen zuschreibt, kurz zusammenzufassen. Wir erhielten den folgenden Brief von ihr:

> Meine vernichtenden geerbten und perinatalen Erfahrungen hinterließen in mir die Prägung einer zutiefst beschädigten und total negativen Einstellung zum Leben. Mehr als drei Jahrzehnte fühlte ich mich zunehmend machtlos, die unausweichliche Sabotage meiner Gesundheit und meiner persönlichen und beruflichen Beziehungen aufzuhalten, zu der es durch den Verlust der Verbindung zu meiner Kultur, meiner Spiritualität, meiner Familie und Gemeinschaft gekommen war. Meine Erfahrungen mit dem Holotropen Atmen, durch die mir mit außerordentlicher Kompetenz und Sensibilität eine Geburtshilfe zuteilwurde, führten zur Besserung einer kräftezehrenden Migräne, der Auflösung chronischer Suchtprobleme, zu denen eine Bulimie gehörten sowie Drogenmissbrauch, eine lähmende Depression mit Selbstmordtendenzen und gleichzeitig missbräuchliche Beziehungen.
>
> Was ich durch den Prozess des Holotropen Atmens erfahren habe, hat mein Leben zutiefst verändert. Ich bin der Meinung, dass das Holotrope Atmen für einen tiefgreifenden Wandel meines Lebens auf jeder Ebene verantwortlich ist – spirituell, emotional, intellektuell, körperlich und sozial. Ich fühle mich der Verbreitung des Holotropen Atmens innerhalb der Gemeinschaft der Aborigines leidenschaftlich verpflichtet, da es das Potenzial besitzt, das Erbe jener zu transformieren, die den Holocaust der postkolonialen Invasion überlebt haben. Ich bin der Überzeugung, dass das Holotrope Atmen – als eine heilige Technologie – eine zeitgemäße Lösung anbietet, die uns wieder mit unserer Geschichte verbindet, einer Geschichte, die Zehntausende von Jahren umfasst, in denen die Aborigines Australiens machtvolle Zeremonien durchgeführt haben, um die Evolution des Bewusstseins zu unterstützen und das Wohlergehen zu bewahren. Ich bin unendlich dankbar für das Holotrope Atmen und danke all jenen, die diesen Prozess mit einer solchen Hingabe und Integrität vermitteln.
>
> Ich hoffe, dass dies oder wenigstens einiges hiervon hilfreich sein möge.
>
> Herzliche Grüsse
> Marianne

Als wir Marianne um die Erlaubnis baten, ihre bewegende Geschichte in unser Buch aufzunehmen, bestand sie darauf, dass wir auch erwähnen, welch tiefe Dankbarkeit sie gegenüber Tav Sparks, dem Leiter des Grof Transpersonal Training, und Mary Madden, ihrer Therapeutin, die eine diplomierte Praktikerin des Holotropen Atmens ist, empfinde. Diese beiden außergewöhnlichen Menschenwesen hätten eine entscheidende Rolle in ihrem Heilprozesses gespielt. Sie ist überzeugt, dass sie ohne ihre professionelle Hilfe und ihre liebevolle Unterstützung nicht in der Lage gewesen wäre, sich den Herausforderungen und emotionalen Schmerzen ihrer schwierigen inneren Reise zu stellen und diese erfolgreich abzuschließen. Marianne hat ihre bewegende Geschichte in einem kurzen Film mit dem Titel *Nuninja: Nightmares from a Stolen Past (Nuninja: Albträume aus einer gestohlenen Vergangenheit)* festgehalten, der inzwischen gekauft werden kann: mwobcke@bigpond.com.

KAPITEL 8

Beim Holotropen Atmen wirkende therapeutische Mechanismen

Angesichts der starken Heilwirkung, die das Holotrope Atmen auf ein breites Spektrum von emotionalen, psychosomatischen und manchmal auch körperlichen Störungen entfalten kann, stellt sich natürlich die Frage, welche therapeutischen Mechanismen dabei wirksam sind. Nur ein kleiner Bruchteil der Mechanismen zur Heilung und Persönlichkeitsentwicklung, die in holotropen Bewusstseinszuständen zugänglich werden, ist den traditionellen Psychiatern bekannt. Viele dieser Mechanismen sind erst in den letzten Jahrzehnten von der modernen Bewusstseinsforschung und den verschiedenen Zweigen der erfahrungsorientierten Therapie entdeckt worden.

Auf der oberflächlichen Ebene der holotropen Erfahrung können wir die traditionellen therapeutischen Mechanismen beobachten, etwa das Auftauchen von verdrängten Erinnerungen, das Phänomen der Übertragung, wichtige intellektuelle und emotionale Einsichten und andere Mechanismen, diese jedoch in modifizierter und stark intensivierter Form. Zu signifikanten Veränderungen kann es als Resultat dynamischer Verschiebungen in den die Psyche beherrschenden Systemen (COEX-Systemen) kommen, die vorne in diesem Buch (Seiten 47f.) beschrieben werden. Das Wiedererleben des biologischen Geburtstraumas und die Erfahrung des psychospirituellen Todes und der psychospirituellen Wiedergeburt können ein breites Spektrum an emotionalen und psychosomatischen Störungen positiv beeinflussen. Es gibt auch wichtige therapeutische Mechanismen, die in Zusammenhang mit den unterschiedlichen transpersonalen Phänomenen stehen, wie etwa mit der Erfahrung vergangener Leben, der Begegnung mit archetypischen Gestalten und mit Erfahrungen der kosmischen Einheit. In einem ganz allgemeinen Sinn kann man Heilung als eine Bewegung hin zur Ganzheit verstehen.

1. Die Intensivierung konventioneller therapeutischer Mechanismen

Auf der oberflächlichsten Ebene werden beim Holotropen Atmen alle therapeutischen Mechanismen wirksam, die aus den Gesprächstherapien bekannt sind. Diese Mechanismen werden jedoch durch den außergewöhnlichen Bewusstseinszustand, in dem sich die Atmenden befinden, außerordentlich verstärkt und vertieft, da dieser die Beziehung zwischen der unbewussten und der bewussten Dynamik der Psyche dramatisch verändert. Er vermindert die psychischen Abwehrmechanismen des Individuums und den Widerstand dagegen, sich der Erinnerung an schmerzliche Ereignisse in der Vergangenheit zu stellen.

In holotropen Bewusstseinszuständen können alte Erinnerungen aus der Kindheit und dem Säuglingsalter – einschließlich jener, die verdrängt worden sind – leicht zugänglich werden und spontan ins Bewusstsein gehoben werden. Dies wird von intellektuellen und emotionalen Einsichten begleitet, die zu einem neuen Verständnis der biografischen Wurzeln der verschiedenen emotionalen und psychosomatischen Störungen und der Probleme in zwischenmenschlichen Beziehungen führen. Doch anders als in der Gesprächstherapie können diese Erinnerungen nicht nur erinnert, sondern auch in voller Altersregression wieder erlebt werden, mit allen ursprünglichen Gefühlen und körperlichen Empfindungen, die damit verbunden waren. Dazu gehören Veränderungen des Körperbildes und eine Weltwahrnehmung, die dem Entwicklungsstadium des betreffenden Menschen zum Zeitpunkt der Traumatisierung entspricht.

Überraschenderweise beschränken sich die traumatischen Erinnerungen, die spontan zur Bearbeitung auftauchen, nicht auf Ereignisse, die psychisches Leid verursacht haben. In holotropen Atemsitzungen erleben die Menschen im Allgemeinen körperliche Traumata wieder, wie etwa schmerzhafte und auf andere Weise unangenehme Krankheiten, chirurgische Eingriffe sowie Verletzungen. Besonders häufig sind Erinnerungen an Episoden, zu denen eine Einschränkung der Atmung gehörte, wie etwa Beinahe-Ertrinken, Keuchhusten, Diphtherie oder Strangulation. Es scheint der Aufmerksamkeit der herkömmlichen Psychologen entgangen zu sein, dass körperliche Traumata eine ebenso signifikante Wirkung auf die Psyche des Opfers darstellen wie psychische Traumata und dass das Wiedererleben der Traumata eine tiefgreifende Heilwirkung auf verschiedene emotionale und psychosomatische Störungen haben kann.

Sehen wir uns nun die Mechanismen etwas näher an, die für die therapeutische Wirkung des Wiedererlebens traumatischer Episoden aus dem früheren Leben verantwortlich sind. Psychogene Symptome beziehen ihre dynamische Kraft vermutlich aus den tief sitzenden Ansammlungen schwieriger Emotionen und aus aufgestauten körperlichen Energien, die mit den unterschiedlichen psychischen Traumata zusammenhängen. Dies wurde zuerst von Sigmund Freud und Joseph Breuer in ihrem Buch *Studien über Hysterie* (FREUD und BREUER 1936) beschrieben. Diese Autoren meinten, dass Psychoneurosen von traumatischen Situationen im frühen Leben verursacht werden, die – aufgrund ihrer Natur oder wegen äußerer Umstände – keine volle emotionale und körperliche Reaktion des Opfers erlaubten. Dadurch kommt es zu dem von ihnen so genannten „abgeklemmten Affekt", der dann zur Quelle künftiger psychoneurotischer Probleme wird.

Die Therapie bestand darin, die Patienten in einen holotropen Bewusstseinszustand zu bringen – bei Freud und Breuer war das eine hypnotische oder autohypnotische Trance –, der es ihnen ermöglichte, in die Kindheit zu regredieren, die verdrängte Erinnerung erneut zu durchleben und den abgeklemmten Affekt sowie dessen energetische Aufladung in einem Prozess, den Freud Abreaktion nannte, freizusetzen. Der Name für eine allgemeinere und weniger fokussierte emotionale Freisetzung in Fällen, in denen die spezifische Quelle der Emotionen nicht identifiziert werden konnte, war „Katharsis", ein Begriff, der ursprünglich im 4. Jahrhundert vor Christus von Aristoteles geprägt wurde. Freud gab diese Vorstellung von der Ätiologie der Psychoneurosen später auf und sah deren Ursache stattdessen in den infantilen Phantasien der Klienten und nicht in tatsächlichen Traumata. Anstelle der Arbeit mit Hypnose, Altersregression und Abreaktion wendete er nun die Methode der Freien Assoziation an und kehrte zu seiner ursprünglichen Betonung der Bewusstmachung des Unbewussten durch die Übertragungsanalyse zurück.

Abreaktion und Katharsis verdienen in diesem Kontext eine kurze Erwähnung, weil ihr therapeutisches Potenzial im Licht der Beobachtungen aus der holotropen Therapie neu bewertet werden muss. Unter dem Einfluss von Freud sehen traditionelle Psychiater und Psychotherapeuten die Abreaktion nicht mehr als einen Mechanismus an, der zu dauerhaften therapeutischen Veränderungen führen kann – mit einer Ausnahme. Techniken der Abreaktion unter Verwendung von Hypnose oder der Medikation mit Natrium-Pentothal oder -Amytal (Narkoanalyse) sind häufig in der Behandlung von solchen emotionalen Störungen verwendet worden, die von massiven Psychotraumata wie etwa akuten traumatischen Neurosen verursacht wurden, insbesondere bei Menschen, die Kriegsgeschehen ausgesetzt waren.

Bei der Behandlung von Kriegsneurosen (Posttraumatischen Belastungsstörungen) empfehlen offizielle Handbücher der Psychiatrie die Abreaktion gewöhnlich als eine Methode der Wahl, doch sie betonen, sie sei in der Therapie anderer emotionaler Störungen unwirksam. Überraschenderweise bieten sie keine Erklärung für diese erstaunliche Behauptung an. In der zweiten Hälfte des 20. Jahrhunderts kamen erfahrungsorientierte Therapien auf, wurden immer populärer und lösten das Gespräch (als den primären Ansatz) durch den direkten Ausdruck von Emotionen und durch Körperarbeit ab. Viele Therapeuten, die diese neuen Ansätze praktizierten, kamen zu dem Schluss, dass Freuds Entscheidung, seine Technik der Abreaktion durch Gesprächstherapie zu ersetzen, ein Fehler gewesen sei, der die Psychotherapie für wenigstens ein halbes Jahrhundert in die falsche Richtung gelenkt habe (Ross 1989).

Wie Wilhelm Reich sehr deutlich demonstrierte, ist eine bloße Gesprächstherapie unzureichend für den Umgang mit bioenergetischen Blockaden, die emotionalen und psychosomatischen Störungen zugrunde liegen. Damit die Therapie erfolgreich sein kann, muss der Therapeut wirksame Methoden finden, diese Blockaden aufzulösen. Zu diesem Zweck entwickelte Reich als Pionier Methoden, die das Atmen mit Körperarbeit kombinieren. Der Grund dafür, dass die Abreaktion nicht zu zufriedenstellenden Ergebnissen führte, war, dass sie in den meisten Fällen oberflächlich blieb. Die Therapeuten waren nicht darauf vorbereitet, mit den extremen Formen umzugehen, welche die Abreaktion annehmen kann, wenn Erinnerungen an lebensbedrohliche Situationen angerührt werden – wie etwa ein Beinahe-Ertrinken, Krankheiten, welche die Atmung einschränken, oder die biologische Geburt –, und sie ließen den Prozess deshalb nicht weit genug fortschreiten.

Das Wiedererleben solcher Situationen kann sehr dramatisch sein und sich auf verschiedene sehr erschreckende Weisen manifestieren – etwa als zeitweiliger Kontrollverlust, eine Erfahrung des Erstickens, Panik, Todesangst, Erbrechen oder Aussetzen des Bewusstseins. Der Therapeut muss sich zutrauen, mit solch extremen Emotionen und Verhaltensweisen umzugehen, damit die Abreaktion zu einem guten Abschluss kommen kann und therapeutisch erfolgreich ist. Dies erklärt möglicherweise, warum sich die Abreaktion bei der Behandlung von Posttraumatischen Belastungsstörungen (PTBS) als wirksam erwiesen hat, die daraus resultieren, dass das Individuum in einem Krieg, während einer Naturkatastrophe oder aufgrund von Misshandlungstraumata lebensbedrohlichen Situationen ausgesetzt war. Da sie wussten, dass ihre Klienten dramatische Umstände erlebt hatten, die weit über das Gewöhnliche hinausgingen, waren die Therapeuten darauf vorbereitet, mit extremen Formen des emotionalen Ausdrucks umzugehen. Ohne eine solche logische Erklärung neigen Therapeuten, die sich mit extrem intensiven Manifestationen konfrontiert sehen, zu dem Schluss, dass der Patient in psychisch gefährliche psychotische Bereiche eintritt und unterbrechen deshalb den Prozess.

Holotrope Therapeuten befinden sich in der gleichen Situation wie Therapeuten, die traumatische Kriegsneurosen oder andere Formen der Posttraumatischen Belastungsstörung behandeln, jedoch aus einem anderen Grund. Ihre Kartografie der Psyche beschränkt sich nicht auf die psychologischen Aspekte der nachgeburtlichen Biografie und das freudsche individuelle Unbewusste. Sie umfängt auch Erinnerungen an körperliche Traumata, perinatale und pränatale Ereignisse sowie kollektive und karmische Erinnerungen. Eine andere potenzielle Quelle extremer Emotionen und körperlicher Manifestationen ist der archetypische Bereich; ein hervorstechendes

Beispiel hierfür ist die Arbeit mit dämonischer Energie. Die erweiterte Landkarte der Psyche liefert also viele logische Gründe für extreme Formen der Abreaktion, und sie macht es dem Therapeuten leichter, sich nicht vor der Arbeit damit zu scheuen.

Was das Wiedererleben von Kindheitstraumata angeht, so wird oft gefragt: Warum ist dieser Prozess therapeutisch? Warum stellt er keine Retraumatisierung dar, sondern führt zur Heilung? Die einzigartige Natur des holotropen Zustandes ermöglicht es dem Atmenden, gleichzeitig zwei ganz verschiedene Rollen zu spielen. Eine Person, die eine vollständige Altersregression in jene Periode der Kindheit erlebt, in der das traumatische Ereignis stattfand, identifiziert sich auf sehr authentische und überzeugende Weise mit dem betroffenen Kind oder Säugling. Gleichzeitig aber behält sie das Stehvermögen und die Verstandeskräfte des gereiften Erwachsenen bei. Diese Situation ermöglicht es, das ursprüngliche Ereignis mit den primitiven Gefühlen und Empfindungen des kleinen Kindes voll zu erfahren und diese gleichzeitig vom Standpunkt des Erwachsenen zu bewerten und zu verarbeiten. Es ist offensichtlich, dass ein Erwachsener mit vielen Erfahrungen umzugehen vermag, die während der Kindheit unbegreiflich, verwirrend und unerträglich waren. Außerdem ist die Situation wegen des therapeutischen Rahmens und der Unterstützung von Menschen, denen der Atmende vertraut, völlig anders, als es die Umstände waren, unter denen es zu dem ursprünglichen Trauma kam.

Dies könnte eine angemessene Erklärung für die Heilwirkung sein, die das bewusste Wiedererleben auf einige weniger extreme Traumata hat. Bei der Heilung schwerer Traumata jedoch – insbesondere jener, die das Überleben und die körperliche Unversehrtheit des Individuums bedrohten – scheint noch ein anderer therapeutischer Mechanismus ins Spiel zu kommen. Sehr wahrscheinlich wurde das ursprüngliche traumatische Ereignis in Situationen dieser Art im Körper gespeichert, seine ganze Wucht wurde aber zu der Zeit, als es geschah, nicht voll und ganz erfahren. Ein massiver psychischer Schock kann gelegentlich zu einem Blackout und zu einer Ohnmacht führen. Es ist auch vorstellbar, dass die Erfahrung nur teilweise und nicht vollständig blockiert wird. Das Individuum verliert dann nicht das Bewusstsein, aber es spürt auch nicht die volle Wucht des Traumas. Als Ergebnis davon kann das traumatische Ereignis psychisch nicht voll und ganz „verdaut“ und integriert werden. Es wird dissoziiert und verbleibt als ein Fremdkörper im Unbewussten. Dies hindert es jedoch nicht daran, einen störenden Einfluss auf den emotionalen und psychosomatischen Zustand und das Verhalten der Person zu haben.

Wenn eine solche traumatische Erinnerung ins Bewusstsein gehoben wird, ist es nicht nur so, dass die Menschen das ursprüngliche Ereignis einfach wieder erleben. Sie erfahren es zum ersten Mal voll und ganz bewusst. Dies macht es ihnen möglich, es zu beenden, abzuschließen und zu integrieren. Dieses Problem wurde recht ausführlich in einem interessanten Aufsatz des irischen Psychiaters Ivor Browne und seiner Kollegen diskutiert; er trägt den Titel „*Unexperienced Experience: A Clinical Reappraisal of the Theory of Repression and Traumatic Neurosis*“ (McGee et al. 1984). Wurde eine traumatische Erinnerung erst einmal völlig bewusst erfahren, verarbeitet und integriert, dann hat sie keine negative Auswirkung auf das Alltagsleben des betreffenden Menschen mehr.

Ein anderer Mechanismus, der beim Holotropen Atmen stark intensiviert werden kann, ist die Übertragung. Im Gegensatz zur traditionellen Psychoanalyse jedoch wird sie nicht als ein nützliches therapeutisches Geschehen betrachtet, sondern als eine unerwünschte Komplikation, welche die tiefe Selbsterforschung stört. Nachdem Freud die Arbeit mit Regression und Abreaktion abgelehnt und aufgegeben hatte und begonnen hatte, die Methode der Freien Assoziation zu verwenden, verschob sich seine Aufmerksamkeit hin zum Phänomen der Übertragung. Ihm fiel auf, dass seine Patienten im Lauf der Psychoanalyse verschiedene emotionale Reaktionen und Einstellungen, die sie als Kinder in Beziehung zu ihren Eltern erfahren hatten, auf ihn projizierten. Schließlich entwickelten sie das, was Freud eine Übertragungsneurose nannte, in der er als der Therapeut zum Brennpunkt all ihrer emotionalen Energie wurde. Er betrachtete die „Übertragungsanalyse“, also den Prozess, in dem diese Verzerrungen bereinigt werden, als den hauptsächlichen therapeutischen Mechanismus.

Anders als die Gesprächstherapien besitzt das Holotrope Atmen – und tiefe erfahrungsorientierte Therapie im Allgemeinen – das Potenzial, den Klienten in sehr kurzer Zeit in die ursprüngliche traumatische Situation und damit zur Quelle der emotionalen oder psychosomatischen Störung zu führen. Die Entwicklung einer Übertragung lenkt die Aufmerksamkeit des Klienten von einer ernsthaften Suche nach wichtigen Antworten tief im Inneren ab und richtet sie auf eine horizontale Pseudosituation, ein künstliches Melodrama, das sie in Beziehung zu dem Facilitator (oder Sitter) produzieren. Die Aufgabe der Facilitators besteht darin, die Aufmerksamkeit der Atmenden wieder auf den introspektiven Prozess zu lenken, der allein Antworten und Heilung verspricht. Wird diese Strategie beim Holotropen Atmen benutzt, dann wird offensichtlich, dass Übertragung eine Manifestation eines psychischen Verteidigungsmechanismus und ein Widerstand ist und nicht etwa ein nützlicher therapeutischer Mechanismus. Sie ist ein Versuch, einem sehr schmerzlichen Problem aus der Vergangenheit aus dem Weg zu gehen, indem man ein weniger bedrohliches Pseudoproblem in der Gegenwart erzeugt, mit dem man leichter umgehen kann.

Der Drang, aus der Beziehung zum Therapeuten eine intime Beziehung zu machen – ein häufiger Aspekt der Dynamik der Übertragung –, ist zu unterscheiden von den anaklitischen Bedürfnissen, welche die Atmenden während der Altersregression in die frühe Kindheit erleben. Diese tiefe Sehnsucht nach emotionaler und sogar körperlicher Nähe ist Ausdruck einer Geschichte schwerer Vernachlässigung und emotionaler Deprivation im Säuglingsalter und in der Kindheit. Sie ist echt und legitim und nicht das Ergebnis psychischen Widerstandes. Die beste Methode, dieses „Trauma durch Unterlassung“ zu heilen, ist die Anwendung von unterstützendem Körperkontakt, während der regredierte Atmende diese anaklitischen Bedürfnisse erfährt. Der verantwortungsbewusste und umsichtige Gebrauch dieses Ansatzes wurde bereits früher in diesem Buch ausführlicher erörtert (Seiten 83ff.).

Das Heilpotenzial des Holotropen Atmens ist nicht auf die Intensivierung und Vertiefung konventioneller therapeutischer Mechanismen beschränkt. Ein aufregender Aspekt der Arbeit mit holotropen Zuständen ist, dass sie viele zusätzliche hochwirksame Mechanismen der Heilung und der Persönlichkeitstransformation eröffnen, die von der herkömmlichen Psychiatrie noch nicht entdeckt und anerkannt worden sind. In den folgenden Abschnitten werden wir diese wichtigen neuen therapeutischen Perspektiven beschreiben und erörtern.

2. Dynamische Verschiebungen in den psychischen Lenkungssystemen

Viele dynamische Veränderungen, die sich aus Sitzungen mit dem Holotropen Atmen ergeben, lassen sich durch ein dynamisches Wechselspiel unbewusster Konstellationen erklären, von Systemen kondensierter Erfahrung (COEX-Systemen). Wie wir bereits früher erörtert haben (siehe Seiten 47f.), haben diese Systeme viele Schichten. Die eher oberflächlichen Schichten enthalten Erinnerungen an emotional wichtige Ereignisse aus verschiedenen Perioden des nachgeburtlichen Lebens, und die tieferen Schichten enthalten Aufzeichnungen unterschiedlicher Stadien des biologischen Geburtsprozesses und von Perioden des vorgeburtlichen Lebens. Die tiefsten Wurzeln der COEX-Systeme reichen bis in verschiedene transpersonale Matrizen hinein – in Erinnerungen der Vorfahren, in karmische, rassische, phylogenetische oder archetypische Bereiche.

Während eines holotropen Bewusstseinszustands bestimmt jenes COEX-System, das aktiviert wird, den Inhalt der Erfahrung. In vielen Fällen lässt sich eine plötzliche Besserung nach einer holotropen Atemsitzung als Verschiebung von einem negativen COEX-System (das traumatische Erinnerungen enthält) hin zu einem positiven System (das mit angenehmen Gefühlen verbundene Erinnerungen enthält) erklären. Solch eine dynamische Verschiebung könnte man als „positive COEX-Transmodulation" bezeichnen. Dies bedeutet nicht unbedingt, dass das gesamte unbewusste Material, das vorhandenen Symptomen zugrunde liegt, durchgearbeitet worden ist. Es bedeutet einfach, dass eine innere Verschiebung von der Vorherrschaft eines Systems zu der eines anderen stattgefunden hat.

Eine typische positive Transmodulation hat zwei Phasen. Sie beginnt mit einer Intensivierung der emotionalen Aufladung des dominanten negativen COEX-Systems. Nach einer Periode unterschiedlicher Länge erreichen die Emotionen einen Kulminationspunkt, und danach dominieren die positiven COEX-Systeme das Erfahrungsfeld. Wenn ein starkes positives System allerdings leicht zugänglich ist, kann es die Sitzung von Anfang an dominieren. In einem solchen Fall zieht sich das negative System einfach in den Hintergrund zurück. Eine Verschiebung von einem System zu einem anderen muss nicht unbedingt vorteilhaft sein – es könnte auch eine Verschiebung von einem positiven System zu einem negativen System stattfinden (negative

COEX-Transmodulation). Wo dies geschieht, können Symptome auftauchen und vielleicht auch nach der Sitzung anhalten, die zuvor latent waren.

Eine besonders interessante dynamische Veränderung ist die „substitutive Transmodulation“, eine Verschiebung von einem negativen COEX-System zu einem anderen, ebenfalls negativen System. Dies führt zu einer bemerkenswerten Veränderung der emotionalen und psychosomatischen Symptome. Gelegentlich ist die Veränderung so dramatisch, dass man den Atmenden aus traditioneller klinischer Sicht in eine andere diagnostische Kategorie einordnen müsste. Auch wenn der daraus resultierende Zustand völlig neu wirkt, enthüllt eine sorgfältige Analyse doch, dass alle seine Elemente vor der Verschiebung bereits in der unbewussten Psyche vorhanden waren.

Zu dynamischen Verschiebungen kann es auf unterschiedlichen Ebenen des COEX-Systems kommen – auf der biografischen, der perinatalen und der transpersonalen. Dies bestimmt die Natur und die Tiefe der daraus folgenden Veränderungen. Die Verschiebungen, die den perinatalen Bereich betreffen und die eine der Perinatalen Grundmatrizen (PGM) ins Spiel bringen, verursachen tendenziell radikalere und tiefer greifende Veränderungen als jene Verschiebungen, die sich auf der Ebene der verschiedenen biografischen Schichten der COEX-Systeme ergeben. Eine mögliche Ausnahme in dieser Hinsicht sind COEX-Systeme, die Erinnerungen an Situationen enthalten, die das Überleben oder die körperliche Unversehrtheit des betreffenden Menschen ernsthaft bedrohten.

Das COEX-System, das die Erfahrung während der Abschlussphase der Sitzung dominiert, bestimmt den Ausgang der Sitzung. Solch ein System formt auch weiterhin die Alltagserfahrung der Atmenden in der Zeit nach einer Sitzung. Es beeinflusst deren Wahrnehmung der Welt und von sich selbst, ihren emotionalen und psychosomatischen Zustand, ihr Wertesystem und ihre Einstellungen. Es ist deshalb eine allgemeine Strategie beim Holotropen Atmen, die negativen Systeme bewusst zu machen, ihre emotionale Aufladung zu verringern, ihren Inhalt durchzuarbeiten und zu integrieren und den Zugang zu positiven COEX-Systemen in der Erfahrung zu ermöglichen. Es ist ganz wesentlich, dass die Facilitators so lange bei den Atmenden bleiben, wie sie brauchen, um das am Tag der Sitzung zugänglich gemachte Material zu vervollständigen und zu integrieren.

3. Das therapeutische Potenzial des Prozesses von Tod und Wiedergeburt

Die therapeutischen Mechanismen, die auf der biografischen Ebene wirksam werden, stellen keine theoretische Herausforderung für die akademische Psychiatrie dar, da es hier um Erinnerungen geht, für die es ein bekanntes materielles Substrat gibt – nämlich das Gehirn des Säuglings, Kindes oder des Individuums zu einem späteren Stadium seiner Entwicklung. Dasselbe gilt für therapeutische Mechanismen, die mit der perinatalen Ebene zusammenhängen – ganz im Gegensatz zur offiziellen Haltung der herkömmlichen Psychiater, welche die Geburt nicht für ein Psychotrauma halten und welche die Möglichkeit einer Erinnerung an die Geburt leugnen. Dies ist allerdings eine bemerkenswerte Fehleinschätzung, die sich leicht korrigieren lässt.

Der für die Leugnung der Möglichkeit einer Erinnerung an die Geburt gewöhnlich angeführte Grund ist, dass die Großhirnrinde des Neugeborenen noch nicht reif genug sei, um dieses Ereignis zu erfahren und aufzuzeichnen. Genauer gesagt: Die Neuronen der Hirnrinde sind noch nicht ganz von einer Schutzhülle aus einer fettigen Substanz, dem sogenannten Myelin, bedeckt. Überraschenderweise wird dasselbe Argument nicht benutzt, um die Existenz und Wichtigkeit von Erinnerung an die Zeit des Stillens zu leugnen, die unmittelbar auf die Geburt folgt. Die psychologische Bedeutung der Erfahrungen in der oralen Phase und selbst das „Bonding" – der Austausch von Blicken und körperlichem Kontakt zwischen der Mutter und dem Kind unmittelbar nach der Geburt – werden allgemein auch von Psychiatern, Geburtshelfern und Kinderärzten erkannt und anerkannt (Klaus, Kennel und Klaus 1995 und 1998).

Das Argument der Myelinisierung ergibt keinen Sinn und steht im Widerspruch zu mehreren wissenschaftlichen Belegen. Man weiß sehr wohl, dass es Erinnerungen in Organismen gibt, die keinerlei Großhirnrinde besitzen, geschweige denn eine myelinisierte Hirnrinde. Im Jahre 2001 erhielt der aus Österreich stammende amerikanische Neurowissenschaftler Erik Kandel den Nobelpreis für Physiologie für seine Erforschung der Gedächtnismechanismen bei der Meeresschnecke *Aplysia,* einem Organismus, der unvergleichlich primitiver ist als das neugeborene Kind. Die Annahme, dass das Neugeborene seine Geburt nicht wahrnimmt und nicht fähig ist, sich an dieses Ereignis zu erinnern, steht auch in scharfem Widerspruch zu umfangreicher Forschung an Föten, welche die extreme Sensibilität des Fötus bereits im pränatalen Stadium aufgezeigt hat (Tomatis 1991; Whitwell 1999).

Unser Leben beginnt mit einer heftigen traumatischen Erfahrung – dem potenziell lebensbedrohlichen Durchgang durch den Geburtskanal, der typischerweise viele Stunden, manchmal sogar Tage dauert. Die Erinnerung an die Geburt ist eines der besten Beispiele für eine „nicht erfahrene Erfahrung", die wir alle in unserer unbewussten Psyche mit uns herumtragen. Erfahrungsorientierte Arbeit mit Altersregression hat gezeigt, dass diese Erfahrung intensive Lebensangst, Gefühle der Unzulänglichkeit und Hoffnungslosigkeit vermischt mit Wut sowie extremes körperliches Unbehagen umfasst – Erstickungsgefühle sowie Druck auf verschiedene Körperteile und Schmerzen in diesen. Die Erinnerungen an pränatale Störungen und an das während der Geburt erfahrene Unbehagen stellen einen wichtigen Träger schwieriger Gefühle und Empfindungen aller Art dar sowie eine potenzielle Quelle für eine große Bandbreite von emotionalen und psychosomatischen Symptomen und Syndromen. Es überrascht deshalb nicht, dass das Wiedererleben und die Integration der Erinnerung an die Geburt viele verschiedene Störungen signifikant abschwächen kann – von der Klaustrophobie über suizidale Depression und destruktive sowie selbstzerstörerische Neigungen bis hin zu psychogenem Asthma, psychosomatischen Schmerzen und Migränekopfschmerzen. Es kann auch die Beziehung zur eigenen Mutter verbessern und einen positiven Einfluss auf andere zwischenmenschliche Beziehungen haben.

Bestimmte körperliche Veränderungen, die typischerweise das Wiedererleben der Geburt begleiten, verdienen besondere Beachtung, da sie tiefgreifende positive Auswirkungen auf den psychischen und körperlichen Zustand des Atmenden haben. Die erste davon ist die Auflösung von Atemblockaden, die durch die Geburt verursacht wurden, was zu einer deutlichen Verbesserung der Atmung führt. Dies hebt die Stimmung, „reinigt die Pforten der Wahrnehmung", bringt ein Gefühl des emotionalen und körperlichen Wohlbefindens mit sich und führt zu mehr Lebensfreude. Die Steigerung der Lebensqualität, die auf eine Öffnung der Atemwege folgt, ist oft bemerkenswert.

Eine weitere wichtige körperliche Veränderung, die mit dem Wiedererleben der Geburt zusammenhängt, ist die Lösung muskulärer Spannungen, die Auflösung dessen, was Wilhelm Reich den „Charakterpanzer“ nannte. Diese Spannungen entstanden beim stundenlangen schmerzhaften und stressbeladenen Durchgang durch den Geburtskanal, weil unter diesen Umständen kein emotionaler oder körperlicher Ausdruck dieser Empfindungen möglich war. Nach machtvollen und gut aufgelösten perinatalen Erfahrungen berichten die Atmenden oft, sie seien entspannter, als sie es jemals zuvor in ihrem Leben gewesen waren. Dies kann auch vom Verschwinden verschiedener psychosomatischer Schmerzen begleitet sein. Die Entspannung und die Linderung von Schmerzen werden begleitet von einem Gefühl größeren körperlichen Wohlbefindens, verstärkter Energie und Vitalität, einem Gefühl der Verjüngung und einer Steigerung des Vermögens, sich am gegenwärtigen Augenblick zu erfreuen.

4. Die therapeutischen Mechanismen auf der transpersonalen Ebene

Während die mit postnatalen, perinatalen und pränatalen Erinnerungen zusammenhängenden therapeutischen Mechanismen ein materielles Substrat besitzen, ist die Situation bei den Mechanismen, die auf der transpersonalen Ebene des Unbewussten wirken, eine völlig andere. Die bloße Existenz des transpersonalen Bereichs stellt bereits eine riesige Herausforderung für die materialistische Wissenschaft dar. Die einzig vorstellbaren materiellen Substrate, die es für eine kleine Anzahl transpersonaler Erfahrungen gibt (Erinnerungen der Vorfahren sowie rassische und phylogenetische Erinnerungen), sind die Kerne der Eizelle und des Spermiums mit ihrer DNA. Ein breites Spektrum der verbleibenden transpersonalen Erfahrungen zwingt uns dazu, die Existenz von Erinnerungen ohne ein materielles Substrat zu akzeptieren, eine Vorstellung, die der herkömmlichen Wissenschaft fremd ist. David Bohms Konzept der impliziten Ordnung, Rupert Sheldrakes Vorstellung von morphogenetischen Feldern und Ervin Laszlos Hypothese des Psi-Feldes oder Akasha-Feldes sind vielversprechende Schritte in Richtung einer Theorie, die diese faszinierenden Phänomene zu erfassen und zu erklären vermag (Bohm 1980; Sheldrake 1981; Laszlo 1993 und 2004).

Trotz der großen theoretischen Herausforderung, die diese Erfahrungen darstellen, ist kaum daran zu zweifeln, dass transpersonale Erfahrungen ein genuines Phänomen sind und dass viele von ihnen ein bemerkenswertes therapeutisches Potenzial besitzen. So können Atmende gelegentlich bestimmte Aspekte ihres Problems auf spezifische Episoden im Leben ihrer Vorfahren zurückführen und diese Probleme auflösen, indem sie diese Erinnerungen ihrer Vorfahren erneut durchleben. In einigen Fällen stellt sich heraus, dass etwas, das anfänglich wie ein innerpsychischer Konflikt der Atmenden ausgesehen hat, in Wirklichkeit ein Internalisierungskonflikt zwischen den Abstammungslinien ihrer Eltern ist (wenn zum Beispiel ein Elternteil katholisch, der andere jüdisch ist, wenn ein Elternteil weißer amerikanischer und der andere Elternteil afroamerikanischer Abstammung ist, wenn ein Elternteil deutscher und der andere jüdischer Herkunft ist und so weiter).

Besonders deutliche therapeutische Veränderungen hängen mit etwas zusammen, das die Atmenden als Erinnerungen aus vergangenen Leben erfahren. Dies sind emotional stark aufgeladene Erfahrungssequenzen, die in anderen historischen Zeitaltern und anderen Ländern stattzufinden scheinen. Sie sind typischerweise mit einem starken Gefühl des *déjà vu* und *déjà vécu* verbunden – einem starken Gefühl, dass das, was die Atmenden erfahren, ihnen nicht zum ersten Mal geschieht, und dass sie es zuvor bereits gesehen und erfahren haben. Erfahrungen aus vergangenen Leben scheinen oft eine Erklärung für ansonsten unverständliche Aspekte des gegenwärtigen Lebens der Atmenden zu liefern – für emotionale und psychosomatische Symptome, Schwierigkeiten in zwischenmenschlichen Beziehungen, leidenschaftliche Interessen, Vorlieben, Vorurteile und Eigenheiten.

Das ganz bewusste Erfahren dieser Episoden, der Ausdruck der damit verbundenen Gefühle und körperlichen Energien und das Erreichen einer Versöhnung können eine bemerkenswerte therapeutische Wirkung haben. Eine große Bandbreite von Symptomen und Störungen, die sich zuvor jedem Behandlungsversuch widersetzt haben, kann dadurch aufgelöst werden. Menschen, die solche Erfahrungen machen, entdecken typischerweise, dass Situationen, die sich in anderen historischen Zeitaltern und in unterschiedlichen Teilen der Welt ereigneten, offenbar Eindrücke in einem unbekannten Medium hinterlassen und eine Rolle bei der Entstehung von Schwierigkeiten im gegenwärtigen Leben gespielt haben.

Der archetypische Bereich des kollektiven Unbewussten ist eine zusätzliche Quelle von wichtigen therapeutischen Möglichkeiten. So können Erfahrungen verschiedener archetypischer Motive und Begegnungen mit mythischen Gestalten aus den Götterwelten unterschiedlicher Kulturen der Welt oft einen unerwartet günstigen Einfluss auf den emotionalen und psychosomatischen Zustand der Atmenden haben. Damit solche Erfahrungen jedoch zu einem positiven Ergebnis führen können, muss die Gefahr der Aufblähung des Egos, die mit der Numinosität solcher Erfahrungen zu tun hat, umgangen und eine gute Integration erreicht werden. Von besonderem Interesse sind Situationen, in denen die den verschiedenen Störungen zugrunde liegende archetypische Energie die Form einer finsteren, dämonischen Wesenheit hat. Wird eine solche personifizierte Energie ins Bewusstsein gehoben und voll und ganz erfahren, dann ähnelt das oft einem Exorzismus und kann eine tiefgreifende therapeutische Wirkung haben (siehe Seiten 338ff.).

Der transpersonale Bereich bietet eine Fülle weiterer heilsamer Mechanismen, von denen einige rätselhaft, verwirrend und mysteriös sind. Sie können zum Beispiel die erfahrbare Identifikation mit unterschiedlichen Tieren oder sogar Pflanzen umfassen, das Reden in Zungen oder in Fremdsprachen sowie stimmlichen Ausdruck oder Bewegungen, die an Kunstformen fremder Kulturen erinnern, etwa an das japanische Kabuki, den balinesischen Affengesang (Ketjak), den Kehlgesang der Inuit-Eskimos, den Wechselgesang der Pygmäen, javanischen Tanz oder andere Ausdrucksformen. In einer unserer holotropen Atemsitzungen in Esalen erlebten wir zum Beispiel, wie eine schmerzende chronische Spannung des Trapezmuskels sich auflöste, nachdem die Atmende eine überzeugende Identifikation mit einer Krabbe erfahren hatte. Sie fühlte, wie ihr schmerzhaft verspannter Trapezmuskel zu einem Krustenpanzer wurde, und bewegte sich mit großer Entschlossenheit und Kraft seitwärts auf dem Boden. Da wir beide Körperarbeit an ihrem „Krustenpanzer" leisteten, schleifte sie uns mehrfach quer durch den Raum, bis alle blockierte Energie aus dem Muskel freigesetzt war. Ein anderes Mal erlebten wir, wie eine Depression, die bereits mehrere

Jahre angedauert hatte, verschwand, nachdem die Teilnehmerin mehrfach ein Gebet in sephardischer Sprache (Ladino), einer Sprache, die sie nicht kannte, gesungen hatte (siehe Seiten 213ff.).

Die machtvollste Heilung und Transformation scheint mit mystischen Erfahrungen verbunden zu sein – der Erfahrung der Einheit mit anderen Menschen, mit der Natur, mit dem Kosmos und mit Gott. Es ist wichtig zu betonen, dass man es diesen Erfahrungen erlauben muss, zu einem Abschluss zu gelangen, und dass sie gut in das Alltagsleben integriert werden müssen, damit sie heilsam sind. Ironischerweise betrachten herkömmliche Psychiater sie als Ausdruck einer ernsthaften Geisteskrankheit – als Psychosen –, und sie versuchen, sie mit allen möglichen Mitteln zu unterdrücken. Für die moderne Psychiatrie gibt es die Kategorie der „spirituellen Erfahrung“ oder „mystischen Erfahrung“ nicht. Werden mystische Erfahrungen als psychopathologisch eingestuft und durch unterdrückende Medikation unterbrochen, dann können sie zu langfristigen Problemen im Leben des betreffenden Menschen führen.

5. Heilung als eine Bewegung hin zur Ganzheit

Wie wir gesehen haben, erstrecken sich die therapeutischen Mechanismen, die beim Holotropen Atmen wirksam werden, über ein sehr breites Spektrum. Wenn die Psyche aktiviert wird und Symptome in einen Fluss von Erfahrungen umgewandelt werden, dann kommt es zu signifikanten therapeutischen Veränderungen, wenn das Individuum emotional wichtige Erinnerungen aus der Kindheit und dem Säuglingsalter, an die biologische Geburt und an die pränatale Existenz wiedererlebt. Zu den therapeutischen Mechanismen auf der transpersonalen Ebene gehören sehr unterschiedliche Arten der Erfahrung: Erinnerungen der Ahnen, rassische, kollektive, karmische und phylogenetische Erinnerungen, die Identifikation mit Tieren, Begegnungen mit mythischen Gestalten, Besuche in archetypischen Bereichen und die Vereinigung mit anderen Menschen, mit der Natur, mit dem Universum und mit Gott.

Aus diesem Grund stellt sich eine interessante Frage: Können die Heilungsmechanismen, die mit einer solch großen Bandbreite von Erfahrungen einhergehen und die ihren Ursprung auf unterschiedlichen Ebenen der Psyche haben, auf einen gemeinsamen Nenner reduziert werden? Es ist offensichtlich, dass der wirksame Mechanismus, der dermaßen unterschiedliche Phänomene erklären könnte, außerordentlich allgemein und universal sein müsste. Einen solchen allgemeinen Heilmechanismus aufzufinden, verlangt ein radikal neues Verständnis des Bewusstseins, der Psyche und der menschlichen Natur und setzt eine grundlegende Neuformulierung der grundlegenden metaphysischen Annahmen voraus, die der geläufigen wissenschaftlichen Weltanschauung zugrunde liegen.

Die moderne Bewusstseinsforschung hat gezeigt, dass die Natur des Menschen auf bemerkenswerte Weise paradox ist. Im Kontext der mechanistischen Wissenschaft scheint es logisch und angemessen, sich das menschliche Wesen als ein newtonsches Objekt vorzustellen, als einen materiellen Körper, der aus Organen, Geweben und Zellen besteht. Im engeren Sinne kann man den Menschen als ein hoch entwickeltes Tier und eine komplexe biologische Denkmaschine ansehen. Allerdings bestätigen die Entdeckungen der Bewusstseinsforschung die Auffassung der spirituellen Philosophien des Ostens sowie verschiedener mystischer Traditionen, dass Menschen auch als unendliche Bewusstseinsfelder fungieren können, welche die Grenzen von Raum, Zeit und linearer Kausalität transzendieren. Eine entfernte Parallele zu dieser paradoxen Definition ist das berühmte Welle-Teilchen-Paradox auf der subatomaren Ebene, Niels Bohrs „Prinzip der Komplementarität", dem wir begegnen, wenn wir die Natur der Materie und des Lichts beschreiben wollen.

Diese beiden komplementären Aspekte der menschlichen Natur sind mit zwei unterschiedlichen Arten des Bewusstseins verbunden, die man als *hylotrop* und als *holotrop* bezeichnen kann. Die erste Art, das „hylotrope Bewusstsein", ist das materieorientierte Bewusstsein (vom griechischen *hyle* = „Materie", und *trepein* = „zu etwas hin strebend" oder „auf etwas hin orientiert"). Es ist der Bewusstseinszustand, den die meisten von uns im Alltagsleben erfahren und den die westliche Psychiatrie für den einzigen Bewusstseinszustand hält, der die objektive Realität korrekt widerspiegelt.

Im hylotropen Bewusstseinszustand erfahren wir uns selbst als feste materielle Körper, die in einer Welt getrennter Objekte operieren, die eindeutig newtonsche Eigenschaften hat: Der Raum ist dreidimensional, die

Zeit ist linear, und alles ist anscheinend von Ursache-Wirkung-Ketten beherrscht. Durch Erfahrungen in diesem Bewusstseinszustand wird eine Reihe von Grundannahmen systematisch gestützt, etwa: Materie ist etwas Festes; unsere Sinne haben eine begrenzte Reichweite; zwei Objekte können nicht denselben Platz im Raum einnehmen; vergangene Ereignisse sind unwiederbringlich verloren; künftige Ereignisse sind für die Erfahrung nicht zugänglich; wir können nicht gleichzeitig an mehr als einem Ort und auch nicht gleichzeitig in mehr als einem historischen Zeitalter sein; Objekte haben eine feste Größe, die sich nach einem kontinuierlichen Maßstab bestimmen lässt; ein Ganzes ist größer als ein Teil; und so weiter.

Wie wir hier bereits ausgeführt haben, ist das „holotrope Bewusstsein" ein Bewusstsein, das sich in Richtung auf Ganzheit bewegt. Im Gegensatz zu dem engen und eingeschränkten hylotropen Bewusstsein hat das holotrope Bewusstsein ohne Vermittlung der Sinnesorgane Zugang zur gesamten materiellen Welt, aber auch zu normalerweise verborgenen Dimensionen der Wirklichkeit, die unsere körperlichen Sinne nicht erreichen können. Erfahrungen in diesem Bewusstseinszustand bieten viele interessante Alternativen zu der newtonschen Welt der Materie mit ihren vielen Einschränkungen und Begrenzungen.

Diese Erfahrungen unterstützen systematisch eine Reihe von Annahmen, die den für den hylotropen Zustand charakteristischen Annahmen diametral entgegengesetzt sind: Das Universum ist im wesentlichen eine virtuelle Realität; die Festigkeit und Getrenntheit der Materie ist eine Illusion, die durch eine bestimmtes Zusammenspiel von Erfahrungen erzeugt wird; lineare Zeit und dreidimensionaler Raum sind nicht absolut, sondern letztlich willkürlich; viele Objekte können gleichzeitig denselben Raum einnehmen; die Vergangenheit und die Zukunft sind jederzeit zugänglich und können im gegenwärtigen Augenblick erlebt werden; wir können die Erfahrung machen, gleichzeitig an verschiedenen Orten zu sein; wir können uns gleichzeitig in mehr als einem zeitlichen Rahmen bewegen; ein Teil zu sein, ist nicht unvereinbar damit, ein Ganzes zu sein; etwas kann zur gleichen Zeit existieren und nicht existieren; Form und Leere sind austauschbar; und so weiter.

Wir können zum Beispiel gerade an einer holotropen Atemsitzung am Esalen Institute teilnehmen und zugleich überzeugend erfahren, dass wir uns – während wir körperlich in Big Sur in Kalifornien sind – auch in dem Haus befinden, in dem wir als Säugling und Kind lebten, dass wir uns im Geburtskanal befinden und darum kämpfen, geboren zu werden, dass wir uns vorgeburtlich im Mutterschoß befinden oder aber in Paris zur Zeit der Französischen Revolution. Wir können uns selbst als einen Fötus und gleichzeitig als eine einzige Zelle erfahren, als der Ozean oder das gesamte Universum. Im holotropen Bewusstseinszustand sind die Erfahrungen der Existenz als Zelle, als Fötus, als Ozean und als das gesamte Universum leicht austauschbare Erfahrungen, die gleichzeitig auftreten oder ineinander übergehen können.

In der menschlichen Psyche scheinen die beiden Arten des Bewusstseins in einem dynamischen Wechselspiel zu stehen: Während wir uns im hylotropen Modus befinden, haben wir ein tief verwurzeltes Bedürfnis nach holotropen Erfahrungen, nach Transzendenz (Weil 1972), und Erfahrungen aus den holotropen Bereichen haben die starke Tendenz, im Bewusstsein aufzutauchen. Allerdings verfügt das durchschnittliche Individuum, das nach den gängigen psychiatrischen Normen „gesund" ist, über ein ausreichend entwickeltes System psychischer Verteidigungsmechanismen, die holotrope Erfahrungen daran hindern, ins Bewusstsein zu treten. Solch starke Verteidigungsmechanismen sind ein zweischneidiges Schwert, da das Auftauchen von holotropem Material typischerweise eine Bemühung des Organismus darstellt, sich selbst zu heilen und sein Funktionieren zu vereinfachen. Während ein starkes Verteidigungssystem uns hilft, ungestört in der Alltagswirklichkeit zu funktionieren, hindert es auch unterschiedliche traumatische Erinnerungen daran, zur Bearbeitung an die Oberfläche zu gelangen.

Es gibt Menschen, deren Verteidigungssystem so durchlässig ist, dass es ständig holotropen Erfahrungen erlaubt, in ihrem Bewusstseinsfeld aufzutauchen und so ihr tägliches Leben zu stören. C. G. Jungs langwierige spirituelle Krise, während der er von Material aus dem kollektiven Unbewussten überflutet wurde, ist ein gutes Beispiel hierfür (Jung 1961, 2009). Während solche Individuen dringend Erdung brauchen, gibt es andere Individuen, die dermaßen fest in der materiellen Realität verwurzelt sind, dass sie größte Mühe haben, in holotrope Bewusstseinszustände einzutreten, auch wenn sie wiederholt an allen möglichen spirituellen Klausuren und Workshops teilnehmen, in denen machtvolle erfahrungsorientierte Techniken angewandt werden.

Emotionale und psychosomatische Symptome psychogenen Ursprungs lassen sich als Amalgame von hylotropen und holotropen Modi oder als Hybride zwischen diesen verstehen, die im Bewusstseinsfeld miteinander konkurrieren. Sie tauchen auf, wenn bestimmte äußere oder innere Einflüsse das Verteidigungssystem schwächen oder die energetische Aufladung (Kathexis) des unbewussten Materials verstärken. In einer solchen misslichen „Weder Fisch noch Fleisch"-Situation ist das Verteidigungssystem nicht stark genug, das Material im Unbewussten zu halten, aber doch kräftig genug, um es daran zu hindern, voll zutage zu treten, so dass es bewusst bearbeitet und integriert werden kann.

Aufgrund dieses Verständnisses der den Symptomen zugrunde liegenden Dynamik bietet sich eine neue therapeutische Strategie an. Wir umreißen die erweiterte Kartografie der Psyche für die Klienten und beschreiben das Terrain, das sie bei dieser Arbeit vielleicht durchqueren werden. Wir schaffen zudem ein unterstützendes Umfeld und lehren die Klienten, in einen holotropen Bewusstseinszustand einzutreten. Sobald das geschieht, tritt das unbewusste Material, das zur Bearbeitung bereit ist, automatisch ins Bewusstsein. Durch die volle Erfahrung und den vollen Ausdruck der Emotionen und körperlichen Energien, die mit den Symptomen verbunden sind, werden die Symptome in einen sequenziellen Erfahrungsstrom transformiert (biografische, perinatale und transpersonale Erfahrungen) und haben fortan keinen störenden Einfluss auf das bewusste Leben des betreffenden Menschen mehr.

Ein wichtiges Charakteristikum der holotropen Strategie zur Therapie und Selbsterforschung ist, dass diese früher oder später zu einer philosophischen und spirituellen Suche werden. Sobald unsere Erfahrungen die perinatale Ebene erreichen, werden sie numinos und zeigen mit überwältigender Evidenz, dass Spiritualität eine echte, vitale und legitime Dimension der Psyche und der universellen Ordnung ist. Auf der transpersonalen Ebene können wir uns selbst als andere Menschen erfahren, aber auch als Tiere und Pflanzen und sogar als unterschiedliche archetypische Wesen. Uns wird klar, dass wir nicht ein Körper/Ego sind und dass wir keine feste Identität besitzen. Wir entdecken, dass unsere wahre Identität kosmischer Natur ist und sich von unserem alltäglichen Ich bis hin zum kosmischen kreativen Prinzip selbst erstreckt.

Anders als eine Therapie, die sich auf die pharmakologische Unterdrückung von Symptomen konzentriert, führt diese freilegende Strategie zu Selbstentdeckung, Selbstverwirklichung und spiritueller Öffnung. Letztendlich ist sie eine Reise zur Ganzheit, zum Erkennen unseres wahren Wesens. Es ist wohl kein Zufall, dass das Wort „heilen" etymologisch nicht nur „gesund machen", sondern auch „ganz machen" bedeutet. Heilung findet statt, wenn jemand ganz wird, wenn etwas, das zuvor fragmentiert und beeinträchtigt war, zu einem Zustand der Ganzheit zurückkehrt.

KAPITEL 9

Physiologische Mechanismen, die beim Holotropen Atmen wirksam werden

Angesichts der tiefgreifenden Wirkung, die das Holotrope Atmen auf die Psyche hat, ist es interessant, darüber nachzudenken, welche physiologischen und biochemischen Mechanismen an diesem Prozess beteiligt sein könnten. Ein weiteres relevantes Thema in Zusammenhang mit dem Holotropen Atmen ist das Konzept des „Hyperventilationssyndroms“ und der „Karpopedalspasmen“, die in medizinischen Handbüchern als unausweichliche Reaktionen auf schnelleres Atmen beschrieben werden. Dieses Märchen der Atemphysiologie wurde durch tägliche Beobachtungen aus Sitzungen mit dem Holotropen Atmen und anderen Methoden, die das beschleunigte Atmen verwenden, widerlegt. Die Selbsterforschung unter Verwendung holotroper Zustände hat auch zu einigen neuen Einsichten in die Natur und die Psychodynamik psychosomatischer Störungen geführt – ein Thema, zu dem es in akademischen Kreisen viele widersprüchliche Theorien gibt.

1. Biochemische und physiologische Veränderungen

Viele Menschen glauben, wir würden einfach mehr Sauerstoff in den Körper und in das Gehirn bringen, wenn wir schneller atmen. Sie gehen davon aus, dass dieser Mechanismus für die Erfahrungen verantwortlich ist, die man beim Holotropen Atmen macht. Allerdings ist die Situation aufgrund der komplizierten homöostatischen Mechanismen, die im menschlichen Körper wirken, sehr viel komplizierter. Es stimmt, dass schnelleres Atmen mehr Luft und damit mehr Sauerstoff in die Lungen bringt, aber dadurch wird auch mehr Kohlendioxid (CO_2) ausgeschieden. Da CO_2 sauer ist, erhöht die Verringerung des Kohlendioxidgehalts im Blut die Alkalinität des Blutes oder, genauer gesagt, den Säure-Basen-Index, der als pH-Wert bezeichnet wird. Das Blutpigment Hämoglobin bindet in einem sauren Milieu mehr Sauerstoff und in einem basischen Milieu weniger Sauerstoff. Dieser homöostatische Ausgleichsmechanismus garantiert ausreichende Versorgung mit Sauerstoff bei körperlicher Anstrengung, die typischerweise mit einer Zunahme der Produktion von sauren Stoffwechselprodukten verbunden ist. Die Alkalose beim schnellen Atmen führt also zu geringerem Transport von Sauerstoff in die Gewebe. Dies löst wiederum einen homöostatischen Mechanismus aus, der in der Gegenrichtung wirkt: Die Nieren scheiden stärker basischen Urin aus, um diese Veränderung zu kompensieren.

Die Situation wird dadurch noch weiter kompliziert, dass bestimmte Bereiche im Körper, einschließlich des Gehirns, mit einer Gefäßverengung auf schnelleres Atmen reagieren können, was natürlich die Sauerstoffversorgung reduziert. Beobachtungen beim Holotropen Atmen haben gezeigt, dass dies keine zwingende Reaktion dieser Organe auf das schnellere Atmen ist. Wo es zu dieser Gefäßverengung kommt und wie stark sie ist, spiegelt wider, inwieweit diese Organe in der Vergangenheit des Individuums in traumatische Situationen involviert waren. Die Gefäßverengung verschwindet im Allgemeinen, wenn eine Person die Erinnerung an diese Ereignisse erneut durchlebt und durcharbeitet. Die physiologischen Veränderungen sind auch von der Art des jeweiligen Atmens abhängig. Tiefes Atmen führt zu einem vollständigeren Austausch der Gase in der Lunge, während flaches Atmen einen signifikanten Teil dieser Gase im „ungenutzten Raum" verweilen lässt, so dass weniger Sauerstoff die Lungenkapillaren erreicht und weniger Kohlendioxid durch die Lunge ausgeschieden wird.

Wie wir gesehen haben, sind die physiologischen Mechanismen, die durch das schnellere Atmen aktiviert werden, ziemlich komplex, und es ist nicht leicht, die biochemische Gesamtsituation in einem Individuum ohne eine ganze Reihe spezifischer Laboruntersuchungen einzuschätzen. Ziehen wir jedoch all die zuvor erwähnten physiologischen Mechanismen in Betracht, dann ist die Situation von Menschen beim Holotropen Atmen wahrscheinlich vergleichbar mit derjenigen von Menschen, die sich im Hochgebirge befinden, wo weniger Sauerstoff verfügbar ist und der Kohlendioxid-Spiegel durch kompensierendes schnelleres Atmen reduziert wird. Die Gehirnrinde, die aus evolutionärer Sicht der jüngste Teil des Gehirns ist, reagiert im Allgemeinen sensibler auf unterschiedliche Einflüsse (wie zum Beispiel Alkohol oder Sauerstoffmangel) als die älteren Teile des Gehirns. Diese Situation führt deshalb zu einer Hemmung der Funktionen der Gehirnrinde und zu verstärkter Aktivität in den archaischen Teilen des Gehirns, wodurch unbewusste Prozesse leichter zugänglich werden.

Viele Menschen sowie ganze Kulturen, die in extremen Höhenlagen leben, sind für ihre fortgeschrittene Spiritualität bekannt. Beispiele sind die Yogis im Himalaya, die tibetischen Buddhisten und die Inkas von Peru. Man ist darum versucht, ihre fortgeschrittene Spiritualität dem Umstand zuzuschreiben, dass sie in einer Atmosphäre mit einem geringeren Sauerstoffgehalt leichteren Zugang zu holotropen Erfahrungen haben. Wir müssen jedoch auch hier die komplizierten homöostatischen Mechanismen berücksichtigen, die im menschlichen Körper wirken. Während ein kurzfristiger Aufenthalt in Höhenlagen eine ähnliche Wirkung haben mag wie das Holotrope Atmen, löst ein langer Aufenthalt in großer Höhe physiologische Anpassungen wie etwa eine Zunahme der Produktion roter Blutkörperchen aus. Die akute Situation beim Holotropen Atmen mag sich deshalb nicht direkt mit einem längeren Aufenthalt im Hochgebirge vergleichen lassen.

Auf jeden Fall ist es ein weiter Weg von der Beschreibung der physiologischen Veränderungen im Gehirn zu der extremen Bandbreite von Phänomenen, die das Holotrope Atmen hervorruft, wie etwa die Erfahrung authentischer Identifizierung mit Tieren, archetypische Visionen oder Erinnerungen an vergangene Leben. Dies ist dem Problem der Erklärung der psychologischen Wirkungen von LSD und anderen Psychedelika vergleichbar. Die Tatsache, dass beide dieser Methoden transpersonale Erfahrungen hervorrufen können, in denen man durch außersinnliche Kanäle Zugang zu zutreffenden Informationen über das Universum gewinnt, zeigt, dass die Matrizen für diese Erfahrungen nicht im Gehirn enthalten sind.

Nachdem er mit Hilfe von Meskalin und LSD-25 psychedelische Zustände erlebt hatte, kam Aldous Huxley zu dem Schluss, dass unser Gehirn unmöglich die Quelle dieser Erfahrungen sein kann. Er vermutete, dass es eher wie ein Reduktionsventil funktioniert, das uns von einem unendlich größeren kosmischen Input abschirmt. Konzepte wie das „Gedächtnis ohne ein materielles Substrat“ (von Foerster 1965), Sheldrakes „morphogenetische Felder“ (Sheldrake 1981) und Laszlos „Psi-Feld“ oder „Akasha-Feld“ (Laszlo 1993, 2004) stützen Huxleys Idee entscheidend und machen sie zunehmend plausibel.

2. Das Holotrope Atmen und das „Hyperventilationssyndrom“

Wie wir bereits gezeigt haben, sind therapeutische Ansätze und spirituelle Praktiken, die mit verschiedenen Atemtechniken holotrope Bewusstseinszustände hervorrufen, wirksame Methoden zur Behandlung psychosomatischer Störungen. Sie führen jedoch auch zu wichtigen neuen Einsichten zur Reaktion des menschlichen Körpers auf einen beschleunigten Atemrhythmus. Sie haben eine große Menge empirischer Belege erbracht, durch die eingeschliffene Fehlurteile korrigiert werden, die sich in den herkömmlichen medizinischen Handbüchern über Atemphysiologie finden.

Sie haben, genauer gesagt, mit einem Märchen Schluss gemacht, das seit Generationen unter Ärzten weitergegeben wird, dass nämlich das „Hyperventilationssyndrom“ eine unausweichliche physiologische Reaktion auf schnelles Atmen sei. Dieses Syndrom wird als ein stereotypes Muster physiologischer Reaktionen beschrieben, wozu eine Tetanie der Hände und Füße (Karpopedalspasmen) gehört, Kälte der Gliedmaßen und Schweißausbrüche. Diese seien begleitet von bestimmten neuromuskulären Veränderungen, die sich objektiv feststellen lassen. Hierzu gehören das Chvostek-Zeichen (Übererregtheit der Gesichtsmuskulatur) sowie das Trousseau-Zeichen (Muskelkrämpfe im Unterarm und in der Hand nach einer Kompression der Oberarmarterie mit einer Aderpresse). Zu den typischen emotionalen Reaktionen gehören angeblich Angst und Erregtheit.

Die Beziehung zwischen Hyperventilation und verschiedenen Erkrankungen

Robert Fried, ein passionierter Erforscher der Beziehung zwischen der Atmung und verschiedenen Krankheitszuständen, hat ein Buch mit dem

Titel *The Hyperventilation Syndrome* geschrieben (Fried 1982). Seiner Meinung nach sollten Ärzte der Atmung sehr viel mehr Aufmerksamkeit schenken. Gestresste und leidende Menschen hyperventilieren. Hyperventilation lässt sich bei 50 bis 70 Prozent der Menschen mit Erkrankungen feststellen, und in 90 Prozent der Fälle geht der Entwicklung eine Unterbrechung der Atmung voraus. Falsches Atmen kann man als häufigen Pfad der Entwicklung vieler Probleme betrachten. In akademischen Kreisen weiß man sehr wohl, dass Hyperventilation eng mit Angst verbunden ist, aber es gibt keine Übereinstimmung darüber, ob Hyperventilation die Angst erzeugt oder umgekehrt. Dies ist zweifellos ein „Huhn-oder-Ei"-Problem.

Zu Angst neigende Menschen hyperventilieren, wenn sie Stress ausgesetzt sind; Menschen mit Panikanfällen haben oft eine Atemalkalose. Nach G. J. Goldberg ist „Hyperventilation ein Aspekt der Angstreaktion, und sie verursacht psychosomatische Symptome" (Goldberg 1958). Hyperventilation spielt eine wichtige Rolle bei allen Angststörungen und möglicherweise emotionalen Störungen im Allgemeinen. In der ersten Hälfte des 20. Jahrhunderts wurde Hyperventilation oft bei hysterischen Patienten beobachtet. R. V. Christie nannte Hysterie und Angstneurosen „Atemneurosen" (Christie 1935). Spontane Episoden von Hyperventilation treten bei 10 bis 15 Prozent der allgemeinen Bevölkerung auf und mit sehr viel größerer Häufigkeit bei psychiatrischen Patienten, insbesondere bei an Hysterie leidenden. Bei Episoden spontaner Hyperventilation wendet man gewöhnlich die intravenöse Gabe von Calzium an, um den Spiegel von ionisiertem Calzium im Blut anzuheben; man gibt den Patienten eine Injektion von Librium oder Valium, um sie zu beruhigen, und man stülpt eine Papiertüte über Mund und Nase, um das Kohlendioxid in ihrem System zu halten und die Alkalose zu reduzieren.

Diese Beobachtungen widerlegen die Idee, die W. B. Cannon zuerst in seinem Buch *The Wisdom of the Body* formuliert hat. Nach Cannons Überzeugung ist die Atmung für das Leben dermaßen fundamental, dass sie gut von homöostatischen Mechanismen geschützt wird und sich deshalb um sich selbst kümmern kann (Cannon 1932). Seither ist jedoch deutlich geworden, dass die Atmung, obwohl sie scheinbar eine automatische Funktion ist, doch nicht vom Einfluss vieler pathophysiologischer und psychopathologischer

Prozesse verschont bleibt, die sie beeinträchtigen können. Umgekehrt können abnormale Atemmuster physiologische und psychische Probleme hervorrufen.

Der medizinischen Literatur über das Hyperventilationssyndrom mangelt es an Klarheit, und sie ist in vieler Hinsicht konfus und kontrovers. Fried, der die Wirkung von schnellem Atmen systematisch erforscht hat, wies darauf hin, dass die in den Handbüchern der Atemphysiologie beschriebenen stereotypen Reaktionen in scharfem Gegensatz zu klinischen Berichten über die ungewöhnliche Bandbreite von Phänomenen stehen, die bei hyperventilierenden Personen auftreten. Diese variieren von Person zu Person und von Episode zu Episode sehr stark (Fried 1982). Die Bandbreite möglicher Reaktionen auf schnelleres Atmen ist so groß, dass man hyperventilierende Patienten die „Klienten mit dem Dicke-Krankheitsakte-Syndrom" genannt hat (Lum 1987), weil sie so oft ergebnislos ihre Ärzte konsultieren. Üblicherweise wird die Hyperventilation als Symptom irgendeiner anderen Störung angesehen und nicht als ein Faktor, der für die Entstehung von Symptomen verantwortlich ist. Ärzte glauben gewöhnlich nicht, dass etwas so Einfaches wie die Hyperventilation solch intensive und vielfältige Veränderungen hervorrufen kann, und sie neigen deshalb dazu, nach anderen Ursachen zu suchen.

Nach S. R. Huey und L. Sechrest, die 150 hyperventilierende Personen untersuchten, vermochte die Hyperventilation in ansonsten gesunden Personen ein breites Krankheitsspektrum so erfolgreich zu imitieren, dass es bei diesen Menschen zu Fehldiagnosen kam und sie eine lange Liste falscher Diagnosen erhielten (Huey und Sechrest 1981). Dazu gehörten Erkrankungen des Herz-Kreislauf-Systems, des Atemsystems, des Verdauungssystems, des muskoloskelettalen Systems, des Nervensystems, des endokrinen Systems, des Immunsystems und der Haut. Einige dieser Individuen erhielten auch psychiatrische Diagnosen. Dies nähert das medizinische Verständnis den Beobachtungen beim Holotropen Atmen an, aber man ist damit immer noch weit davon entfernt, anzuerkennen, dass das „Hyperventilationssyndrom" keine pathologische Reaktion ist, deren Symptome man unterdrücken muss, sondern dass es vielmehr eine große therapeutische Chance darstellt.

Hyperventilation bei psychiatrischen Patienten und Beobachtungen aus dem Holotropem Atmen

Wie wir bereits erwähnt haben, treten spontane Episoden der Hyperventilation oft bei neurotischen, insbesondere hysterischen Patienten auf. Freud beschrieb in mehreren Fallgeschichten extreme Gefühle des Erstickens und deutliche Atemnot beim Auftreten von Panikattacken. Das war der Grund dafür, dass er eine Zeitlang die Vorstellung hegte, das mit Erstickungsgefühlen verbundene Geburtstrauma könne die Quelle und der Prototyp aller zukünftigen Ängste sein (Freud 1953). Klein, Zitrin und Wörner nannten die Erstickungsgefühle, die mit Panikattacken einhergehen, einen „falschen Erstickungsalarm" (Klein, Zitrin und Wörner 1978). Diese Panik lässt sich nicht dadurch lindern, dass man Sauerstoff mit fünf Prozent Kohlendioxid atmet, was jede Atemalkalose verhindern sollte.

Wie man festgestellt hat, sind die durch schnelles Atmen hervorgerufenen Symptome bei psychiatrischen Patienten intensiver, lebhafter und vielfältiger. Patienten mit einer Abnormität des zentralen Nervensystems lassen eine größere Vielfalt von Symptomen erkennen, und Personen, die an Schmerzen leiden, haben eine niedrigere Schwelle für Hyperventilation. Bei psychiatrischen Patienten produziert Hyperventilation tendenziell das, was als eine erstaunliche Bandbreite von sensorischen, emotionalen und psychosomatischen Symptomen beschrieben worden ist. Nach Fried finden sich auf dieser langen Liste Schwindel, Schwäche, Besorgnis, Depression, Angst, Panik, Phobie, Brustschmerzen, Muskelkrämpfe, verschiedene körperliche Empfindungen, Kopfschmerzen, Zittern, Zuckungen, verschwommene Sicht, Übelkeit, Erbrechen, „Kloß im Hals" und viele andere Symptome (Fried 1982). Fried fand auch, dass die durchschnittliche Atemfrequenz bei einer Kontrollgruppe niedriger ist (12 Atemzüge pro Minute) als bei psychiatrischen Patienten (17 Atemzüge pro Minute) und bei Patienten mit Krampfanfällen (17 Atemzüge pro Minute).

Hyperventilation verschlimmert tendenziell viele Symptome und Störungen wie etwa das Raynaud-Syndrom, Migränekopfschmerzen, Angina Pectoris und Angst- und Panik-Attacken. Zum Umgang mit diesen Störungen schlug Fried deshalb vor, die Klienten das langsamere Atmen als „therapeutische Maßnahme" zu lehren. Das ist genau das Gegenteil der

Praxis beim Holotropen Atmen, die auf der Beobachtung beruht, dass emotionale und psychosomatische Probleme durch die Fortsetzung der Hyperventilation aufgelöst werden können, indem man sie zeitweilig verstärkt, exteriorisiert und zur Bearbeitung ins Bewusstsein hebt.

Wer das Holotrope Atmen praktiziert, hat die einzigartige Gelegenheit, die psychischen und körperlichen Wirkungen schnellen Atmens zu studieren, da er sie regelmäßig *in statu nascendi b*eobachten kann, während sie im Prozess seiner Klienten auftauchen. In den Workshops und der Ausbildung für das Holotrope Atmen erfährt nur ein kleiner Prozentsatz der Teilnehmer eine Reaktion, die in den Handbüchern der Atemphysiologie als typische und gewissermaßen unausweichliche Auswirkungen beschrieben werden (Karpopedalspasmen, kalte Füße und so weiter). Die Beobachtungen aus dieser Arbeit zeigen, dass schnelleres Atmen ein außerordentlich breites Spektrum emotionaler und psychosomatischer Symptome hervorruft. Diese Beobachtungen stützen Frieds Kritik an einem allzu simplen Verständnis des Hyperventilationssyndroms.

Für Fried, der die erstaunliche Bandbreite der durch das schnellere Atmen ausgelösten Symptome vom Standpunkt der Schulmedizin betrachtet, „bleibt es ein Rätsel, wie eine derart einfache physiologische Funktion wie das Atmen ein solch breites Spektrum an Symptomen hervorrufen kann". Die Praxis des Holotropen Atmens liefert tiefe Einsichten in die Dynamik des Hyperventilationssyndroms und bietet eine einfache Lösung für dieses „Rätsel" an. Sie zeigt, dass sich die Reichhaltigkeit der Reaktionen auf schnelleres Atmen nicht in einfachen physiologischen Begriffen verstehen lässt, weil sie ein komplexes psychosomatisches Phänomen ist, das die gesamte psychobiologische und sogar spirituelle Geschichte des Individuums widerspiegelt.

Die vom schnellen Atmen hervorgerufenen Symptome können in allen Bereichen des Körpers und in allen möglichen Kombinationen auftreten. Die systematische Erforschung dieser Reaktionen zeigt, dass sie eine Intensivierung vorher bereits bestehender psychosomatischer Symptome und eine Externalisierung verschiedener latenter Symptome darstellen. Die Fortsetzung des beschleunigten Atmens macht es möglich, diese Symptome zu ihrer Quelle im Unbewussten zurückzuverfolgen – zu Erinnerungen an traumatische biografische Ereignisse, an die biologische Geburt, an pränatale Traumata und sogar zu verschiedenen transpersonalen Themen (zum Beispiel phylogenetischen Erinnerungen, Erfahrungen in vergangenen Leben und archetypischen Motiven).

Dies trifft auch für einige extreme körperliche Phänomene zu, die man gelegentlich beim Holotropen Atmen beobachten kann – etwa eine Krampfanfällen ähnelnde Aktivität, Atemlähmung, Zyanose, Asthmaanfälle oder verschiedene dramatische Hauterscheinungen. Diese Phänomene stellen eine Externalisierung von durch die Geschichte des Individuums determinierten Eindrücken dar, die mit spezifischen Ereignissen verbunden sind, etwa mit einer Episode des Beinahe-Ertrinkens, mit schweren Unfällen, Operationen, einer Diphtherie während der Kindheit, Keuchhusten, der biologischen Geburt, pränatalen Krisen oder Erfahrungen in vergangenen Leben. So bedenklich sie auch erscheinen mögen, sind sie doch nicht gefährlich, wenn wir mit körperlich gesunden Menschen arbeiten, die den emotionalen und körperlichen Stress eines solchen Wiedererlebens aushalten können. Natürlich ist es wichtig, Kontraindikationen für tiefe erfahrungsorientierte Arbeit zu berücksichtigen und Personen mit ernsten Problemen, insbesondere mit verschiedenen Herz-Kreislauf-Störungen, von dieser Arbeit auszuschließen.

Eine überraschende, aber immer wieder gemachte Beobachtung beim Holotropen Atmen ist, dass die von der Hyperventilation ausgelösten Symptome anfänglich an Intensität zunehmen, dass fortgesetztes Atmen aber zu ihrer Auflösung und ihrem dauerhaften Verschwinden führt. Diese Tatsache steht in direktem Widerspruch zu der Annahme, dass die psychosomatischen Symptome eine unausweichliche physiochemikalische Reaktion auf die Hyperventilation sind. Das dauerhafte Verschwinden diese Symptome, nachdem das damit verbundene unbewusste Material ganz und gar zutage getreten ist, zeigt, dass diese Symptome psychodynamischer Natur sind und nicht bloß physiologische Manifestationen. Bei unserer Arbeit sehen wir viele Menschen, die auch während mehrerer Stunden des intensiven Atmens keinerlei Spannungen entwickeln. Diese Art von Reaktion nimmt mit der Zahl der durchlaufenen holotropen Sitzungen zu und wird schließlich eher zur Regel als zur Ausnahme.

Selbst die Gefäßverengung, zu der es als Resultat schnelleren Atmens in verschiedenen Körperteilen kommt, ist keine unveränderliche und unerlässliche Auswirkung der Hyperventilation. Die Beobachtungen beim Holotropem Atmen zeigen, dass bioenergetische Blockaden in bestimmten Körperbereichen typischerweise Gefäßverengung verursachen. Die Ursache dieser Blockade kann ein psychisches oder körperliches Trauma der nachgeburtlichen Geschichte sein, aber auch das Geburtstrauma, pränatale Krisen oder verschiedene schwierige transpersonale Erfahrungen. Schnelleres Atmen bringt das unbewusste Material tendenziell an die Oberfläche und löst diese Blockaden nach ihrer zeitweiligen Intensivierung. Darauf folgt typischerweise eine Öffnung des Blutkreislaufs in den betroffenen Bereichen.

Ein extremes Beispiel ist das Raynaud-Syndrom, eine schwere Störung der peripheren Durchblutung in den Händen, die mit Gefühlen der Kälte und sogar trophischen Hautveränderungen (Schädigungen der Haut durch einen Mangel an Sauerstoff und Nährstoffen) einhergeht. Wir hatten Gelegenheit, mit einer Reihe von Menschen zu arbeiten, die an dieser Erkrankung litten und welche diese Störung mit Hilfe des Holotropen Atmens zu heilen vermochten. In ihren ersten holotropen Sitzungen ließen sie alle extreme, schmerzhafte Tetanie in ihren Händen und Unterarmen erkennen. Bei fortgesetzter Hyperventilation lösten sich diese Krämpfe plötzlich, und an ihre Stelle trat ein machtvoller Fluss warmer Energie durch die Hände sowie die Erfahrung von Kraftfeldern, welche die Hände wie riesige Handschuhe umhüllten. Nach diesen Erfahrungen blieb die periphere Durchblutung dauerhaft geöffnet.

Wie wir bereits erwähnt haben, kann derselbe Mechanismus eine kritische Rolle bei vielen chronischen Infektionen spielen, etwa bei Sinusitis, Pharyngitis, Tonsillitis, Bronchitis oder Zystitis, die gewöhnlich als rein medizinische Probleme gelten. Wenn es uns gelingt, die bioenergetische Blockade aufzulösen, dann öffnet sich die Durchblutung, und diese „chronischen Infektionen“ verschwinden häufig. Es ist auch vorstellbar, dass derselbe Mechanismus eine wichtige Rolle bei der Entstehung von Ulkuskrankheiten wie Zwölffingerdarmgeschwüren und ulzeröser Kolitis spielt. Werden die Magen- und Darmschleimhäute nicht gut durchblutet, dann kann ihre Vitalität in einem solchen Ausmaß darunter leiden, dass diese Schleimhäute sich nicht mehr gegen die Bakterien, die mit einer solchen Störung zu tun haben *(Helicobacter Pylori),* sowie gegen die Auswirkungen der Salzsäure und der Verdauungsenzyme zu schützen vermögen.

Diese Beobachtungen zeigen, dass Erkrankungen in vielen Fällen mit blockierter emotionaler oder physischer Energie und einer daraus resultierenden Fragmentierung zu tun haben, während gesundes Funktionieren mit einem freien Fluss von Energie und Ganzheit verbunden ist. Dies hat mit einem Aspekt des Begriffs „holotrop" zu tun, der wörtlich eine „Bewegung in Richtung Ganzheit" oder ein „Zustreben auf Ganzheit" bedeutet. Diese Feststellungen sind mit den Grundprinzipien der chinesischen Medizin und der Homöopathie vereinbar. Sie haben auch mit dem modernen Konzept der „Energiemedizin" zu tun. Die Vertreter diese Ausrichtung behaupten, dass die Medizin sehr viel wirksamer würde, wenn sie ihre organpathologische Strategie durch einen Ansatz ergänzen oder sogar ersetzen würde, der auf einem Verständnis und der Nutzung der bioenergetischen Dynamik des Körpers beruht.

Das „Hyperventilationssyndrom" – Tatsache oder Fiktion?

Zusammenfassend lässt sich sagen: Die Erfahrungen mit dem Holotropen Atmen und die Beobachtungen dabei zeigen, dass die traditionelle Vorstellung vom „Hyperventilationssyndrom" überholt ist und revidiert werden muss. Die Muskelspannungen, die sich infolge des schnellen Atmens entwickeln, müssen nicht die Hände und Füße betreffen, sondern können überall im Körper auftreten. Ihre Quelle ist ein Stau von emotionaler und physischer Energie, zu dem es durch traumatische Ereignisse in der Geschichte des Atmenden gekommen ist. Fortgesetztes Atmen führt typischerweise zu einer Intensivierung solcher Spannungen, die einen Kulminationspunkt erreichen und sich danach auflösen. Sie können auch leicht durch emotionale und körperliche Abreaktion entfernt werden. Wiederholte Sitzungen beseitigen tendenziell das Auftreten solcher Spannungen. Einige Menschen können mehrere Stunden lang schneller atmen, ohne irgendwelche Zeichen von Spannungen aufzuweisen; sie werden in der Tat fortschreitend entspannter und ekstatischer.

Hierbei geschieht offenbar Folgendes: Das schnellere Atmen erzeugt eine biochemische Situation im Körper, die das Hervortreten von alten emotionalen und körperlichen Spannungen erleichtert, die mit unaufgelösten psychischen und körperlichen Traumata verbunden sind. Die Tatsache, dass beim schnelleren Atmen Symptome auftauchen und manifest werden, ist kein pathologisches Phänomen, wie die Schulmedizin annimmt. Die Situation stellt vielmehr eine einzigartige Gelegenheit zur Heilung dar. Was unter diesen Umständen auftaucht, ist dasjenige unbewusste Material mit einer starken emotionalen Aufladung, das gerade zur Aufarbeitung bereit ist. Dieses Verständnis der Hyperventilationssymptome wird der enormen Variabilität der Reaktionen auf Hyperventilation zwischen verschiedenen Menschen und bei demselben Menschen gerecht. Dies scheint vergleichbar zu sein mit der außerordentlichen Vielfalt und Variabilität des Erfahrungsinhalts von psychedelischen Sitzungen.

Im Licht der Beobachtungen beim Holotropen Atmen sind spontane Hyperventilationsepisoden, die bei psychiatrischen Patienten und der normalen Bevölkerung auftreten, Selbstheilungsversuche des Organismus, und sie sollten deshalb unterstützt statt unterdrückt werden. Wenn man sie richtig versteht und geschickt lenkt, kann das Auftauchen von Symptomen während der Hyperventilation zur Heilung von emotionalen und psychosomatischen Problemen führen, aber auch zu positiven Persönlichkeitsveränderungen und zur Weiterentwicklung des Bewusstseins. Im Gegensatz dazu kann man die geläufige Praxis der Symptomunterdrückung als eine Einmischung in einen wichtigen Heilprozess verstehen, der Psyche und Körper umfasst.

3. Die Psychodynamik psychosomatischer Störungen

Die Beobachtungen beim Holotropen Atmen werfen auch ein interessantes Licht auf die Entstehung psychosomatischer Symptome, eine Thematik, die in medizinischen und psychiatrischen akademischen Kreisen viele Kontroversen ausgelöst hat. Man weiß sehr wohl, dass viele emotionale Störungen wie etwa Psychoneurosen, Depressionen und Psychosen ganz bestimmte körperliche Manifestationen haben – Kopfschmerzen, Atemnot, Übelkeit, Appetitlosigkeit, Verstopfung oder Durchfall, Herzklopfen, übermäßiges Schwitzen, Zittern, Ticks, Muskelschmerzen, Vasomotorenstörungen, Hautkrankheiten, Amenorrhö, Menstruationskrämpfe, Schmerzen beim Geschlechtsverkehr (Dyspareunie), Orgasmusunfähigkeit und Erektionsstörungen. Die sexuellen

Manifestationen können auch primäre Probleme *sui generis* darstellen, die ernsthaft und langanhaltend sind, statt nur vorübergehende Begleiterscheinungen neurotischer Reaktionen darzustellen.

Bei manchen Psychoneurosen sind die körperlichen Symptome sehr spezifisch und charakteristisch und stellen den herausragenden Zug der Störung dar. Dies ist gewiss der Fall bei der Konversionshysterie, einer Psychoneurose, die eine große Bandbreite körperlicher Manifestationen haben kann – hysterische Lähmung, Empfindungslosigkeit, Stimmverlust (Aphonie), die Unfähigkeit, auf den eigenen Füßen zu stehen (Astasie), zeitweilige Blindheit, Erbrechen, hysterische Anfälle mit starker Rückwärtsbeugung (Arc de cercle) und Muskelzuckungen, Scheinschwangerschaft (Pseudocyesis) und sogar Stigmata. Hierzu gehört auch eine Gruppe von Störungen, die herkömmliche Psychoanalytiker „prägenitale Neurosen" nennen. Sie umfassen verschiedene Ticks, Stottern und psychogenes Asthma. Sie sind charakteristisch für eine zwanghafte Persönlichkeitsstruktur, doch die grundlegenden Verteidigungsmechanismen, die an der Bildung von Symptomen beteiligt sind, bestehen aus der Umwandlung psychischer Konflikte in körperliche Manifestationen, wie es bei der Hysterie der Fall ist.

Es gibt außerdem eine Gruppe von Störungen mit auffälligen körperlichen Manifestationen, in denen die psychische Komponente so offensichtlich und wichtig ist, dass selbst die Schulmedizin sie als „psychosomatische Erkrankungen" bezeichnet. Der Begriff „psychosomatisch" spiegelt die Anerkennung der Bedeutung psychischer Faktoren bei der Entstehung dieser Erkrankungen wider, und hat sich im Lauf der Jahre zunehmender Beliebtheit erfreut. Er wird für eine Vielzahl von Störungen psychogenen Ursprungs verwendet, darunter Migränekopfschmerzen, psychogenes Asthma, Magengeschwüre, Kolitis, bestimmte Formen des Bluthochdrucks, Psoriasis, verschiedene Ekzeme und manchmal auch für einige Formen von Arthritis.

Im Jahre 1935 schlug der Psychoanalytiker Franz Alexander, der als Begründer der psychosomatischen Medizin gilt, ein theoretisches Modell vor, das die Mechanismen psychosomatischer Störungen erklärt und das bis auf den heutigen Tag einem großen Teil der in diesem Bereich unternommenen Forschungsarbeit zugrunde liegt (ALEXANDER 1950). Sein wichtigster Beitrag war die Erkenntnis, dass psychosomatische Symptome aus den physiologischen Begleiterscheinungen psychischer Konflikte und Traumata resultieren. Die emotionale Erregung während akuter Angst, Trauer oder Wut führt zu intensiven physiologischen Reaktionen, die psychosomatische Symptome und Krankheiten verursachen können. Nach Alexander geschieht dies allerdings nur bei Individuen, die organisch dazu prädisponiert sind, nicht bei gesunden Individuen. Diese Veranlagung sei ein wesentlicher, aber variabler Faktor bei der Entstehung psychosomatischer Krankheiten. Über die Natur dieser Veranlagung gibt es unter Psychoanalytikern große Meinungsverschiedenheiten.

Alexander unterschied zwischen Konversionsreaktionen und psychosomatischen Störungen, von denen man zuvor angenommen hatte, dass sie neurotischen Reaktionen glichen. Auch wenn die Quelle der Emotionen, die diesen Störungen zugrunde liegen, auf ein psychisches Trauma, neurotische Konflikte und pathologische zwischenmenschliche Beziehungen zurückgeführt werden kann, haben die Symptome keine symbolische Bedeutung, und sie dienen nicht als ein Verteidigungsmechanismus gegen Angst, was für die psychoneurotischen Symptome charakteristisch ist. Sie stellen vielmehr ein Versagen der psychischen Verteidigungsmechanismen dar, die das Individuum gegen übermäßige affektive Erregung schützen könnten.

Im Jahre 1952 erkannte die American Psychiatric Association in ihrer Standardnomenklatur die Unklarheit des Begriffs „psychosomatisch" an und prägte die Bezeichnung der „psychophysiologischen autonomen und viszeralen Störung". Die Symptome dieser Störungen werden auf die chronische Intensivierung des normalen physiologischen Ausdrucks von Emotionen zurückgeführt. Solche langanhaltenden physiologischen und viszeralen Zustände könnten schließlich zu strukturellen Veränderungen in verschiedenen Organen führen. Das Feld der psychosomatischen Medizin ist durch einen fundamentalen Mangel an Übereinstimmung darüber charakterisiert, was die Natur der Veranlagung zu psychosomatischen Störungen ist und welche spezifische Verletzlichkeit die Auswahl eines bestimmten Organs determiniert. Das Modell fällt gleichzeitig unter drei Kategorien: Spezifitätsmodelle, Nichtspezifitätsmodelle und Spezifitätsmodelle individueller Reaktion.

Spezifitätsmodelle der psychosomatischen Störungen

Die theoretischen Modelle, die zu dieser Kategorie gehören, gehen davon aus, dass die verschiedenen psychosomatischen Symptome und Erkrankungen sich auf spezifische psychotraumatische Ereignisse und emotionale Zustände zurückführen lassen. Franz Alexander und andere Psychoanalytiker benutzten in ihren Interpretationen die üblichen analytischen Vorstellungen, wie zum Beispiel eine unbewusste Dynamik, die Fixierung auf verschiedene Stadien der Entwicklung der Libido und des Egos, Regression, psychische Verteidigungsmechanismen, Probleme in der Objektbeziehung und so weiter. Nach dieser Anschauung verursachen unterschiedliche traumatische Ereignisse Angst und psychische Regression in emotional stark aufgeladene Bereiche. So zeigen zum Beispiel Patienten mit Darmgeschwüren eine Fixierung auf die orale Phase der libidinösen Entwicklung und haben einen ernsthaften unaufgelösten unbewussten Konflikt mit Abhängigkeit. Die Regression führt dann zu einer übermäßigen Absonderung von Magensäften.

In diese Kategorie fallen auch die unterschiedlichen Versuche, das „Persönlichkeitsprofil" von Menschen zu definieren, die für spezifische psychosomatische Störungen anfällig sind. Die Suche nach Persönlichkeitszügen dieser Individuen ist ein Forschungstrend, dem zuerst Flanders Dunbar (Dunbar 1954) nachging. In diesen Studien wurde zum Beispiel zwischen einer A-Typ-Persönlichkeit und einer B-Typ-Persönlichkeit unterschieden. Die A-Typ-Persönlichkeit ist die von hoch motivierten Führungskräften und leistungsorientierten Workaholics, die von Terminplänen und ihrem Arbeitsdruck besessen sind. Sie sind ungeduldig, unsicher über ihren Status, höchst kompetitiv, feindselig und aggressiv sowie unfähig, sich zu entspannen. Die B-Typ-Persönlichkeit ist im Gegensatz dazu geduldig, entspannt, unbekümmert und im Allgemeinen kreativer, phantasievoller und philosophischer als die A-Typ-Persönlichkeit (Friedman und Rosenman 1959). Wie man zeigen konnte, ist der A-Typ anfälliger für die Entwicklung einer Herzkrankheit.

Stewart Wolff und Harold Wolff entwickelten Techniken zur Erforschung psychophysiologischer Korrelationen, zum Beispiel zwischen emotionaler Zurückhaltung und Verstopfung und zwischen emotionalem Loslassen und Durchfall (Wolff und Wolff 1947). Ähnliche Konzepte sind in psychotherapeutischen Kreisen sehr populär geworden, das heisst die Vorstellung, dass psychische Probleme und Konflikte in symbolischer Körpersprache Ausdruck finden können: Schmerzen im Nacken und in der Schultermuskulatur bei Menschen, die zu viel Verantwortung tragen; Magenprobleme bei Menschen, die nicht in der Lage sind, etwas zu „schlucken" oder zu „verdauen"; Probleme mit der Atmung, die von einer Mutter hervorgerufen wurden, welche ihre Kinder „erdrückt" hat; Gefühle eines Drucks auf der Brust aufgrund „schweren Kummers", und so weiter.

Gegen diese „Spezifitätstheorien" sind Einwände erhoben worden. Patienten mit unterschiedlichen psychosomatischen Störungen können eine große Bandbreite an psychodynamischen Problemen und psychiatrischen Diagnosen aufweisen, die von „normal" bis psychotisch reichen. Die psychischen Probleme der Patienten lassen sich nicht aus der Natur ihrer psychosomatischen Symptome vorhersagen und umgekehrt. Für ein breites Spektrum an psychosomatischen Störungen wurden dieselben „spezifischen ätiologischen Variablen" postuliert, so zum Beispiel pathologische Abhängigkeitsbedürfnisse und der Verlust einer bedeutsamen Beziehung für Colitis ulcerosa, Ileitis, rheumatoide Arthritis, psychogenes Asthma und einige Hautkrankheiten. Außerdem lassen sich einige psychosomatische Störungen bei Tieren nachbilden, so zum Beispiel die durch unspezifischen Stress hervorgerufene übermäßige Absonderung von Verdauungssäften. Hier können wir natürlich nicht von der Rolle unbewusster Phantasien, symbolischer Prozesse und zwischenmenschlicher Konflikte ausgehen.

Nichtspezifitätsmodelle von psychosomatischen Störungen

Die Modelle, die zu dieser Kategorie gehören, lehnen die Vorstellung von spezifischen psychopathologischen Faktoren bei der Entstehung von psychosomatischen Störungen ab. Sie argumentieren, dass jeder Reiz, der in der Lage ist, psychisches Unbehagen zu verursachen, einen diffusen emotionalen Zustand chronischer Angst hervorrufen und zur Entwicklung einer psychosomatischen Störung führen kann. Die Natur der Störung lässt sich nicht auf der Grundlage des psychischen Auslösers voraussagen. Nach G. F. Mahl können die physiologischen Begleiterscheinungen unabhängig vom Stressor dieselben sein, ob es sich nun um ein Bombardement während des Krieges, eine stark kompetitive Prüfungssituation oder einen zwischenmenschlichen Konflikt mit einem Sexualpartner handelt (Mahl 1949).

Hans Selye hat gezeigt, dass es universale Manifestationen von chronischem Stress gibt, wie etwa gastrische und kardiovaskuläre Aktivierung und eine Zunahme von Nebennierenrinden-Steroidhormonen. Allerdings steht das Einsetzen von psychosomatischen Störungen oft in Zusammenhang mit einem psychodynamisch bedingten Zusammenbruch psychischer Verteidigungsmechanismen, die den betreffenden Menschen gewöhnlich vor intensiver emotionaler Erregung schützen. Die Anfälligkeit von Organen mag eine Kombination von konstitutionellen Faktoren und früheren Erfahrungen sein. Dieses Modell ist mit klinischen Daten und Forschungsdaten vereinbar, auch wenn es zu allgemein ist.

Spezifitätsmodelle der individuellen Reaktion in Hinsicht auf psychosomatische Störungen

Die Modelle in dieser Kategorie schlagen vor, dass die Art der psychosomatischen Störungen, die das Individuum entwickelt, hauptsächlich von dessen spezifischem Reaktionsmuster und nicht von der Art des Reizes abhängig ist. Unterschiedliche Individuen zeigen höchst charakteristische und durchgängige Muster der emotionalen Erregung, die sich durch ein breites Spektrum von Reizen auslösen lassen und die zu spezifischen psychosomatischen Störungen führen. Dies sind unter anderem „gastrische" Reaktionsmuster, „kardiale" Reaktionsmuster oder „hypertonische" Reaktionsmuster. Die emotionalen Reaktionen von Erwachsenen mit einer psychosomatischen Störung lassen, im Gegensatz zu den diffusen und unreifen Reaktionen von Kleinkindern, tendenziell spezifische Bereiche der Aktivierung erkennen. Das charakteristische Reaktionsmuster wird in der frühen Kindheit entwickelt und bleibt im Laufe der Zeit sehr konsistent. Diese Theorie ist in akademischen Kreisen sehr populär.

Die gegenwärtige Situation auf dem Feld der Psychologie

Es ist allgemein anerkannt, dass kein einzelnes dieser Modelle alle psychosomatischen Störungen zufriedenstellend erklärt, und man nimmt allgemein eine Multikausalität an. Psychische Faktoren spielen eine signifikante Rolle, sind aber nicht die ausschließlichen ursächlichen Determinanten. Zusätzlich zu ihnen müssen wir die Konstitution in Betracht ziehen sowie Erbfaktoren, Organpathologie, die Ernährung, die Umwelt und soziale und kulturelle Determinanten. Psychische und somatische Phänomene, die man früher als voneinander getrennte und unabhängige Prozesse betrachtete, sieht man heute als unterschiedliche Aspekte eines einheitlichen Phänomens der Aktivierung von Affekten in wechselseitiger Interaktion an. Hinzu kommt, dass die Gehirnstrukturen, welche die Emotionen und die Organfunktionen kontrollieren, identisch oder eng verwandt sind. Angst, Wut, Sexualität und die Funktion der inneren Organe und Drüsen werden alle vom limbischen System und Strukturen des Hypothalamus reguliert. Sie sind auch mit kortikalen und subkortikalen Ebenen der Organisationen verbunden. Die genaue Natur dieser Wechselbeziehungen ist noch nicht bekannt.

Erkenntnisse aus dem Holotropen Atmen und anderen erfahrungsorientierten Therapien

Die von den meisten Schulen der Tiefenpsychologie angebotenen Erklärungen psychosomatischer Symptome und Erkrankungen sind im Allgemeinen wenig überzeugend. Sie schreiben Erinnerungen an in der Kindheit erlebte Ereignisse oder traumatischen Erfahrungen aus dem späteren Leben eine kausale Rolle zu. Sie interpretieren psychogenes Asthma als einen Ruf nach der Mutter oder als Ergebnis eines einschränkenden, „erstickenden Einflusses“ der Mutter, und sie erklären hysterische Lähmung als einen Konflikt, der daraus entsteht, dass man etwas Verbotenes tut. Auf ähnliche Weise wird Stottern als Resultat einer Unterdrückung verbaler Aggression und als Kampf mit dem Bedürfnis, Obszönitäten auszusprechen, verstanden. Ein Gefühl der Beladenheit könne zu schweren Schulterschmerzen fühlen; Schwierigkeiten damit, eine Sache zu „verdauen“, könnten Magenprobleme verursachen; und schwere Hauterkrankungen könnten als Schutz gegen sexuelle Versuchung dienen.

Die Arbeit von Wilhelm Reich, einem brillanten und umstrittenen Pionier der Psychoanalyse, hat überzeugendere Einsichten in Natur und Psychogenese von psychosomatischen Störungen geliefert. Reich hat gezeigt, dass die traumatischen psychischen Ereignisse, die in der Psychoanalyse diskutiert werden, nicht ausreichen, um die Entwicklung emotionaler und insbesondere psychosomatischer Symptome zu erklären. Seiner Ansicht nach ist der Hauptfaktor, der solchen Symptomen zugrunde liegt, eine bioenergetische Blockade in den Muskeln und Organen (der „Charakterpanzer", Reich 1949).

Für diese Blockade machte Reich einen Libidostau aufgrund der repressiven Moral der Gesellschaft verantwortlich, die keine volle Befriedigung unserer sexuellen Bedürfnisse zulässt. Die blockierte sexuelle Energie findet dann einen abartigen Ausdruck in der Form von Neurosen, psychosomatischen Störungen und Perversionen. In einem größeren Maßstab führt sie zu destruktiven soziopolitischen Bewegungen. Reich erkannte, dass eine Psychotherapie, die auf verbalen Austausch beschränkt bleibt, an und für sich die energetische Situation des Organismus nicht zu verändern vermag. Er führte revolutionäre Ansätze wie Atemtechniken und Körperarbeit, die auf die Freisetzung aufgestauter Energien abzielen, in die Therapie ein. Seiner Meinung nach verlangt eine volle emotionale und sexuelle Befreiung jedoch eine Revolution in der menschlichen Gesellschaft. Reich wurde Kommunist, aber nach der Publikation seines Buches *Massenpsychologie des Faschismus* (Reich 1970) wurde er sowohl aus der Psychoanalytischen Gesellschaft als auch aus der kommunistischen Partei ausgeschlossen.

Die Arbeit mit holotropen Bewusstseinszuständen – wie etwa das Holotrope Atmen, die Primärtherapie, das Rebirthing oder die psychedelische Therapie – offenbart, dass den verschiedenen psychosomatischen Störungen (und auch den emotionalen Störungen im Allgemeinen) enorme Mengen an blockierter und verklemmter emotionaler und körperlicher Energie (Bioenergie) zugrunde liegen. Diese Beobachtung bestätigt die Theorie von Reich, allerdings nur in einem ganz allgemeinen Sinn, nicht in den speziellen Details. Während Reich glaubte, die aufgestaute Energie sei unterdrückte Libido, zeigen die neueren Beobachtungen, dass ein großer Teil dieser Energie perinatalen Ursprungs ist. Sie ist das Resultat der überwältigenden neuronalen Impulse, die während des Durchgangs durch den Geburtskanal erzeugt werden und die im Organismus gespeichert sind. Außerdem scheint ein großer Teil dieser Energie transpersonalen Ursprungs zu sein und lässt sich auf die archetypischen und historischen Bereiche des kollektiven

Unbewussten zurückführen sowie auf Erinnerungen der Vorfahren und auf karmische sowie phylogenetische Erinnerungen.

Ein wichtiger Beitrag der erfahrungsorientierten Psychotherapie zum Verständnis psychosomatischer Manifestationen ist die Entdeckung der entscheidenden Rolle, die unassimilierte und nicht integrierte körperliche Traumata bei deren Entstehung spielen. Die psychodynamischen Schulen neigen dazu, psychosomatische Symptome als das Resultat der Somatisierung psychischer Konflikte und Traumata anzusehen und zu übersehen, welch entscheidende Rolle Psychotraumata körperlichen Ursprungs bei deren Entstehung spielen. Erfahrungsorientierte Arbeit unter Nutzung holotroper Bewusstseinszustände lässt keinen Zweifel daran, dass die wichtigsten Quellen psychosomatischer Symptome Ereignisse sind, bei denen auch körperliche Verletzungen im Spiel waren.

So führt zum Beispiel die holotrope Arbeit an psychogenem Asthma unweigerlich zu nicht verdauten Erinnerungen an Situationen, welche die Erfahrung von Erstickungsgefühlen beinhalten, wie etwa ein Beinahe-Ertrinken, die Strangulation durch einen Elternteil oder einen Geschwisterteil, das Ersticken an einem Fremdkörper, das Einatmen von Blut während einer Mandeloperation, Keuchhusten, Lungenentzündung in der Kindheit, Erinnerungen an die Geburt oder an Erfahrungen der Strangulation oder des Erhängtwerdens in vergangenen Leben. Auf vergleichbare Weise besteht auch das Material, das psychosomatischen Schmerzen zugrunde liegt, aus Erinnerungen an schmerzhafte Unfälle, Operationen oder Krankheiten, aus Erfahrungen während des Geburtsprozesses und aus körperlichem Leiden in Verbindung mit Verletzungen oder Tod in vergangenen Leben.

Der machtvolle psychotraumatische Einfluss körperlicher Verletzungen wird auch von der Dianetik anerkannt, dem System von Ron Hubbard, das die ideologische Grundlage der *Church of Scientology* darstellt (Hubbard 1950). Während die Einschätzung der emotionalen Bedeutung von Traumata in den herkömmlichen Formen der Gesprächstherapie die theoretischen Konzepte der jeweiligen Schule widerspiegelt, wird deren Relevanz in der Dianetik in einem „Auditing“ genannten Prozess objektiv gemessen. Die psychologische Erkundung und Therapie wird durch den Gebrauch eines E-Meters gelenkt, eines Galvanoskops, das den Hautwiderstand des Klienten auf ähnliche Weise misst wie ein Lügendetektor.

Das theoretische System der Scientology umfasst nicht nur körperliche Traumata im nachgeburtlichen Leben, sondern auch körperliche Traumatisierung während der Geburt, während der pränatalen Existenz und in vergangenen Leben. Hubbard bezeichnete die Eindrücke physischer Traumatisierung als „Engramme" und sah diese als die Hauptquellen emotionaler Probleme an. In seiner Terminologie werden die gewöhnlichen psychischen Traumata „sekundäre Engramme" *(secondaries)* genannt, in dem Sinne, dass sie ihre emotionale Kraft aus der Assoziation mit Engrammen beziehen. Unglücklicherweise haben Hubbards Exkursionen in wilde galaktische Phantasien, der Missbrauch des scientologischen Wissens im Streben nach Macht, Geld und Kontrolle sowie die rücksichtslosen Praktiken seiner Organisation die wichtigen theoretischen Beiträge Hubbards in Misskredit gebracht.

Wir können die Beobachtungen der Bewusstseinsforschung zu psychosomatischen Störungen jetzt zusammenfassen und die Funde nutzen, um einige der Widersprüche und Meinungsverschiedenheiten über deren Natur und Ursprung aufzuklären. Unserer Erfahrung nach hat die psychodynamische Struktur, die diesen Störungen zugrunde liegt, die Form von COEX-Systemen (Systemen kondensierter Erfahrung), das sind vielschichtige Konstellationen von Erinnerungen und anderem unbewusstem Material (Seiten 47 f.). Die oberflächlichen Schichten der COEX-Systeme betreffen Episoden der nachgeburtlichen Biografie, in diesem Fall Erinnerungen sowohl an körperliche als auch an psychische Traumata. Eine tiefere Schicht dieser Systeme besteht aus Erinnerungen, die mit der biologischen Geburt zusammenhängen, einem Ereignis, das seiner Natur nach sowohl körperlich als auch psychisch ist. Die Anerkennung des pathogenen Einflusses der Geburt ist daher hilfreich, den Konflikt zwischen psychologischen und biologischen Theorien der Psychiatrie aufzulösen. Die tiefsten Schichten eines COEX-Systems sind Matrizen transpersonaler Natur, wie etwa Erinnerungen aus vergangenen Leben, archetypische Motive oder phylogenetische Elemente.

Die postnatalen psychischen Traumatisierungen haben spezifische Verbindungen zu Entwicklungsstadien der Libido und des Egos, zu spezifischen Körperteilen und zu Problemen in zwischenmenschlichen Beziehungen. Sie stehen auch in Zusammenhang mit verschiedenen psychischen Verteidigungsmechanismen und symbolischen Ausgestaltungen. Die postnatale körperliche Traumatisierung und insbesondere die Geburt beeinträchtigt nicht nur spezifische Organe, sondern stellt auch eine extreme Form von rohem und undifferenziertem Stress dar. Dies scheint besonders in Hinsicht auf die Meinungsverschiedenheiten hinsichtlich der spezifischen und unspezifischen Auslöser psychosomatischer Störungen relevant zu sein, aber auch in Hinsicht auf die Unterscheidung zwischen psychosomatischen Störungen und neurotischen Konversionsreaktionen, die von Franz Alexander betont wird.

Dies könnte erklären, weshalb sowohl spezifischer als auch unspezifischer Stress psychosomatische Symptome auslösen kann, und es könnte auch die Tatsache erklären, dass unspezifische Stressoren verschiedener Art bei einem bestimmten Individuum dieselben Symptome auslösen können. Die Geburt ist ein bedeutendes psychophysiologisches Trauma und geht mit dem ersten größeren Verlust eines Liebesobjekts einher – der Trennung von der Mutter, gefolgt von einer Situation extremer Abhängigkeit. Ihre Rolle bei der Entstehung psychosomatischer Störungen könnte die Tatsache erklären, dass der Verlust einer wichtigen Beziehung und extreme Abhängigkeitsbedürfnisse Faktoren sind, die bei verschiedenen Arten von psychosomatischen Störungen eine bedeutende Rolle spielen.

Die Beobachtungen beim Holotropen Atmen zeigen, wie tief die Wurzeln psychosomatischer Störungen reichen und welche herausragende Rolle körperliche Traumata bei ihrer Entstehung spielen. Daraus wird ersichtlich, dass eine Psychotherapie, die sich auf das Gespräch beschränkt, wenig Chancen hat, positive Resultate zu erzielen. Worte allein sind wenig wirksam, wenn wir mit Menschen arbeiten, die an psychogenem Asthma, schmerzhaften Muskelkrämpfen oder Migränekopfschmerzen leiden. Diese Symptome verlangen tiefe erfahrungsorientierte Arbeit, zu der das Wiedererleben der zugrunde liegenden Erinnerungen und die Abreaktion der damit verbundenen emotionalen und körperlichen Energien gehört. Da die tiefsten Wurzeln psychosomatischer Krankheiten in den perinatalen und transpersonalen Bereich der Psyche hinabreichen, verlangt eine wirksame Behandlung dieser Störung einen begrifflichen Rahmen, der eine plausible und nicht pathologische Erklärung für intensive Erfahrungen auf diesen

Ebenen des Unbewussten liefert. Die erweiterte Kartografie der Psyche, welche die perinatale und die transpersonale Ebene umfasst, vermag dies zu leisten.

Ohne das Verständnis, dass diese Erfahrungen natürliche Quellen haben, würden sowohl die Therapeuten als auch die Klienten sich scheuen und davor fürchten, diese Erfahrungsbereiche zu betreten und es dem Material aus den tieferen Schichten des Unbewussten zu erlauben, ins Bewusstsein zu treten. Wir haben bereits erwähnt, dass Abreaktion in Sitzungen unter Verwendung von Hypnose und Narkoanalyse sich bei der Behandlung von Kriegsneurosen (Posttraumatischen Belastungsstörungen), aber nicht bei Psychoneurosen als nützlich erwiesen hat. Therapeuten, die wussten, dass ihre Klienten einmal dramatischen Situationen ausgesetzt waren, waren willens und in der Lage, die extrem intensiven emotionalen und körperlichen Reaktionen ihrer Klienten zu tolerieren, ohne zu befürchten, dass sie damit psychotisches Terrain betraten.

KAPITEL 10

Vergangenheit, Gegenwart und Zukunft des Holotropen Atmens

1. Die Geschichte des Holotropen Atmens

1974 entwickelten meine 2014 verstorbene Frau Christina und ich am Esalen-Institut in Big Sur, Kalifornien, eine neue Atemmethode zur Selbsterforschung und Psychotherapie. Wir nannten sie Holotropes Atmen, weil sie auf der heilenden Wirkung des holotropen Bewusstseinszustandes basierte. Die häufigste Frage, die mir die Teilnehmer unserer Workshops stellen, ist die, wie wir die holotrope Atemarbeit entdeckt haben. Es ist schwierig, mit einem Satz zu antworten; ich würde ähnlich antworten wie Albert Hofmann auf die gleiche Frage zu seiner Entdeckung von LSD-25: „Eine glückliche Fügung und ein glücklicher Zufall."

Nach einer sechsjährigen Tätigkeit in der psychedelischen Forschung am Maryland Psychiatric Research Center (MPRC) beschloss ich, ein Sabbatical einzulegen. Ich hatte viele Erfahrungen und Beobachtungen aus psychedelischen Sitzungen im Prager Forschungsinstitut und am MPRC in Baltimore zusammengetragen. Es war schwierig, weitere Finanzmittel für neue Projekte zu erhalten, und mehrere Verlage hatten mir angeboten, für das Schreiben von Büchern über LSD Vorschüsse auf die Honorare zu zahlen. Zu diesem Zeitpunkt besuchte ich in New York eine Party, die von meinen lieben Freunden Bob und Leni Schwartz veranstaltet wurde. Die wenigen Stunden auf dieser Party veränderten den Rest meines Lebens radikal. Zufälligerweise war einer der Gäste der Schwartz' Michael Murphy, ein Mitbegründer des Esalen-Instituts in Big Sur, CA. Wir kannten uns seit meinem kurzen Besuch in Esalen im Mai 1965.

Im Laufe unseres Gesprächs erfuhr Michael, dass ich vorhatte, ein Sabbatical zu nehmen, und er lud mich ein, es in Esalen zu verbringen. Er bot mir Unterkunft und Verpflegung an, und ich würde im Gegenzug eine Reihe von Esalen-Workshops leiten. Ich nahm Michaels Angebot gerne an und übersiedelte nach Kalifornien. Bei diesen Esalen-Seminaren beschrieb ich unsere psychedelischen Projekte in Prag und Baltimore und sprach über die Notwendigkeit, eine neue Psychologie zu schaffen, die Spiritualität integrieren und eine umfassende Kartographie der Psyche mit COEX-Systemen, perinatalen Matrizen, transpersonalen Erfahrungen und dem individuellen und kollektiven Unbewussten umfassen würde. All dies veranschaulichte ich mit eindrucksvollen LSD-, Psilocybin- und Meskalin-Bildern. Die Teilnehmer fanden das interessant, aber äußerst frustrierend. Sie wiederholten immer wieder: „Es ist toll, so fantastischen Geschichten zu lauschen, aber hast du nicht einen kleinen Vorrat dabei? Wir würden so gerne ein paar Erfahrungen machen." Ich wiederholte immer wieder, dass Psychedelika leider illegal seien und die Esalen-Mitarbeiter sehr verärgert wären, wenn diese Regel gebrochen würde. Aber als die Teilnehmer sich immer wieder beklagten, begann ich mich zu fragen, ob ich eine Lösung für dieses Problem finden könnte.

Ich erinnerte mich an einige sehr aufregende Ereignisse, die während meiner psychedelischen Forschung passiert waren und möglicherweise für mich hilfreich sein konnten. Einer meiner Patienten fühlte sich am Ende seiner LSD-Sitzung sehr unwohl. Er verspürte einen starken Schmerz in der Schulter sowie Ärger und Wut. Schließlich bat er mich, meinen Daumen auf seine Schulter zu legen und sehr fest zu drücken, weil er glaubte, dass ihm das helfen könnte. Als ich seiner Bitte nachkam, begann er zu zittern, zu husten, zu schreien und zu würgen. Doch zu meiner Überraschung war er innerhalb von etwa zwanzig Minuten völlig entspannt; er fühlte sich friedlich und wunderbar. Einige Wochen später fühlte sich eine andere Patientin sehr unwohl, als sie von einer LSD-Sitzung herunterkam. Sie hatte Bauchschmerzen, ein starkes Unwohlsein, und ihr war übel. Ich drückte an der Stelle auf ihren Bauch, an der sie das Unwohlsein verspürte. In diesem Moment schoss eine Ladung Erbrochenes aus ihrem Mund und verfehlte nur knapp mein Gesicht. Es folgten zwei weitere ähnliche Entladungen, die eine bemerkenswerte Wirkung hatten; ihre Schmerzen und ihre Übelkeit verschwanden. Sie fühlte sich gereinigt, wiedergeboren, verjüngt und hatte einen gesunden Appetit.

Diese beiden Episoden zeigten mir, dass wir den Zustand der Patienten in den Abschlussphasen ihrer LSD-Sitzungen positiv beeinflussen konnten. Wenn die Sitzungen nicht gut verlaufen waren, fragte ich die Patienten, welche unangenehmen körperlichen Empfindungen sie hatten. Wir versuchten dann, diese Empfindungen zu verstärken und die darunter liegenden Emotionen und blockierten Energien zu lösen. Und während ich dies tat, begannen mehrere Patienten spontan schneller zu atmen - sakkadische Atmung, ähnlich wie Bhastrika vor der Siddha-Yoga-Meditation. Sie berichteten mir, dass diese Atmung ihre Erfahrungen intensivierte, als ob sie in die Mitte ihrer Sitzungen zurückkehren würden. Diese Beobachtung zeigte mir, dass schnelleres Atmen das unbewusste Material an die Oberfläche des Bewusstseins bringen kann.

Auf der Grundlage dieser Erfahrungen begannen wir damit, mit unseren Gruppen in Esalen zu experimentieren. Die Teilnehmer legten sich zunächst auf den Rücken, atmeten und hörten Musik, die bei unseren psychedelischen Experimenten in Prag und Baltimore eine wichtige Rolle gespielt hatte. Es gab immer einige Teilnehmer, die durch diese Situation schnell aktiviert wurden und anfingen, in einen Zustand hineinzugehen, den wir „den Prozess" nannten. Christina und ich machten dann mit ihnen Körperarbeit, wie ich sie bereits beschrieben habe. Nicht selten führte diese Körperarbeit nicht nur dazu, dass eine Person bis zu ihrer Geburt zurückging, sondern auch dazu, dass andere Menschen ihre eigene Geburt noch einmal erlebten, und zwar nur indem sie andere beobachteten und ihnen zuhörten und zuschauten.

Unser Haus in Buck Creek bei Esalen hatte einen Garten am Meer, wo ich sehr gerne arbeitete. Eines Tages hob ich einen großen Balken an und verstauchte mir dabei den Rücken so stark, dass ich mich kaum noch bewegen konnte. Am folgenden Wochenende hatten wir einen großen Esalen-Workshop: 46 Teilnehmer aus der ganzen Welt – Kanada, Europa, Lateinamerika, Australien und Japan. Wir hatten im Esalen-Katalog erfahrungsorientierte Sitzungen mit Atem- und Körperarbeit ausgeschrieben, und ich konnte mich nicht bewegen. Es war unmöglich, den Workshop abzusagen und die Leute nach Hause zu schicken. Nach langem Überlegen beschlossen wir, die Teilnehmenden zu Paaren zusammenzufassen und sie miteinander arbeiten zu lassen. Christina und ich erklärten ihnen den Ablauf, begleiteten sie und gaben ihnen Ratschläge. Dieser Workshop war so erfolgreich, dass wir es seither nie wieder anders gemacht haben.

In jeder einzelnen Sitzung machte nicht nur die Hälfte der Teilnehmer (die Atmenden) kraftvolle Erfahrungen, sondern auch die andere Hälfte (die Sitter) konzentrierte sich aufmerksam auf ihre Partner und verfolgte den Prozess innerhalb der Gruppe. Besonders erstaunt waren wir darüber, wie beeindruckt die Teilnehmer von der Möglichkeit waren, in diesem intensiven Setting mit ihren Atmern zusammen zu sein. Die Atmenden wiederum berichteten, wie wertvoll es für sie war, die ungeteilte Aufmerksamkeit eines anderen menschlichen Wesens zu erhalten, wie besonders es war, mit einer anderen Person einen so intimen Prozess zu teilen, und wieviel sie von ihren Sittern lernten. Und ein großer Teil der Teilnehmer hatte den Eindruck, dass sie sehr gerne als Facilitators holotrope Atemsitzungen begleiten würden, wenn sie die Gelegenheit dazu hätten und den Prozess erlernen könnten.

So kamen wir auf die Idee, das Grof Transpersonal Training (GTT) zu entwickeln, und bildeten viele Menschen auf der ganzen Welt im Holotropen Atmen aus. Nachdem wir das GTT 10 Jahre lang selbst geleitet hatten, verkauften wir es an Tav und Cary Sparks und übergaben ihnen später kostenlos unser Markenzeichen Holotropic Breathwork®. Leider gab es zwischen mir und ihnen einige Differenzen über ihre finanziellen Richtlinien und ihre Darstellung meiner Arbeit. Ich glaube nicht, dass sie meine Arbeit so darstellen, wie ich sie gerne sehen würde, und seit 2015 bin ich nicht mehr mit dem Grof Transpersonal Training (GTT) und ihrer Marke Holotropic Breathwork® verbunden.

Im Mai 2020 haben meine Frau Brigitte und ich unser neues Training für die Arbeit mit holotropen Bewusstseinszuständen in den verschiedensten Erscheinungsformen lanciert, welches nicht nur das Holotrope Atmen umfasst, sondern auch die Arbeit mit Psychedelika, sofern dies rechtlich möglich ist, mit Sterbenden und mit Menschen in spirituellen Notlagen. Wir haben das GROF® Legacy Training ins Leben gerufen, um mein Lebenswerk zu schützen und in der Welt zu verbreiten. Im Rahmen dieses Programms ermächtigen wir erfahrene Lehrer in ihren Heimatländern, unter unserer Aufsicht eigene Ausbildungen anzubieten, die meine Arbeit und mein Vermächtnis so repräsentieren, wie ich glaube, dass sie vermittelt werden sollten.

Im Grof®Legacy Training wird die Methode des Holotropen Atmens, die ich zusammen mit meiner früheren Frau Christina entwickelt habe, unter dem Markennamen Grof®Breathwork praktiziert und gelehrt.

2. Das Holotrope Atmen und die akademische Welt

Der zunehmenden Popularität des Holotropen Atmens in semiprofessionellen Kreisen und bei Laien hat bisher kein ebenso großes Interesse in akademischen Kreisen und unter Therapeuten, die in herkömmlichen Einrichtungen arbeiten, entsprochen.

Wir hoffen, dass sich diese Situation mit unserem Grof® Legacy Training (GLT) ändern wird. Unsere Lehrer sind ausgebildete Psychologen und Psychiater; viele von ihnen haben Verbindungen zu Universitäten und planen, dort Grofsche Psychologie und Holotropes Atmen zu lehren sowie viele Kollegen ihres Fachs auszubilden. Die Enzyklopädie Der Weg des Psychonauten bietet dafür eine qualifizierte theoretische Grundlage mit akademischem Format.

Unseres Wissens ist das Holotrope Atmen bisher nur in Österreich, Brasilien und Russland eine offiziell anerkannte Behandlungsmethode, und wir hoffen, dass sich das in Zukunft ändern wird. Sowohl die Praxis als auch die Theorie dieser Form der holotropen Selbsterforschung und Therapie stellen eine signifikante Abweichung von den geläufigen therapeutischen Praktiken und deren theoretischem Rahmen dar. Die Arbeit mit dem Holotropen Atmen und mit holotropen Bewusstseinszuständen verlangt im Allgemeinen radikale Veränderungen einiger Grundvoraussetzungen und metaphysischer Annahmen, auf die sich Profis, die sich der traditionellen Weltanschauung und einem traditionellen Verständnis der menschlichen Psyche verpflichtet fühlen, oft nicht einlassen mögen.

Für die meisten etablierten Kliniker ist es nicht leicht zu akzeptieren, dass intensive emotionale Zustände und die sie begleitenden körperlichen Manifestationen, die sie als Psychopathologie zu diagnostizieren gewohnt sind, einen Selbstheilungsprozess darstellen, den man unterstützen, nicht unterdrücken oder unterbrechen sollte. Vielen traditionellen Psychotherapeuten fällt es schwer, von der Gesprächstherapie zu erfahrungsorientierten Therapien überzugehen, insbesondere zu den wirksameren Formen, bei denen holotrope Bewusstseinszustände hervorgerufen werden. Eine zusätzliche Herausforderung ist die Anwendung von Körperarbeit und von unterstützendem Körperkontakt, die zu den extrem nützlichen und wichtigen Komponenten des Holotropen Atmens gehören.

Die vielleicht größte Herausforderung, welche die Praxis des Holotropen Atmens für Psychotherapeuten darstellt, ist die Neudefinition der therapeutischen Intervention und der Rolle des Therapeuten. Hierzu gehört ein radikaler Abschied vom Konzept des Therapeuten als einem aktiv Handelnden (einem „Macher"), der die Probleme des Klienten intellektuell zu verstehen und daraus eine angemessene Intervention abzuleiten versucht – z.B. in der Psychoanalyse unter anderem Interpretation, Analyse der Übertragung und der Einsatz von Schweigen. Mittlerweile gibt es allerdings auch andere Therapieformen wie z.B. Gestalttherapie, Bioenergetik, Reich'sche Körpertherapie, Psychodrama, Familienaufstellung, in denen mit blockierten Emotionen erfahrungsorientiert gearbeitet wird. Beim Holotropen Atmen ist die innere Heilintelligenz des Atmenden das leitenden Prinzip, und die Rolle des Facilitators besteht darin, den Prozess zu unterstützen, der sich spontan entfaltet. Die Fähigkeit, auf das Selbstheilungspotenzial der Psyche zu vertrauen und auf Bewertungen zu verzichten, gehört zu den wichtigsten Voraussetzungen für eine erfolgreiche und produktive Arbeit mit holotropen Bewusstseinszuständen.

Ebenso herausfordernd wie die Veränderungen, die das Holotrope Atmen in die therapeutische Praxis einbringt, sind einige seiner grundlegenden theoretischen und metaphysischen Prämissen. Die erste Prämisse ist ein radikal anderes Verständnis der Natur des Bewusstseins und der menschlichen Psyche. Aus der holotropen Perspektive werden Bewusstsein und Psyche als primäre Attribute des Universums (*anima mundi*) angesehen und nicht als Produkte neurophysiologischer Prozesse im menschlichen Gehirn und damit als Begleiterscheinungen von ansonsten unbelebter und träger Materie. Beobachtungen aus verschiedenen Strängen der modernen Bewusstseinsforschung haben überzeugende Belege dafür erbracht, dass das Bewusstsein unabhängig vom menschlichen Gehirn funktionieren kann. Diese Beobachtungen führen zu der Schlussfolgerung, dass das Gehirn Bewusstsein vermittelt, es aber nicht erzeugt (Goswami 1995; Ring und Valarino 1998; Ring und Cooper 1999; Cardena, Lynn und Krippner 2000; Grof 2000 und 2006b).

Die zweite größere Korrektur, die für eine produktive Arbeit mit holotropen Zuständen notwendig ist, ist die Erweiterung des Modells der Psyche, das gegenwärtig von den meisten etablierten Psychiatern, Psychologen und Psychotherapeuten verwendet wird und das sich heute oft noch auf die postnatale Biografie und das Freudsche individuelle Unbewusste beschränkt, um zwei große Bereiche. Die beiden neuen Bereiche – der perinatale und der trans- personale – erweitern das Bild der menschlichen Psyche so weitgehend, dass es eine weitgehende Übereinstimmung mit den Konzepten aufweist, die sich in den großen spirituellen Philosophien des Ostens und in verschiedenen Stammeskulturen finden. Die westliche akademische Gemeinschaft muss sich eingestehen, dass ihre eigene Weltanschauung und ihr Verständnis der menschlichen Psyche dem Verständnis der vorindustriellen Gesellschaften nur scheinbar überlegen sind.

Beobachtungen aus der Erforschung holotroper Zustände verändern auch unser Verständnis des Ursprungs und der Natur von emotionalen und psychosomatischen Störungen, die nicht organisch bedingt sind, radikal. Sie offenbaren, dass diese Zustände ihren Ursprung nicht im Säuglingsalter und der Kindheit haben, sondern in sehr viel tieferen Ebenen der Psyche wurzeln – in Erfahrungsmatrizen perinataler, pränataler, anzestraler, rassischer, kollektiver, phylogenetischer, karmischer und archetypischer Natur. Die Entwicklung von Symptomen lässt sich als Versuch und Bemühen der Psyche des Klienten verstehen, sich selbst von traumatischen Prägungen auf diesen verschiedenen Ebenen der Psyche zu befreien. Es ist essenziell, zu verstehen, dass Symptome eine Gelegenheit zur Heilung und zur Transformation darstellen und dass Heilung nicht bedeutet, Symptome zu unterdrücken

Diese Perspektive lässt sich sogar auf einige Zustände anwenden, die gegenwärtig als Manifestationen ernsthafter Geisteskrankheiten angesehen werden. Die erweiterte Kartografie der Psyche macht es möglich, eine wichtige Unterkategorie von spontanen Episoden außergewöhnlicher Bewusstseinszustände, die gegenwärtig als Psychosen diagnostiziert und behandelt werden, als psychospirituelle Krisen zu erkennen, die ein großes Potenzial zur Heilung, Transformation und sogar zur Weiterentwicklung des Bewusstseins besitzen. Da die Ausbildung von Facilitators des Holotropen Atmens viele eigene Sitzungen, umfangreiche Erfahrung in der Unterstützung von

Kollegen in holotropen Bewusstseinszuständen sowie Vorträge über transpersonale Theorie umfasst, sind diplomierte Facilitators gut ausgerüstet und darauf vorbereitet, Menschen in spirituellen Krisen zu unterstützen.

Das Konzept, dass Symptome eine Gelegenheit zur Heilung und zur Transformation darstellen, verlangt von traditionell ausgebildeten Psychiatern eine große Umstellung, da ein großer Teil ihrer Routinebehandlung darauf abzielt, Symptome zu unterdrücken. In der gegenwärtigen klinischen Praxis wird die Linderung von Symptomen als eine klinische Besserung und die Intensivierung von Symptomen als eine Verschlechterung des klinischen Zustands angesehen. Die Behandlung von Symptomen wird oft fälschlich als Therapie bezeichnet, obwohl das den Symptomen zugrunde liegende Problem davon unberührt bleibt. In der somatischen Medizin gibt es eine klare Unterscheidung zwischen einer kausalen Therapie, die auf die Ursachen einer Erkrankung zielt, und einer symptomatischen Therapie, welche die Krankheit für den Klienten erträglicher machen soll.

3. Die Vorteile der holotropen Perspektive

Die zuvor erwähnten Veränderungen, die durch die Erforschung holotroper Bewusstseinszustände in Theorie und Praxis der Psychiatrie und der Psychologie eingebracht wurden, sind radikal und herausfordernd. Diejenigen jedoch, die in der Lage sind, sie zu akzeptieren und anzuwenden – entweder bei ihrer eigenen Selbsterforschung und Heilung oder in der Arbeit mit anderen –, werden von dieser weitreichenden begrifflichen Neuorientierung stark profitieren. Sie werden durch die Freilegung der perinatalen und transpersonalen Wurzeln ein tieferes Verständnis der Natur und der Dynamik emotionaler und psychosomatischer Störungen gewinnen – von Phobien, Depression, suizidalen Tendenzen, sexuellen Funktionsstörungen und abweichendem Sexualverhalten, von psychogenem Asthma und vielen anderen Störungen. Sie werden auch in der Lage sein, zu besseren und schnelleren therapeutischen Resultaten zu gelangen, indem sie die therapeutischen Mechanismen anwenden, die auf diesen tieferen Ebenen des Unbewussten zugänglich werden (Grof 1985 und 2000).

Die neue erweiterte Kartografie der Psyche bringt Klarheit in die verwirrende Vielfalt psychotherapeutischer Schulen mit stark voneinander abweichenden Ansichten über die fundamentalen Probleme der menschlichen Psyche in Gesundheit und Krankheit. Diese Kartografie umfasst, synthetisiert und integriert die Ansichten von Sigmund Freud, Melanie Klein, Otto Rank, Wilhelm Reich, Sandor Ferenczi, C. G. Jung sowie den Vertretern der Egopsychologie, und sie weist ihnen einen Platz in einem umfassenden Modell der Psyche zu (Grof 1985). Aus dieser Perspektive haben die einzelnen Gründer dieser Schulen ihre Aufmerksamkeit selektiv auf eine spezielle Ebene der Psyche gelenkt und die anderen Ebenen übersehen oder fehlinterpretiert, indem sie sie auf die ihnen eigentümliche Sichtweise reduzierten.

Das Holotrope Atmen hat wichtige praktische und wirtschaftliche Vorteile. Es vermag die Wurzeln emotionaler und psychosomatischer Probleme auf Ebenen der Psyche zu erreichen, die den Gesprächstherapien nicht zugänglich sind, und es beschleunigt den Zugang zu unbewusstem Material beträchtlich. Es ermöglicht auch die Verarbeitung physischer Traumata, die verschiedenen psychosomatischen Störungen zugrunde liegen, wie etwa Traumata, die mit einem Beinahe-Ertrinken oder der biologischen Geburt zu tun haben, was durch ein Gespräch nicht zu erreichen ist. Ein anderer Vorteil ist das günstige Betreuungsverhältnis von ausgebildeten und Klienten. Das Holotrope Atmen wird gewöhnlich in Gruppen durchgeführt, in denen ein ausgebildeter Facilitator auf acht bis zehn Teilnehmer nötig ist und in denen signifikante Unterstützung von unausgebildeten Sittern gegeben werden kann. Außerdem haben wir die Erfahrung gemacht, dass viele Menschen, die einmal die Rolle des Sitters erfahren haben, so viel Interesse an dieser Arbeit entwickeln, dass sie sich zum Facilitator ausbilden lassen wollen. Dies schafft Bedingungen, die ein exponentielles Wachstum des Unterstützungssystems für Menschen, die spontane oder induzierte holotrope Zustände erfahren, begünstigen.

Ein anderer wichtiger Aspekt der neuen Psychologie, die sich aus der Erforschung holotroper Zustände ergeben hat, ist die Korrektur der verzerrten Anschauung von Spiritualität und Religion, die sich in wissenschaftlichen Kreisen des Westens findet. Die moderne Bewusstseinsforschung hat gezeigt, dass die Spiritualität eine wichtige Dimension der menschlichen Psyche und der universellen Ordnung ist. Ein echtes Verständnis solcher Phänomene wie dem Schamanismus, der Mythologie und dem rituellen Leben von Stammeskulturen, der Mystik und der großen Weltreligionen ist nicht möglich, solange die Landkarte der Psyche nicht um die perinatale und die transpersonale Dimension erweitert wird. Dies ist auch notwendig, wenn wir spirituelle Erfahrungen verstehen wollen – unsere eigenen und die Erfahrungen anderer – und wenn wir Menschen, die mit den Herausforderungen ihrer inneren Reise ringen, intelligente Hilfestellung leisten wollen. Es ist ein schwerwiegender Irrtum, die verschiedenen Formen der Spiritualität abzutun und zu pathologisieren, einfach nur weil deren Existenz mit den grundlegenden metaphysischen Annahmen der westlichen Wissenschaft unvereinbar ist oder weil sie in den institutionalisierten Religionen so oft einen verzerrten und pervertierten Ausdruck gefunden hat.

Die holotrope Perspektive bietet auch neue Einsichten in die Psychologie und Psychopathologie der Kunst, die sehr viel tiefer gehen und sehr viel aufschlussreicher sind als die früheren Versuche von Freud, Marie Bonaparte, Otto Rank und anderen (Grof 2010). Die starke emotionale Wirkung vieler großer Kunstwerke – von Romanen, Gemälden, Filmen und Musikstücken – lässt sich nicht ohne die Anerkennung erklären, dass ihre Quellen nicht allein in der Biografie ihrer Autoren liegen, sondern in den perinatalen und transpersonalen Bereichen der Psyche. In den höchsten Formen von Kreativität wird der Künstler zu einem Kanal für Inspiration, die direkt transpersonalen Quellen entspringt (Harman 1984).

4. Holotrope Bewusstseinszustände und die gegenwärtige globale Krise

Ein Aspekt der systematischen Selbsterforschung unter Verwendung des Holotropen Atmens und anderer Formen des verantwortungsbewussten Umgangs mit holotropen Bewusstseinszuständen verdient besondere Beachtung. Diese Praxis erreicht mehr, als nur emotionale und psychosomatische Störungen zu entschärfen und das Leben der betroffenen Personen angenehmer und erfüllender zu machen. Die Veränderungen der Weltanschauung, der Wertehierarchie und der Lebensstrategie, die aus der Verarbeitung von biografischem, perinatalem und transpersonalem Material erwachsen, haben wichtige Implikationen, die über den persönlichen Gewinn derjenigen, die sich intensiver innerer Arbeit widmen, hinausgehen. Zu dieser Transformation gehört eine deutliche Verringerung von Aggressionen sowie die Entwicklung von Toleranz und Mitgefühl in Hinsicht auf rassische, geschlechtliche, kulturelle und ideologische Unterschiede und außerdem eine ökologische Sensibilität und ein Gefühl der Zugehörigkeit zu einer planetaren Gemeinschaft.

Wir erleben gegenwärtig eine gefährliche globale Krise, die das Überleben unserer Spezies und das Leben auf diesem Planeten bedroht. In letzter Analyse ist der gemeinsame Nenner aller unterschiedlichen Aspekte dieser Krise der Grad der Evolution des Bewusstseins der Menschheit. Ließe sich das Bewusstsein auf eine höhere Ebene heben und könnten wir die Neigung des Menschen zu Gewalt und unersättliche Gier zügeln, dann könnten viele der gegenwärtigen Probleme in der Welt verringert oder gelöst werden. Es sieht so aus, als könnten die Veränderungen, die bei Menschen zu beobachten sind, welche die zuvor beschriebene Transformation erlebt haben, unsere Chance zu überleben beträchtlich vergrößern, wenn sie in ausreichend großem Umfang einträten. Wir hoffen, dass die Informationen in diesem Buch über das Potenzial der holotropen Bewusstseinszustände im Allgemeinen und des Holotropen Atmens im Besonderen jenen Menschen, die sich entschließen, diese Reise anzutreten, und denjenigen, die sich bereits auf dieser Reise befinden, eine nützliche Wegweisung liefern.

5. Die weltweite Psychedelische Renaissance und das Grof® Breathwork

Die Entdeckung der psychoaktiven Substanz LSD-25 durch Albert Hofmann wurde quasi über Nacht zu einer Sensation in der Welt der Wissenschaft. Weniger bekannt ist, dass nicht die psychedelische Wirkung von LSD für die Sensation ausschlaggebend war. Anthropologen und Historiker hatten schon seit langem gewusst, dass viele antike und indigene Kulturen Pflanzen mit psychedelischen Wirkungen in ihrem rituellen und spirituellen Leben und zur Heilung verwendeten. Und zum Zeitpunkt von Alberts Entdeckung hatten Chemiker bereits die Wirkstoffe aus einigen dieser Pflanzen isoliert.

Sensationell war die unfassbare Intensität der Wirkung von LSD-25. Diese bemerkenswerte Substanz wirkt in winzigen Mengen - Millionstel Gramm, bekannt als Mikrogramm oder Gamma. Zum Vergleich: Für eine wirksame Sitzung werden etwa 100 mg Meskalin benötigt. Ungefähr die gleiche Intensität kann mit 100 mcg LSD-25 erreicht werden, also etwa mit einem Tausendstel dieser Dosis. Es war daher durchaus vorstellbar, dass der menschliche Körper eine ähnliche Substanz („Toxin X") produzierte und dass es sich bei schweren psychischen Erkrankungen und Psychosen in Wirklichkeit um chemische Fehlentwicklungen handelte.

In diesem Fall hätte man Psychosen mit einem geeigneten Gegenmittel behandeln können, einer Substanz, die ihre Wirkung aufhebt. Diese Substanz wäre eine Reagenzglas-Lösung für Schizophrenie gewesen, der Heilige Gral der Psychiatrie. In den Anfangszeiten der LSD-Forschung wurden Psychedelika als Halluzinogene, psychotomimetische Substanzen oder Delirogene bezeichnet, und man nannte die durch sie ausgelösten Zustände „experimentelle Psychosen". Nur psychotherapeutisch orientierte Mediziner konnten dieses Vorurteil überwinden. Mit der Entdeckung von LSD und der Suche nach dem „Toxin X" begann das sogenannnte goldene Zeitalter der Psychopharmakologie. Obwohl diese biochemischen Theorien der Schizophrenie schließlich widerlegt und verworfen wurden, blieb LSD im Zentrum der Aufmerksamkeit der Forscher. Nie zuvor war eine einzige Substanz in so vielen verschiedenen Bereichen so vielversprechend gewesen.

Für die Psychopharmakologen und Neurophysiologen war die Entdeckung von LSD der Beginn einer vielversprechenden Ära der Erforschung von synaptischen Transmittern und chemischen Antagonismen. Für Historiker und Kunstkritiker brachten die LSD-Experimente außergewöhnliche neue Erkenntnisse über die Psychologie und Psychopathologie der Kunst. Dies galt insbesondere für die Gemälde und Skulpturen aus verschiedenen „primitiven" Kulturen, für Psychiatriepatienten und die Außenseiterkunst (*l'art brut*) sowie für moderne Bewegungen wie Abstraktionismus, Impressionismus, Expressionismus, Kubismus, Pointillismus, Surrealismus, phantastischer Realismus und Dadaismus.

Für Maler, die an LSD-Forschungsprojekten teilnahmen, bedeutete die psychedelische Sitzung oft eine radikale Veränderung ihres künstlerischen Ausdrucks. Ihre Vorstellungskraft wurde reicher, die Farben lebhafter und der Stil wesentlich freier. Außerdem konnten sie oftmals in die Tiefen ihrer unbewussten Psyche vordringen und archetypische Inspirationsquellen erschließen. Zuweilen gelang es Menschen, die nie zuvor gemalt hatten, außergewöhnliche Kunstwerke zu erschaffen.

LSD-Experimente ergaben außerdem faszinierende Beobachtungen, die für spirituelle Lehrer und Gelehrte der vergleichenden Religionswissenschaft äußerst interessant waren. Die in LSD-Sitzungen häufig beobachteten mystischen Erfahrungen ermöglichten ein radikal neues Verständnis zahlreicher Phänomene aus dem spirituellen Bereich, darunter Schamanismus, Übergangsriten und uralte Mysterien von Tod und Wiedergeburt, östliche Religionen und Philosophien sowie mystische Traditionen aus aller Welt. Die Tatsache, dass LSD und andere psychedelische Substanzen ein breites Spektrum an spirituellen Erfahrungen auslösen können, wurde in der Wissenschaft heftig diskutiert. Diese Debatten drehten sich um die faszinierende Frage nach dem Wesen und dem Wert dieser „unmittelbaren“ oder „chemischen Mystik .

Ferner wurde LSD als außergewöhnliches, unkonventionelles Lehrmittel empfohlen, das es Psychiatern, Psychologen, Medizinstudenten und Krankenschwestern ermöglichen würde, einige Stunden in einer Welt zu verbringen, die derjenigen ihrer Patienten ähnelte. Durch diese Erfahrung könnten sie ihre Patienten besser verstehen, wirkungsvoller mit ihnen kommunizieren und sie erfolgreicher behandeln.

Die psychedelische Forschung war offenbar auf dem besten Weg, ihre ursprünglichen Versprechen zu erfüllen. Psychopharmakologen, Psychologen, Psychiater und spirituelle Lehrer legten, inspiriert von diesem Gefühl einer goldenen Ära, das Fundament für eine zukünftige Wissenschaft des Bewusstseins. Ärzte und Psychiater schrieben Artikel über überraschende Fortschritte bei zuvor unheilbaren Patienten. Aufgrund dieser Anwendungen in den verschiedensten Disziplinen wurde LSD als Albert Hofmanns „Wunderkind“ bekannt.

Bedauerlicherweise wurden die Substanzen, die schon seit Jahrtausenden in den Ländern außerhalb des Westens und in den vorindustriellen Ländern als Heilmittel verwendet worden waren, in der westlichen Zivilisation profanisiert und schließlich verboten. Viele jüngere Menschen konsumierten Psychedelika unbekannter Herkunft als Freizeitvergnügen. Hippies mit ausgefallenen Frisuren und Gewändern trafen sich auf Feldern und in Parks zu riesigen Be-ins und Love-ins. Häufig kam es zu Anti-Kriegs-Protesten, die Konflikte mit der Polizei auslösten. Die berühmteste Konfrontation war diejenige zwischen der Harvard-Universität und Timothy Leary, Richard Alpert und Ralph Metzner, die gemeinsam mit ihren Studierenden Experimente mit Psychedelika durchführten.

Ende der 1960er Jahre beobachteten Maimon Cohen und seine Forscherkollegen von der State University of New York in Buffalo, NY, strukturelle Veränderungen der Chromosomen von Kindern, deren Mütter während der Schwangerschaft LSD genommen hatten. Strukturelle Veränderungen der Chromosomen waren jedoch bereits zuvor in Experimenten mit gängigen Drogen wie Aspirin, Koffein und tetrazyklischen Antibiotika beobachtet worden. Sensationslüsterne Journalisten bauschten diesen unbedeutenden Artikel auf, und es entstand eine regelrechte Massenhysterie, dass Mütter, die LSD eingenommen hatten, missgebildete Kinder haben könnten.

Die fehlgeleiteten politischen und behördlichen Sanktionen gegen Psychedelika in den 1960er Jahren richteten sich ausschließlich gegen gesetzestreue Wissenschaftler, konnten den Straßenkonsum psychedelischer Substanzen jedoch bekanntlich nicht verhindern. Die drakonischen gesetzlichen Sanktionen und die trügerische und verlogene Anti-Drogen-Propaganda motivierten die rebellische junge Generation geradezu, mit diesen Substanzen zu experimentieren. Am Anfang schien LSD ein so phantastisches Potenzial zu haben, dass man es wie erwähnt Hofmanns „Wunderkind" nannte. Doch nachdem es kriminalisiert worden war, gab Albert dem LSD den neuen Beinamen „Mein Sorgenkind".

Als ich Albert Hofmann das letzte Mal in seinem Haus besuchte – vier Wochen vor seinem Tod im Jahr 2006 –, sprachen wir ausführlich über sein Lieblingsthema: die Eleusinischen Mysterien von Tod und Wiedergeburt. Diese Mysterien, die im eleusinischen Heiligtum bei Athen stattfanden, wurden fast 2000 Jahre lang regelmäßig und ohne Unterbrechung alle fünf Jahre abgehalten. Das Geheimnis der eleusinischen Mysterien war der heilige Trank Kykeon, der so starke Visionen vom Jenseits hervorrufen konnte, dass die Eingeweihten die Angst vor dem Tod verloren. Sie erkannten, dass sie unsterbliche Seelen waren, die sich vorübergehend in sterblichen Körpern aufhielten; ihr Leben veränderte sich dadurch radikal.

Im Telesterion, der gewaltigen Einweihungshalle von Eleusis, erlebten auf dem Höhepunkt des Kultes mehr als 3000 Neophyten auf einmal eine mächtige psychospirituelle Transformation. Die kulturelle Bedeutung dieser Mysterien für die antike Welt und ihre Rolle in der Geschichte der europäischen Zivilisation muss erst noch richtig gewürdigt werden. Dies wird deutlich, wenn man sich vergegenwärtigt, dass viele berühmte und illustre Persönlichkeiten des Altertums zu den Eingeweihten dieser Mysterien gehörten, so etwa die Philosophen Platon, Aristoteles und Epiktet, die Dramatiker Euripides und Sophokles, der Dichter Pindaros und der Politiker und Militärführer Alkibiades.

Das antike Griechenland war eine bemerkenswerte Kultur. Die Griechen waren auf vielen Gebieten überragend - Wissenschaft, Medizin, Architektur, Malerei, Bildhauerei, Keramik, Poesie, Musik, Theater, Tragödie und andere. Da die Einnahme von Psychedelika die Kreativität steigert, ist es eine sehr interessante Frage, wie stark wohl der kulturelle Einfluss des sakralen psychedelischen Trankes Kykeon war, den die Eingeweihten der Eleusinischen Mysterien fast zwei Jahrtausende lang verwendeten. Diese Rituale wurden von ungefähr 1600 v. Chr. bis 392 n. Chr. regelmäßig vollzogen. Das Interesse der antiken Welt an ihnen erlosch nicht einfach schlagartig. Die zeremoniellen Aktivitäten in Eleusis wurden auf brutale Weise unterbrochen, nachdem der christliche Kaiser Theodosius die Teilnahme an den Mysterien und allen anderen heidnischen Kulten verboten hatte. Kurz darauf, im Jahr 395 n. Chr., zerstörten die einfallenden Goten das Heiligtum.

Während meines letzten Besuchs bei Albert sprachen wir den ganzen Nachmittag über das antike Griechenland und Eleusis. Albert hielt es für möglich, dass sein „Wunderkind" LSD und das von ihm aus den „Zauberpilzen" der Mazateken isolierte Alkaloid Psilocybin in die moderne Gesellschaft integriert werden könnten. Diese Mittel könnten Krankheiten heilen, Gewalt auflösen, ökologische Verantwortung fördern, den internationalen Frieden unterstützen und eine universellere und mystische Spiritualität fördern.

Albert beschrieb das große Potenzial von Psychedelika, die im richtigen Set und Setting eingesetzt werden, und sah die wunderschöne Vision eines neuen Eleusis. Ich habe viele Jahre mit Psychedelika gearbeitet und viele Hunderte von Menschen gesehen, die die tiefe Transformation erlebt haben, über die Albert gesprochen hat. Allerdings erschien es mir in den vier Jahrzehnten des Dunklen Zeitalters der Psychedelika, als sogar Forschung und Therapie mit diesen Medikamenten illegal waren, wie eine absurde Utopie, von der Vision eines neuen „Neuen Eleusis" zu sprechen.

Keiner von uns, die wir Alberts Träume von einem neuen Eleusis teilten, hätte sich vorstellen können, dass wir zu unseren Lebzeiten eine bedeutende weltweite Renaissance der psychedelischen Forschung erleben würden. Diese erstaunliche Entwicklung ist vor allem dem Einsatz, der Energie und der Entschlossenheit von Rick Doblin und seinem bemerkenswerten Team bei der *Multidisciplinary Association for Psychedelic Studies (MAPS)* zu verdanken. Ich habe dies unmittelbar miterlebt, als Rick Doblin MDMA und Cannabis als therapeutische Arzneimittel in Israel einführte.

Wir brachten ein Team unseres Holotropen Atmens nach Israel, um Rick zu helfen, Freiwillige für seine Forschung zu finden. Wir veranstalteten einen großen Atemworkshop in Tel Áviv, und ich hielt Vorträge und Seminare in Jerusalem und Safed. Während dieser vier Wochen in Israel verbrachte Rick kaum eine Stunde, in der er nicht mit Psychiatern, Psychologen, Chemikern, Pharmakologen, Geistlichen, Ärzten, Biologen und Politikern verhandelte. Er organisierte außerdem ein großes Abendessen für Raphael Mechoulam, der als israelischer Albert Hofmann bekannt ist, da er THC aus Cannabis isolierte. Dank seines jahrelangen heldenhaften Einsatzes schaffte Rick Doblin das scheinbar Unmögliche: Er versammelte Forscher aus verschiedenen Ländern und stellte genügend finanzielle Mittel zur Verfügung, so dass Studien durchgeführt werden konnten, welche die positiven Ergebnisse psychedelischer Arzneimittel bestätigten.

Psychedelische Therapeuten reagierten unterschiedlich auf die Prohibition von Psychedelika, die ignorante Propaganda und die drakonische Gesetzgebung reagiert. Einige fanden sich mit der Situation ab. Sie kehrten widerwillig in die Routine der psychiatrischen Praxis zurück, die ihnen nun leblos und langweilig erschien, nachdem sie die Faszination dieser neuen therapeutischen Perspektiven erlebt hatten. Andere Therapeuten, die vom Wert psychedelischer Arzneimittel überzeugt waren, beschlossen, ihren Klienten die Vorteile dieser Substanzen nicht vorzuenthalten. Sie setzten ihre Arbeit im Untergrund fort oder fanden Gesetzeslücken, die es ihnen ermöglichten, ihre Arbeit legal oder halblegal fortzusetzen.

Andere, die um die Grenzen der Gesprächstherapie wussten, entschieden sich für drogenfreie erfahrungsorientierte Methoden, die in der humanistischen Psychologie entwickelt wurden, wie die Gestalttherapie von Fritz Perls oder verschiedene neoreichianische Ansätze. In dieser Situation entwickelten Christina und ich eine hochinteressante alternative Therapie, die eine wirksame nicht drogengestützte Methode zur Erzeugung holotroper Bewusstseinszustände bot. Dieser Ansatz war nicht so kraftvoll wie Psychedelika, aber doch erstaunlich nah dran. Das Holotrope Atmen wurde schnell populär, zunächst vor allem in Esalen, wo es entstanden war.

Der Zauber von Big Sur und Esalen, das auf der einen Seite von den Bergen der Ventana-Savanne und auf der anderen Seite vom herrlichen Pazifischen Ozean mit seinen Grauwalen, Delfinen, Robben und Seeottern umgeben ist, hat die Bekanntheit der holotropen Atemarbeit noch gesteigert. Dieses Gebiet gehörte einst den amerikanischen Ureinwohnern, den Esselens, nach denen das Esalen-Institut benannt wurde. Jeder, der es aufsucht, spürt, dass es ein heiliger Ort und ein Kraftplatz ist.

Ich möchte Michael Murphy danken, der dieses erstaunliche Anwesen für Hunderttausende von Menschen geöffnet hat, von denen viele Transformation und Heilung erfahren haben. Michael Murphy und Dick Price, die Mitbegründer von Esalen, haben ein einzigartiges humanes Laboratorium geschaffen, das zu den Wegbereitern der Bewusstseinsentwicklung gehört. Jeoffrey Kripal nannte es eine „Religion ohne Religion". Unsere Workshops für Holotropes Atmen und Transpersonale Psychologie in Esalen trugen dazu bei, den Geist der 1960er Jahre während der Ära des Verbots von Psychedelika wiederzubeleben und zu bewahren.

Bald kamen Einladungen aus anderen Ländern, und Christina und ich reisten rund um die Welt – Frankreich, Italien, Deutschland, Schweiz, Tschechische Republik, England, skandinavische Länder, Russland, Ukraine, Indien, Japan, Mexiko und die Länder Südamerikas. Wir haben Workshops, Ausbildungsmodule, Vorträge und Seminare zum Holotropen Atmen durchgeführt. Menschen, die unsere Atemarbeit erlernt haben, kennen die grundlegenden Prinzipien im Umgang mit holotropen Bewusstseinszuständen, ein Wissen, das zur Unterstützung psychedelischer Erfahrungen, spiritueller Krisen, schamanischer Praktiken und tiefer Meditation in Retreats angewendet werden kann.

Dank der enormen Leistungen von Rick Doblin und seinem MAPS-Team hat sich die psychedelische Welt dramatisch verändert. Viele Menschen erkennen nun, dass LSD die ganze Zeit Hofmanns „Wunderkind" war, das jedoch in einer zerrütteten Familie groß wurde. Auf einmal erkannten Ärzte,

Psychiater und Gesetzgeber, dass Psychedelika außergewöhnliche Medikamente sind. Bei einigen Erkrankungen, die zuvor nicht auf eine Behandlung ansprachen, sind Psychedelika jetzt das Mittel der Wahl – MDMA bei posttraumatischer Belastungsstörung (PTBS); Psilocybin bei Depressionen und Angstzuständen, insbesondere bei Krebspatienten; Ibogain bei Suchtproblemen; Cannabis und THC bei Schmerzen, Übelkeit und Erbrechen, Magersucht, Epilepsie und Asthma.

Während der vier Jahrzehnte, in denen Psychedelika kriminalisiert wurden, war es für Psychiater, Psychologen und andere psychiatrische Fachkräfte nicht möglich, mit psychedelischen Medikamenten zu arbeiten. Die weltweite Renaissance der Psychedelika wird diese Medikamente womöglich vielen Patienten zugänglich machen, aber derzeit gibt es einen Mangel an gut ausgebildeten Therapeuten. Psychedelika sind sehr machtvolle, heilige Werkzeuge der Heilung und Transformation, und sie müssen mit großem Respekt, Sorgfalt und Fachwissen eingesetzt werden. Psychedelische Sitter und Therapeuten brauchen eine fundierte theoretische und praktische Ausbildung und persönliche Erfahrung.

Im Grof® Legacy Training lehren wir unsere Technik des Holotropen Atmens unter dem Markennamen Grof® Breathwork. Menschen, die unser Training durchlaufen, lernen die grundlegenden Prinzipien der Arbeit mit holotropen Bewusstseinszuständen. Sobald dies rechtlich möglich ist, können sie dieses Wissen leicht mit Informationen über bestimmte psychedelische Arzneimittel, mit denen sie arbeiten, ergänzen – MDMA, Psilocybin, LSD, Meskalin, Ayahuasca, 5-Methoxy-DMT oder Ketamin. Umfassende Schulungen zur korrekten Durchführung von Psychedelika-Sitzungen und die Überwachung der ethischen und moralischen Integrität von Psychedelika-Therapeuten werden für den Erfolg dieser neuen psychedelischen Renaissance entscheidend sein.

Wir sind noch nicht auf dem Weg zum Neuen Eleusis. Aber mit vernünftigen Vorschriften könnte es möglich werden, psychedelische Arzneimittel von der Therapie bei Patienten mit einer bestimmten Diagnose auf andere Anwendungsbereiche auszuweiten, von denen wir wissen, dass sie sehr vielversprechend sein können – spirituelles Erwachen, kreative Durchbrüche und die Ausdrucksfähigkeit in Malerei, Musik, Bildhauerei, Architektur und Film. Schließlich könnten auch Übergangsriten für Teenager dazugehören. Eine große Hoffnung besteht darin, Zentren zu schaffen, in denen die Menschen Heilsitzungen mit reinen Substanzen, einem angemessenen Set und Setting und unter fachkundiger Anleitung erleben können. All dies würde dazu beitragen, die globale Wiedergeburt zu ermöglichen, von der Albert geträumt hat.

www.grof-legacy-training.com

Der Weg des Psychonauten (Dokumentarfilm über das Leben
und die Arbeit von Stan Grof) **www.thewayofthepsychonaut.com**

Der Weg des Psychonauten: Enzyklopädie für Reisen in innere Welten,
Bd. I und II von Stanislav Grof, Nachtschatten Verlag

ANHANG 1

Spezielle Situationen und Interventionen in holotropen Atemsitzungen

Obwohl die allgemeine Strategie der Körperarbeit, die beim Holotropen Atmen zum Tragen kommt, leicht zu verstehen und anzuwenden ist, gibt es doch spezielle Situationen, die kurz behandelt werden sollten. Wenn wir im Folgenden verschiedene Situationen und unterschiedliche Interventionsformen beschreiben, ist es allerdings wichtig, dabei im Sinn zu behalten, dass sie alle einen gemeinsamen Nenner haben – nämlich die Intensivierung von Emotionen und körperlichen Energien, die den Symptomen zugrunde liegen, die in die bewusste Erfahrung gehoben werden und denen voller Ausdruck geben wird. Die folgenden sehr spezialisierten Informationen mögen zwar auch für einige allgemeine Leser von Interesse sein, aber praktisch relevant sind sie nur für diplomierte Facilitators des Holotropen Atmens, welche die Grof® Legacy Ausbildung abgeschlossen haben und die deshalb autorisiert sind, sie in ihrer Arbeit anzuwenden.

1. Die Erfahrung des Erstickens und eines Drucks auf der Brust

Eine Erfahrung, die in holotropen Sitzungen häufig auftaucht, ist eine zugeschnürte Kehle mit Erstickungsgefühlen. Ihre Quelle sind Erinnerungen an Situationen, in denen die Atmung behindert worden war, etwa bei einem Beinahe-Ertrinken, bei Versuchen der Strangulation, bei Diphtherie, Keuchhusten und einer schwierigen Geburt. Aufgrund der Empfindlichkeit des Kehlkopfes und der ihn umgebenden Nerven und Arterien ist es nicht möglich, das Gefühl durch ein Zusammendrücken der Kehle zu intensivieren. Eine sehr wirksame Methode, diese Situation aufzulösen, besteht darin, dem Atmenden ein zusammengerolltes Handtuch zu geben und ihn aufzufordern, sich mit der würgenden Kraft zu identifizieren und ihre Wirkung zu demonstrieren, indem er das Handtuch so fest wie möglich wringt. Die Kraft dieser Übung wird noch verstärkt, wenn man das Handtuch über den Oberkörper des Atmenden streckt und seine Enden von Hilfspersonen (gewöhnlich der Sitter und einer der Facilitators oder Assistenten) festgehalten werden. Das gestreckte Handtuch muss dabei in ausreichender Distanz vom Körper der Atmenden gehalten werden, so dass es keinen Druck auf deren Kehle ausübt.

Während dieses Vorgehens fordern wir den Atmenden auf, alle Emotionen und körperlichen Reaktionen zum Ausdruck zu bringen, die diese Situation hervorruft. Eine Person, die ein solches Ersticken erlebt, identifiziert sich typischerweise nur mit der Rolle des Opfers und nimmt die strangulierende Kraft als etwas Äußeres und nicht als einen Teil der eigenen Persönlichkeit wahr. Auch wenn dies in der ursprünglichen Situation der Fall war, ist es doch in dem Moment, wo die Erinnerung an diese Situation in der Atemsitzung auftaucht, nicht zutreffend. Zu diesem Zeitpunkt ist die gesamte Situation bereits internalisiert, und die Erfahrung von Ersticken und Würgen sind zwei unterschiedliche Aspekte der Persönlichkeit des Atmenden. Indem man das Handtuch auf die beschriebene Weise benutzt, erkennt der Atmende diese Tatsache an und macht sie sich zu eigen, indem er sich sowohl mit dem Würgenden als auch mit dem Gewürgten identifiziert.

Dasselbe Prinzip kann angewendet werden, wenn der Atmende einen extremen Druck auf die Brust und eine Verengung des gesamten Brustkorbs erfährt, was sehr häufig mit der Geburtserfahrung verbunden ist. In dieser Situation ist die erdrückende Kraft der internalisierte und nach innen verlagerte Druck der Gebärmutterkontraktionen. Ohne es zu erkennen und anzuerkennen, ist der Atmende sowohl der „Erdrückende" als auch das Opfer der erdrückenden Kraft. Die beste Methode, Einengungen dieser Art aufzulösen, besteht darin, dass der Facilitator und der Atmende eine parallel zueinander liegende Position auf der Matratze einnehmen, einander dann umarmen und sich gegenseitig mit beträchtlicher Kraft drücken. Während dies geschieht, wird der Atmende aufgefordert, die von dieser Situation hervorgerufenen

Emotionen voll zum Ausdruck zu bringen. Legt man ein Kissen zwischen die beiden Körper, so reduziert das die körperliche Nähe, die sonst als zu intim oder fast aufdringlich erfahren werden könnte.

2. Die Erfahrung von Muskelspannungen und Krämpfen

Eine sehr effektive Weise, blockierte Energie in der Hand und im Arm des Atmenden (Tetanie) aufzulösen, besteht darin, eine Situation wie beim „Armdrücken" zu erzeugen. Wir fordern den auf dem Rücken liegenden Atmenden auf, seine Unterarme mit auf dem Boden aufliegendem Ellbogen in eine vertikale Position zu bringen und die Spannung im Arm bewusst zu verstärken. Facilitators legen sich dann parallel zu dem Atmenden hin und ergreifen dessen Hände. Darauf folgt der Versuch, den Unterarm des anderen zum Boden niederzuringen, wie Männer es tun, wenn sie ihre Kräfte messen wollen. Hier geht es allerdings nicht ums Gewinnen, sondern darum, über einen längeren Zeitraum eine beständige Spannung aufrechtzuerhalten, während der Atmende alle Emotionen und körperlichen Gefühle zum Ausdruck bringt, welche diese Situation hervorruft.

Gelegentlich ist die Spannung nicht in einem bestimmten Körperteil lokalisiert, sondern generalisiert. In diesem Fall betrifft die Energieblockade den ganzen Körper. Dieser Zustand kann verschiedene Grade der Intensität erreichen, von starken Muskelspannungen bis hin zu einer schmerzhaften Tetanie. Es ist wichtig zu betonen, dass wir es hier nicht mit einer einfachen physiologischen Reaktion auf das schnellere Atmen (Hyperventilationssyndrom) zu tun haben, sondern mit einer komplexen psychosomatischen Reaktion. Die Quelle dieser Spannung ist eine unverarbeitete Erinnerung an eine extrem traumatische Situation oder, was häufiger der Fall ist, eine vielschichtige Konstellation von solchen Erinnerungen (ein COEX-System). Diese traumatischen Situationen erzeugen große Mengen von emotionaler und körperlicher Energie, die nicht zum Ausdruck gekommen ist.

In einigen Fällen ist die Traumatisierung so extrem, dass sich das Bewusstsein vom schmerzenden Körper abspaltet. Der Atmende berichtet, dass er „nicht mit dem Körper verbunden ist" und überhaupt nichts spürt. Diese Loslösung des Bewusstseins vom Körper scheint der gleiche Mechanismus zu sein wie derjenige, der gemäß der thanatologischen Literatur bei Außerkörperlichen Erfahrungen (AKE) in Nahtodsituationen wirksam wird. Die Abspaltung erlaubt es dem Bewusstsein, die Erfahrung des Schmerzes zu vermeiden. Beim Holotropen Atmen ist eine solche Abspaltung des Bewusstseins vom Körper tendenziell mit Schwierigkeiten beim „Zurückkommen" und mit einer Sitzungsverlängerung verbunden.

Was wir in den beiden hier beschriebenen Situationen – einer Tetanie des Körpers, die in vollem Bewusstsein erfahren wird, und einer Tetanie, die zur Abspaltung des Bewusstseins vom Körper führt – sehen, ist ein dynamisches Gleichgewicht zwischen einer starken energetischen Ladung, die mit aus dem Unbewussten auftauchenden traumatischen Erinnerungen verbunden ist, und dem psychischen Abwehrmechanismus, der diese Erfahrung unterdrücken und sie am Auftauchen hindern will. In dieser Situation ist es Aufgabe der Helfer, das dynamische Gleichgewicht zu stören und das Auftauchen des unbewussten Materials zu erleichtern.

Die wirkungsvollste Weise, dies zu erreichen, besteht darin, den Atmenden aufzufordern, auf dem Rücken liegend die Arme und Ellbogen anzuwinkeln und die Spannung in den Armen und im Rest des Körpers durch die Vorstellung, dass der ganze Körper aus Stahl oder Granit besteht, noch zu verstärken. Zwei Helfer an den Seiten des Atmenden ergreifen dann dessen Handgelenk und heben den Oberkörper etwa 60 Zentimeter in die Höhe. Der Atmende wird angewiesen, in dieser Position hängen zu bleiben, solange er die natürliche Reaktion auf diese Situation voll zum Ausdruck bringen kann, ohne sie zu beurteilen oder zu zensieren.

Diese Übung schwächt tendenziell die psychischen Abwehrmechanismen des Atmenden und setzt dessen Erfahrungsprozess in Gang. Anstelle einer scheinbaren Unbeweglichkeit und Stagnation sehen wir nun eine intensive Reaktion des Atmenden in Form von motorischer Aktivität sowie einer Flut von Emotionen, lautem Schreien, Husten und anderen Manifestationen. Jetzt wird offensichtlich, dass die Rigidität des Körpers und der Mangel an Gefühlen im Körper das Resultat eines dynamischen Gleichgewichts zwischen intensiven Emotionen sowie körperlichen Energien und ebenso starken psychischen Abwehrmechanismen war, die diese daran gehindert haben, zum Vorschein zukommen. Diese Übung ist ein wirksames Mittel, mit dem man das energetische Patt durchbrechen und die Vervollständigung der Sitzung beschleunigen kann.

Wie wir zuvor bereits erwähnt haben, ist die Abspaltung des Bewusstseins von Körper eine Reaktion auf sehr schmerzhafte traumatische Ereignisse in der Vergangenheit des Atmenden. Das zugrunde liegende unbewusste Material, das unter diesen Umständen auftaucht, umfasst typischerweise Erinnerungen, die mit extremem körperlichen Leiden zu tun haben, wie etwa mit schwerem emotionalen, körperlichen und sexuellen Missbrauch, einer schwierigen Geburt und unterschiedlichen lebensbedrohenden Situationen. Wird die Erinnerung an das Trauma ins Bewusstsein gehoben und werden die damit verbundenen Emotionen voll zum Ausdruck gebracht, dann erreicht der Atmende typischerweise einen Zustand der Entspannung und fühlt sich mit seinem Körper verbunden. Unter solchen Umständen bekommen wir oft zu hören: „Zum ersten Mal in meinem Leben habe ich das Gefühl, wirklich in meinem Körper zu leben."

3. Probleme im Zusammenhang mit Blockaden im Genitalbereich, Sexualität und Nacktheit

Spezifische Probleme mit der Auflösung von blockierter Energie entstehen, wenn die Blockade im Genitalbereich, in der Analregion und in benachbarten Regionen auftritt. Aus ersichtlichen Gründen ist es nicht möglich, die Spannung in diesen Gegenden zu intensivieren, indem man direkten manuellen Druck ausgeübt. Zum Glück gibt es eine sehr wirksame Alternative. Wir fordern den Atmenden auf, seine Beine anzuwinkeln, sie anzuspannen und die Knie fest zusammenzupressen, während der Facilitator und der Sitter sie auseinanderziehen. Durch das Experimentieren mit verschiedenen Winkeln der Beugung in den Hüften kann der Atmende eine Position finden, die es ihm ermöglicht, die Spannung in dem blockierten Bereich zu intensivieren. Der Atmende bringt dann alle Emotionen, welche diese Situation hervorruft, voll zum Ausdruck. Gelegentlich kann sich eine entgegengesetzte Vorgehensweise als wirksam erweisen: Hierbei versucht der Atmende, die Beine zu spreizen, während der Facilitator und der Sitter die Knie zusammendrücken.

Diese Form der Körperarbeit kann traumatische Erinnerungen ins Bewusstsein heben, insbesondere solche, die mit sexuellem Missbrauch zu tun haben, und sie kann sehr intensive Emotionen hervorrufen. Wir warnen die Atmenden stets vor der Macht dieser Übung und bitten um ihre Zustimmung, bevor wir sie anwenden. Wir erinnern sie auch daran, dass sie, während wir mit ihnen arbeiten, die ganze Zeit die volle Kontrolle über die Situation besitzen und diese Prozedur jederzeit unterbrechen oder beenden können, indem sie „Stopp" sagen. Machen wir diese Arbeit mit Frauen, insbesondere mit solchen, die noch nicht viel Erfahrung mit dem Holotropen Atmen haben, dann sollten ihnen vorzugsweise nur Frauen in diesem Prozess helfen. Den Genitalbereich und die Brüste einer Frau zu berühren, ist nicht zulässig, auch wenn die Atmende ausdrücklich darum bittet. Es ist immer möglich, eine indirekte Alternative zu finden.

In einem unserer Workshops am Esalen Institute bat eine junge Frau uns um Rat: „Mein Atmender bittet mich, seine Hoden zu drücken. Machen Sie denn so etwas?" Wenn so etwas geschieht, muss ein erfahrener Facilitator eingreifen und die Situation übernehmen, indem er eine nichtsexuelle Alternative anbietet. Die Facilitators gehen auf ähnliche Weise vor, wenn sie bemerken, dass der Atmende und der Sitter die Anweisung, dass im Lauf der holotropen Atemsitzungen sexueller Kontakt nicht erlaubt ist, missachten, ob dies nun von beiden Seiten freiwillig geschieht oder nicht. Es ist unerlässlich, dass der unterstützende Körperkontakt nur darauf abzielt, die anaklitischen Bedürfnisse des Atmenden zu befriedigen, und dass er keine Komponente von erwachsener Sexualität enthält.

Gelegentlich macht ein Atmender den Versuch, eine unterstützende anaklitische Situation in eine offensichtlich sexuelle Situation umzumünzen. Dies geschieht häufiger, wenn der Atmende männlich und der Facilitator weiblich ist. In den meisten Fällen scheint es dazu zu kommen, wenn eine tiefe Altersregression den Atmenden in eine Situation in seiner frühen Kindheit bringt, in der er eine schmerzhafte und beängstigende Abhängigkeit von einer weiblichen Figur erfuhr oder durch sie irgend-einer Form von Missbrauch ausgesetzt war. Die anaklitische Situation in eine erwachsene sexuelle Situation umzudrehen, fungiert dann als psychischer Abwehrmechanismus und als Vermeidung, weil in einer erwachsenen Interaktion zwischen Mann und Frau der Mann traditionellerweise dominant ist.

Wenn dies geschieht, besteht die Aufgabe der Facilitatorin darin, den Atmenden aufzufordern, seine Aufmerksamkeit nach innen zu richten und eine Regression in die Periode zuzulassen, in der es zu dem Trauma kam, und dann die ursprünglichen Gefühle voll zu erfahren. Sie muss dem Atmenden klarmachen, dass der Versuch, erwachsene sexuelle Elemente in eine therapeutische Situation einzubringen, in der sie nichts zu suchen haben, kontraproduktiv wäre und dass der Atmende damit eine wichtige Gelegenheit zu einer heilenden Erfahrung auf einer sehr tiefen Ebene vertun würde. Eine solche Situation ist sehr viel leichter zu handhaben, wenn die Möglichkeit, dass so etwas geschehen könnte, vor der Sitzung erörtert worden ist. Die Facilitatorin kann sich dann einfach auf dieses Gespräch beziehen, statt zu versuchen, dieses Thema anzusprechen, während sich der Atmende in einem holotropen Bewusstseinszustand befindet.

Sexuelle Aktivität mit dem Holotropen Atmen zu vermischen, ist nicht nur unangemessen im üblichen ethischen und sozialen Sinn, sondern auch emotional heikel und für den Atmenden potenziell gefährlich. Viele der Atmenden befinden sich in tiefer Altersregression, und ihre Wahrnehmung der Situation und ihre Reaktion sind nicht die eines Erwachsenen, sondern die eines Säuglings oder Kindes, abhängig von der Tiefe der Regression. Unter diesen Umständen kann eine sexuelle Interaktion als zutiefst invasiv, verwirrend und traumatisch erfahren werden. Klare sexuelle Grenzen aufrechtzuerhalten, wird sogar noch wichtiger, wenn das Holotrope Atmen unter vier Augen durchgeführt wird, also hinter geschlossenen Türen und nicht in der transparenten öffentlichen Atmosphäre der Gruppe.

Die Situation ist anders gelagert, wenn die sexuelle Aktivität autoerotisch ist und keine anderen Menschen betrifft. Es ist nicht ungewöhnlich, dass die Atmenden eine Regression in verschiedene Perioden ihrer persönlichen Geschichte erfahren und dann in Reaktion auf sexuelle Gefühle oder schmerzliche Empfindungen ihre Geschlechtsteile berühren. In seltenen Fällen kann dies die Form einer eindeutigen Masturbation annehmen. Unsere Strategie war dann immer, nicht einzugreifen und die betreffende Person diskret mit einer Decke zuzudecken. Einzugreifen und den Prozess zu unterbrechen, wenn sich die Person in tiefer Regression befindet, könnte sehr verstörend sein. In dieser Situation könnte dies eine Situation aus der Kindheit wiederholen, in der strenge Eltern das Individuum beim Masturbieren ertappt und es streng bestraft haben.

Eine andere Situation, mit der wir manchmal bei der Atemarbeit umgehen müssen, ist Nacktheit. Es mag die verschiedensten Motive dafür geben, dass sich jemand während einer Sitzung auszieht. In Sitzungen mit perinatalen Elementen kann dies das Gefühl der Atmenden widerspiegeln, dass es unangebracht ist, mit Problemen umzugehen, die mit Geburt und Tod zu tun haben, während sie voll angekleidet sind. Bei Menschen, die in ihrer Kindheit eine starke Unterdrückung ihrer Sexualität erlebten, kann es eine Geste der Rebellion und Befreiung sein, wenn sie sich nackt ausziehen. Wir haben dies gelegentlich auch bei früheren Nonnen, Priestern und anderen Individuen erlebt, die viele Jahre in einem Konvent verbracht haben. Sich aller Kleider zu entledigen, kann auch ein Ausdruck dafür sein, dass man die Entfremdung vom eigenen Körper und von der Natur überwindet, die für Industriegesellschaften so charakteristisch ist. Bei seltenen Gelegenheiten kann die Atemsitzung auch einen Rahmen bieten, um latente oder sogar manifeste exhibitionistische Tendenzen zum Ausdruck zu bringen.

Die wichtigste Überlegung zu dieser Situation ist ihre Wirkung auf die Beziehungen zur Öffentlichkeit und das Image des Holotropen Atmens. Am Esalen Institute, wo wir diese Methode entwickelt haben, war es keine große Sache, wenn die Teilnehmer während der Sitzungen ihre Kleider auszogen. Esalen ist bekannt für seine wunderbaren heißen Quellen, und hier war das Nacktbaden eine Selbstverständlichkeit. Im Anschluss an die Atemsitzungen gingen die meisten – wenn nicht alle – Gruppenmitglieder in die Bäder. Auch am Swimmingpool von Esalen musste man nicht unbedingt Badekleidung tragen. Nacktheit war auch dann kein besonderes Problem in unserer Ausbildung für Facilitators der Atemarbeit, wenn wir die ganze Anlage für uns hatten, wie es in White Sulfur Springs, auf der Pocket Ranch oder der Hollyhock Farm der Fall war. Nachdem sie tiefe emotionale Prozesse miteinander geteilt hatten, waren die Teilnehmer miteinander vertraut und genierten sich nicht voreinander. Auch wenn man in den heißen Bädern und im Swimmingpool durchaus Badekleidung tragen konnte, zogen die Teilnehmer das Nacktbaden meist vor.

In großen Einführungsworkshops, die oft in Hotels stattfinden und viele Teilnehmer haben, die weniger freizügig sind als die Belegschaft von Esalen oder unsere Auszubildenden, ist die Situation eine ganz andere. Unter diesen Umständen ist es wahrscheinlicher, dass einige Menschen in der Gruppe oder das Hotelpersonal Nacktheit als anstößig ansehen und sich darüber aufregen. Wenn jemand während der Atemarbeit seine Kleidung auszieht, dann werden außerdem unserer Erfahrung nach lebhafte Beschreibungen dieses Ereignisses eine hervorragende Rolle in dem spielen, was die Menschen ihren Freunden über den Workshop erzählen, ebenso wie in Artikeln, die darüber geschrieben werden. Das hat natürlich eine nachteilige Auswirkung auf das Image des Holotropen Atmens in akademischen Kreisen und in der allgemeinen Bevölkerung.

Im Jahre 1991 setzten diplomierte Facilitators aus Frankreich das öffentliche Image des Holotropen Atmens einer Belastungsprobe aus, als sie eine nackte Spielart des Holotropen Atmens entwickelten, die sie Aquanima nannten. Während ihrer Atemsitzungen flottieren die Atmenden, von ihren Partnern unterstützt, auf dem Rücken liegend in einem Swimmingpool. Der Pool ist im gesamten Bereich etwa 1,50 Meter tief und das Wasser im Pool ist lauwarm, hat etwa Körpertemperatur. Das Potenzial von Nacktheit und das Treiben auf dem Wasser als Auslöser machtvoller emotionaler Reaktionen wurde in den 1960er Jahren von dem Psychologen Paul Bindrim aus Hollywood erforscht, der auch den Nacktmarathon begründete, ebenso wie einen Prozess, den er Aqua-Energetics nannte. Diese radikale Form der Psychotherapie kombinierte Nacktheit, Schlafentzug und Fasten mit erfahrungsorientierter Gruppenarbeit im Wasser (Bindrim 1968, 1969).

Bernadette Blin-Lery, eine der Begründerinnen von Aquanima, führte in ihrem zusammen mit Brigitte Chavas geschriebenen Buch ein machtvolles Argument dafür ins Feld, das Element Wasser in die holotrope Atemarbeit einzubringen (Blin-Lery und Chavas 2009). Wasser bedeckt 70 Prozent der Oberfläche unseres Planeten, und 75 Prozent unseres Körpers bestehen aus Wasser. Das Leben begann im Urozean, und unsere individuelle Existenz beginnt im wässrigen Milieu des Mutterschoßes. Wasser ist absolut essenziell für das Leben, kein Organismus kann ohne es existieren. Es ist ein Element mit außerordentlich reinigenden Eigenschaften, sowohl im physikalischen als auch im physiologischen Sinn, und es ist ein machtvolles spirituelles Symbol.

Die Arbeit im Wasser erleichtert die Regression auf archaische Ebenen, sowohl phylogenetisch gesehen – zu den Ursprüngen des Lebens im Urozean – als auch ontogenetisch – zu der pränatalen Existenz im Fruchtwasser. Die Tatsache, dass das Wasser im Pool auf Körpertemperatur aufgewärmt wird, löst die Abgrenzung zur äußeren Welt auf und erleichtert die Auflösung von Grenzen und Gefühle der Einheit. Nach Berichten von Teilnehmern an den Workshops scheint das Holotrope Atmen im Wasser oft Erfahrungen aus dem frühen Säuglingsalter, Episoden aus dem pränatalen Leben und die Identifikation mit den verschiedensten wasserbewohnenden Lebewesen zu umfassen. Manche Teilnehmer erfuhren das Wasser als einen heiligen Raum und nannten es den „Ozean der Liebe". Das Wasser schien auch eine beruhigende Wirkung zu haben und eine gute Integration der Erfahrungen zu fördern. Aquanima ist, wie seine Urheber sagen, eine besonders effektive Methode zur Behandlung von Individuen, die an Hydrophobie leiden – einer pathologischen Angst vor Wasser und der Unfähigkeit, schwimmen zu lernen.

Blin-Lery und Chavas sprechen in ihrem Buch auch die Vorteile optionaler Nacktheit während der Aquanima-Sitzungen an. Sie betonen, dass Nacktheit die Teilnehmer von irrationalen gesellschaftlichen Tabus befreit und eine große Bandbreite an unnötigen psychischen Verteidigungsmechanismen entfernt, deren Notwendigkeit und Nützlichkeit für die Entwicklung des Individuums überholt ist. Da wir alle nackt in diese Welt kamen, erleichtert Nacktheit auch die Regression in das frühe Säuglingsalter und in die perinatale und pränatale Periode. Von anderen so gesehen und akzeptiert zu werden, wie man ist, und die nackten Körper anderer Menschen mit all ihren Unvollkommenheiten zu sehen – von Menschen beiden Geschlechts, unterschiedlichen Alters und körperlicher Erscheinung –, kann die eigene Selbstannahme stark fördern. Dass sexueller Kontakt streng untersagt ist, macht diese Situation wider Erwarten sehr sicher.

Aquanima wird in Gruppen von 20 bis 24 Teilnehmern mit vier bis fünf ausgebildeten Facilitators durchgeführt. Die Teilnehmer arbeiten in Triaden statt in Dyaden, wie es beim „trockenen" Holotropen Atmen der Fall ist. Jeder Atmende wird von zwei Partnern unterstützt. Dies bringt einige interessante Elemente in den Prozess ein: Es kann das Auftauchen von ödipalen Problemen erleichtern und eine kollektive Erfahrung für die Menschen mit sich bringen, die traumatische Erfahrungen in dieser Hinsicht machten. Dieses Arrangement kann auch einige andere Probleme zum Vorschein bringen, die mit Dreiecksbeziehungen zu tun haben, wie etwa Rivalität unter Geschwistern und Probleme mit Eifersucht. Dies ähnelt der Situation, zu der es gelegentlich in Sitzungen des „trockenen" Holotropen Atmens kommt, wenn es aufgrund einer ungeraden Teilnehmerzahl zwei Sitter gibt.

All die erwähnten Faktoren machen Aquanima zu einem sehr interessanten psychotherapeutischen Experiment. Unglücklicherweise sind Journalisten und Kritiker selten in der Lage, reif und objektiv mit dieser Form der Arbeit umzugehen, sie nicht zu sensationalisieren und nicht zu moralisieren. Die Schattenseite dieser interessanten Innovation der französischen Facilitators des Holotropen Atmens ist deshalb deren nachteilige Wirkung auf das öffentliche Bild des Holotropen Atmens. Die Artikel in Zeitungen und Illustrierten, die von dieser Form der Arbeit berichten, beschreiben oft hauptsächlich die Nacktheit, statt die Wirksamkeit und die transformierende Kraft der Atemarbeit zu behandeln.

4. Überaktives, sprunghaftes und aggressives Verhalten

Eine der größten Herausforderungen für die Facilitators und Sitter besteht darin, Atmende in Zaum zu halten, die extrem aktiv werden und in den Raum anderer Atmender einzudringen drohen. Wenn eine Sitzung in diese Richtung zu gehen droht, ist es Aufgabe der Helfer, die überaktiven Atmenden daran zu hindern, den Prozess der anderen Teilnehmer zu stören und sich selbst oder andere zu verletzen. Sie können dies tun, indem sie Kissen, zusätzliche Matratzen und ihren eigenen Körper zum Einsatz bringen. Eine besonders wirksame Methode, allzu aktive oder erregte Atmende in Zaum zu halten, besteht darin, sie auf eine große Decke zu legen und eine Art Wiege zu bilden, indem man die Ränder der Decke anhebt und so festhält.

Mit dieser Technik lassen sich sogar extreme Formen hektischer Aktivität kontrollieren. Die wildesten Manifestationen von erratischem Verhalten sind zumeist mit dem Wiedererleben von Situationen verbunden, bei denen es um eine Behinderung der Atmung ging. Zu den Beispielen gehören Erinnerungen an ein Beinahe-Ertrinken, das Einatmen von irgendwelchen Objekten, Diphtherie während der Kindheit und eine schwierige Geburt. Atmende, die traumatische Erinnerungen dieser Art wiedererleben, haben das Gefühl, dass sie ersticken und dass es um ihr Leben geht. Sie haben große Angst und werden desorientiert, ringen verzweifelt nach Luft und treten und schlagen chaotisch um sich. Dies kann damit zu tun haben, dass sie sich nicht mehr dessen bewusst sind, dass sie sich in einem Workshop oder einer therapeutischen Situation befinden. Unter diesen Umständen können sie ihre Helfer tatsächlich als Feinde wahrnehmen, die ihr Leben bedrohen.

Die Grundregel für das Arbeiten mit aggressiven Personen besteht darin, sich nicht als das Ziel der Wut der Atmenden identifizieren zu lassen, sondern als Freund wahrgenommen zu werden, der ihnen hilft, ihre heftigen Gefühle zum Ausdruck zu bringen. Im Laufe dieser Arbeit können Atmende uns manchmal fälschlicherweise als Feinde betrachten. Um zu verhindern, dass es dazu kommt, mag es notwendig sein, unsere Rolle als Helfer dadurch zu betonen, dass wir Fragen stellen wie: Wie geht es dir? Ist dies hilfreich? Fühlst du dich besser? Sind die Rollen dem Atmenden nicht mehr klar, dann kann disziplinierte innere Arbeit leicht zu einem gefährlichen Kampf werden.

Wenn Atmende heftige Aktivität zeigen, die mit Hilfe von Matratzen und Kissen nur schwer zu kontrollieren ist, dabei aber voll bewusst und kooperativ sind, dann können wir eine andere, sehr effektive Alternative probieren. Wir fordern sie auf, sich bäuchlings auf die Matratze zu legen, und dann stabilisieren und immobilisieren wir ihren Beckenbereich durch Druck mit unseren Händen unter Einsatz unseres Körpergewichts. Wir fordern sie auf, alle Kontrolle über den Rest des Körpers fallen zu lassen und allen körperlichen Bewegungen und Emotionen, die spontan auftauchen, vollen Ausdruck zu geben.

Ist der Atmende bereit zu kooperieren, dann können wir noch eine andere sehr hilfreiche Strategie anwenden, die es den Sittern und Facilitators möglich macht, mit aggressiven Personen zu arbeiten, selbst mit solchen, die sehr viel stärker sind als diese Helfer. Bei dieser Form der Arbeit liegt der Atmende mit ausgebreiteten Armen auf dem Rücken, und zwei Helfer positionieren sich derart parallel zu seinem Körper, dass sie über den Oberarmen dieser Person liegen und deren Schultern niederhalten. Der Atmende wird dann aufgefordert, alle Kontrolle aufzugeben und die ganze Bandbreite von Emotionen und körperlichen Manifestationen, die spontan auftauchen, vollen Ausdruck zu geben. Er kann jetzt den Zorn ganz entfesseln, ohne jemanden zu verletzen oder etwas zu zerstören. In dieser Lage müsste der Atmende schon außerordentliche Kraft aus sich herausholen, um die Helfer überwältigen zu können. Unserer Erfahrung nach vermochten sogar Frauen, die nicht besonders athletisch waren, mit dieser Methode mit starken Männern zu arbeiten und sie in Zaum zu halten.

Gelegentlich kann sich der aggressive Impuls eines Atmenden gegen ihn selbst wenden und zu selbstzerstörerischem Verhalten führen: Schlagen auf eigene Körperteile, den Kopf gegen den Boden oder eine Wand schlagen, den Hals Druck in gefährlichen Winkeln aussetzen und eine Verrenkung riskieren, sich die Gurgel zudrücken oder sich Finger in die Augen stecken. Dies scheint insbesondere bei Menschen zu passieren, die im Lauf ihrer individuellen Geschichte Wut internalisiert haben, weil man sie – explizit oder implizit – lehrte, dass es nicht akzeptabel oder zulässig sei, Wut zu zeigen. Wann immer die Atmenden sich auf eine Weise verhalten, die dazu führen könnte, dass sie sich selbst verletzen, müssen die Facilitators eingreifen und sie schützen.

Selbstzerstörerisches Handeln spiegelt gewöhnlich ein Bemühen der Atmenden wider, Empfindungen zum Ausdruck zu bringen und zu verstärken, die Teil einer unbewussten Gestalt sind. Obwohl sie gefährlich sind, sind sie im Wesentlichen ein Ausdruck eines Impulses zur Selbstheilung. Die Strategie der Facilitators spiegelt unter diesen Umständen das Verständnis dieser Dynamik wider. Sie besteht darin, die Stimulation zu liefern, welche die Atmenden suchen, und ihnen zu helfen, die zugrunde liegenden Empfindungen auf eine Weise zu verstärken, die sicher und wirksam ist. Sie üben zum Beispiel Druck auf Bereiche des Körpers oder den Teil des Kopfes aus, den der Atmende zu verletzen sucht. Sie finden einen sicheren Druckpunkt auf dem Knochen um die Augenhöhle in der Nähe des Auges, oder sie üben Druck auf bestimmte Regionen des Halses aus, ohne dass dieser eine potenziell gefährliche Position einnimmt. Der Ort und die Natur dieser Intervention ahmen die selbstzerstörerischen Aktivitäten nach und stellen eine harmlose Alternative dazu dar.

3. Das Arbeiten mit dämonischer Energie

Die ultimative Herausforderung für Facilitators des Holotropen Atmens besteht darin, den Prozess von Atmenden zu unterstützen, die Manifestation von Energie mit deutlich dämonischer Qualität erfahren. Dies ist gewöhnlich mit dem Wiedererleben von Erinnerungen an schweren emotionalen und körperlichen Missbrauch oder an Traumata verbunden, die das Individuum an die Schwelle des Todes geführt haben, wie etwa eine sehr schwere Geburt. Während der emotionale und körperliche Ausdruck der Atmenden an Intensität zunimmt, kommt es plötzlich zu einer tiefen qualitativen Veränderung. Das erste Anzeichen dafür, dass dies geschehen könnte, ist eine Veränderung des Gesichtsausdrucks und der Stimme der Atmenden, die seltsam und unheimlich werden. Ihre Stimme wird tief und rau, ihre Augen nehmen einen unbeschreiblich bösen Ausdruck an, ihr Gesicht verkrampft sich zu einer „Maske des Bösen", spastische Krämpfe lassen ihre Hände wie Klauen aussehen, und ihr gesamter Körper spannt sich an.

Subjektiv erfahren die Atmenden in sich selbst eine fremde dunkle Energie, die sich unheilvoll und böse anfühlt. Sie scheint zudem eindeutig persönliche Charakterzüge zu tragen oder kann sogar visualisiert werden. Atmenden in diesem Zustand fällt es gewöhnlich schwer zuzugeben, dass sie diese Wesenheit beherbergen, weil sie Angst haben, von ihren Helfern als böse angesehen zu werden. Diese Sorge ist nicht völlig unberechtigt. Wir haben wiederholt beobachtet, dass Sitter und weniger erfahrene Facilitators dazu neigen, sich von Atmenden zurückzuziehen, die dämonische Energie manifestieren, entweder weil sie starke moralische Urteile haben und/oder aufgrund ihrer eigenen metaphysischen Angst. Dies ist besonders bei solchen Menschen zu beobachten, die in einem streng fundamentalistischen Rahmen aufgewachsen sind.

Sobald klar geworden ist, dass wir es mit einer dämonischen Energie zu tun haben, versichern wir dem Atmenden, dass wir kein Problem damit haben und dass wir reichlich Erfahrung im Umgang damit besitzen. Die allgemeine Strategie in dieser Situation besteht darin, den Atmenden zu ermutigen, die fremde Energie voll zum Ausdruck zu bringen, mit Grimassen, Geräuschen und Körperbewegungen. Wir tun das mit Aufforderungen wie: „Zeige uns, wie es aussieht! Zeige uns, wie es sich anhört! Bringe es voll und ganz zum Ausdruck, mit deinem ganzen Körper!"

Die Emotionen und körperlichen Energien, die bei dieser Arbeit frei werden, können eine außerordentliche Intensität erreichen. Die Atmenden können körperliche Kraft aufbringen, die weit über ihre alltägliche Muskelkraft hinausgeht. Dieses ungewöhnliche Phänomen lässt sich auch bei einem epileptischen Grand-mal-Anfall beobachten, der spontan oder nach der Anwendung von Elektroschocks auftreten kann. Allerdings ist die dämonische Energie nicht stereotyp und roboterhaft, wie es bei einem Grand-mal-Anfall der Fall ist, sondern sie agiert auf intelligente und zielorientierte Weise. Ihre Aktionen sind böse und aggressiv, und sie richten sich gegen die Helfer des Atmenden oder gegen den Atmenden selbst.

Die einzige Methode, eine solche Situation effektiv zu kontrollieren, besteht in der zuvor erwähnten Stellung mit ausgebreiteten Armen. Diese Strategie anzuwenden, kann durch die Tatsache kompliziert werden, dass die Hände und Fingernägel der „besessenen" Atmenden oft den Rücken der Helfer angreifen und sie kratzen, kneifen oder ihre Haut auf andere Weise verletzen. Zusätzliche Helfer mögen erforderlich sein, um dies zu verhindern. Um auf Situationen wie diese vorbereitet zu sein, ist es nützlich, zusätzliche Menschen in einer Atemsitzung verfügbar zu haben, die helfen, das „Terrain zu sichern", wie wir es nennen. Assistenten, die sich in unserer Ausbildung befinden, haben sich in dieser Hinsicht als extrem wertvoll erwiesen.

Die Aktionen dieser bösen Energie sind nicht nur heimtückisch und böse, sondern auch hinterlistig. Nach einem wilden Ausbruch beruhigen sie sich oft, und es scheint nichts mehr zu passieren. Werden die Helfer dann unachtsam und lockern ihren Zugriff auf die Atmende, dann schlägt deren Hand plötzlich zu und zielt auf die Augen eines der Helfer. Wir müssen uns der Natur dieser Energie bewusst sein und entsprechend damit umgehen.

Haben wir den Atmenden erst einmal aufgefordert, sich dieser Energie auszuliefern, dann wird diese autonom, und wir können keine Mitarbeit oder Hilfe von der Person, mit der wir arbeiten, mehr erwarten. Gelegentlich haben Individuen, zu denen wir eine gute Beziehung hatten, uns tatsächlich gewarnt, indem sie etwas sagten wie: „Okay, ich werde die Kontrolle aufgeben, aber dann sind Sie allein. Geben Sie acht, die Sache ist heimtückisch!"

So schwierig es sein mag, mit dämonischer Energie zu arbeiten, ist es doch die Sache wert. Episoden, die subjektiv als Befreiung von einer bösen Wesenheit erfahren wurden und die äußerlich einem Exorzismus ähnelten, führten zu einigen der tiefsten Heilungen und Transformationen, die wir in all den Jahren unserer Praxis erlebt haben. Dieses Phänomen verdient besondere Beachtung während der Ausbildung von Facilitators des Holotropen Atmens. Sie müssen genügend theoretisches Verständnis und ausreichend praktische Erfahrung besitzen, um in der Lage zu sein, einer dämonischen Energie mit Gelassenheit, Gleichmut und ohne moralische Bewertung zu begegnen – so wie sie es mit jeder anderen Manifestation machen, die im Lauf der Atemsitzungen auftaucht.

6. Exzessive Selbstkontrolle und die Unfähigkeit loszulassen

Die Vorstellung, die Selbstkontrolle aufzugeben und loszulassen, stellt für viele Menschen eine große Herausforderung dar. Das Maß der Angst vor dem Aufgeben von Kontrolle spiegelt typischerweise die Natur des unbewussten Materials wider, das aufzutauchen versucht, sowie die Intensität der emotionalen und körperlichen Energie, die damit verbunden ist. Ist die Spannung zwischen den unbewussten Kräften und dem System der psychischen Abwehrmechanismen stark, dann befürchtet das Individuum möglicherweise, dass der Kontrollverlust nicht nur eine temporäre Episode in der Atemsitzung sein könnte, sondern ein permanenter Zustand, der sich auch ins Alltagsleben erstreckt.

Die Furcht vor dem Kontrollverlust ist typischerweise mit Fantasien darüber verbunden, was geschehen könnte, wenn die unbewussten Energien die Macht übernehmen. Unterschiedliche Menschen haben spezifische ängstliche Vorstellungen von dem, was dann folgen könnte. Einige Menschen stellen sich vor, dass dies zu einer Entfesselung aggressiver Energie und einem „Amoklauf“ führen könnte, zu willkürlichen gewalttätigen Übergriffen auf andere. Eine andere Fantasie betrifft heftige lebensbedrohende Impulse selbstzerstörerischer anstatt zerstörerischer Natur. Wieder eine andere Variante ist die Furcht vor einem wahllosen sexuellen Ausagieren, wie etwa einer Selbstentblößung, der Promiskuität oder des Schwelgens in abweichendem Sexualverhalten. Die Quelle dieser aggressiven und sexuellen Impulse ist oft die dritte Perinatale Grundmatrix (PGM III).

Wenn die Angst vor dem Loslassen beim Holotropen Atmen zu einem Problem wird, dann besteht der erste Schritt darin, den Atmenden davon zu überzeugen, dass die damit verbundenen Phantasien jeder Grundlage entbehren. Das, wozu ein zeitweiliger Kontrollverlust führen würde – unter der Voraussetzung, dass er in einer geschützten Umgebung und mit kompetenter Hilfe eintritt –, ist das genaue Gegenteil von dem, was der Atmende erwartet und befürchtet. Da das unbewusste Material und die damit verbundenen Energien, welche die Angst vor dem Loslassen verursacht haben, freigesetzt werden und das System verlassen würden, besäße der Atmende jetzt wirklich die Kontrolle – nicht weil er in der Lage wäre, die unbewussten Elemente am Auftauchen zu hindern, sondern weil diese nicht mehr als dynamische Kräfte in der Psyche existierten.

Sobald der Atmende die Natur dieses Prozesses versteht und bereit ist loszulassen, ist es hilfreich, eine Eingrenzung von außen zu liefern. Das Gefühl, dass die Energien unter Kontrolle sind, macht den Prozess der Überantwortung für den Atmenden weniger beängstigend. Effektive Techniken, Atmende zu kontrollieren, die von elementaren Energien überwältigt werden, sind weiter oben beschrieben worden – die Position mit ausgebreiteten Armen, die Anwendung der Deckenwiege, die Erdung des mittleren Teils des Körpers (Seiten 341f.). Unter diesen Umständen kann das Aufgeben von Kontrolle und das bedingungslose Loslassen eine sehr befreiende Erfahrung sein, die womöglich zu einer bemerkenswerten Heilung und Transformation führt.

7. Das Arbeiten mit Übelkeit und Brechreiz

Das Wiedererleben von Erinnerungen an abstoßende oder ekelerregende Situationen oder an medizinische Interventionen in Zusammenhang mit Anästhesie (einschließlich ihrer Verwendung bei der Entbindung) kann zu verbleibenden Gefühlen intensiver Übelkeit führen. Die beste Weise, mit diesem Problem umzugehen, ist, die Atmenden aufzufordern, sich vorzustellen, dass sie Schauspieler bei einer Pantomime sind und ihre Aufgabe darin besteht, ohne Worte zum Ausdruck zu bringen – allein durch Grimassen, Bewegungen, Würgen und Geräusche –, wie sie sich fühlen. Dieser Prozess, der als So-tun-als-ob und als Übertreibung beginnt, wird tendenziell sehr schnell tief und authentisch und führt oft zu einer Reinigung durch Erbrechen. Die Facilitators, die für den Atmenden eine Schüssel oder eine Plastiktüte bereithalten, ermutigen sie weiterzumachen, bis die Übelkeit beseitigt ist. In kurzer Zeit kann diese Form der Reinigung oft Gefühle schwerer Übelkeit in einen Zustand tiefer Besserung und Entspannung transformieren.

8. Aufstehen und Tanzen während der Sitzungen

Als Teil der Vorbereitung bitten wir die Atmenden in Workshops und in der Ausbildung, während der gesamten Sitzung in einer liegenden Position zu verbleiben. Eine aufrechte Position beizubehalten und dabei das Gleichgewicht zu wahren, lenkt die Aufmerksamkeit der Atmenden tendenziell von dem inneren Prozess ab, besonders in einer Umgebung, in der Matratzen, Kissen und Decken herumliegen und es wenig Platz zwischen den Atmenden gibt. Aufstehen und besonders Herumspringen oder Tanzen stellen auch eine Gefahr für andere Atmende dar, und deshalb wird davon abgeraten. Außerdem erleichtert die liegende Position eine Regression in die frühe Kindheit, in einen Zeitraum, in dem Knien oder Stehen noch nicht möglich war.

Es gibt jedoch bestimmte spezielle Situationen, in denen das Verlassen der liegenden Position und das Aufstehen oder Tanzen sehr angemessen sind und einen bedeutungsvollen Teil des Prozesses darstellen. Dies kann nämlich Ausdruck einer neu gefundenen Freiheit des Körpers sein, die Entdeckung der eigenen Fähigkeit zu tanzen, eine Feier des Lebens, nachdem man aus einer langanhaltenden Depression ausgebrochen ist, oder eine Bekräftigung der eigenen Unabhängigkeit und des Vermögens, auf eigenen Füßen zu stehen. Unter diesen Umständen müssen die Helfer vielleicht um den Atmenden herumstehen und die Situation dadurch absichern, dass sie ihn daran hindern, umzufallen und in den Raum anderer Atmender einzudringen.

9. Das Wiedererleben der Erinnerung an die biologische Geburt

Viel äußere Unterstützung und Intervention mag nötig sein, wenn Atmende die Erinnerung an ihre biologische Geburt wiedererleben. Die Bandbreite der angemessenen oder notwendigen Aktivitäten ist sehr breit, und die Auswahl ergibt sich aus der vorliegenden Situation, aus Erfahrung und Intuition. Viele Menschen, die darum kämpfen, geboren zu werden, neigen dazu, sich kraftvoll auf dem Boden vorwärtszubewegen, und man muss sie mit Kissen aufhalten oder geschickt so lenken, dass sie sich in dem ihnen zugewiesenen Raum im Kreis bewegen.

Manchmal müssen die Atmenden mit dem Kopf gegen einen Widerstand stoßen können oder in verschiedenen Bereichen ihres Körpers Körperarbeit erhalten, damit der Ausdruck von Emotionen, stimmlichen Äußerungen oder Husten erleichtert wird. Wenn eine Menge Energie in den Beinen und im unteren Körperbereich blockiert scheint, dann kann es sehr nützlich sein, wenn zwei Helfer eine Wiege bilden, indem sie sich einander zugewandt auf beiden Seiten des Atmenden platzieren und sich unter dem Nacken und unter den Knien des Atmenden am Arm halten. Der Atmende wird dann aufgefordert, gegen diese Eingrenzung anzugehen und allen Gefühlen, die diese Situation hervorruft, vollen Ausdruck zu geben.

Wenn ein Atmender, welcher die Geburt wiedererlebt, sich rückwärts zu krümmen und den Kopf zurückzulegen beginnt, so ist das ein Hinweis darauf, dass der Prozess seine letzte Phase erreicht. Dies spiegelt die

Situation wider, in der die Basis des Schädels des Fötus sich gegen das Schambein der Mutter lehnt und der Damm über sein Gesicht rutscht. Da der Atmende dabei typischerweise verschiedenem biologischen Material ausgesetzt wird, sieht man oft, dass er Grimassen schneidet, spuckt und versucht, sich irgendein imaginäres Material vom Gesicht zu wischen. In dieser Situation mag es hilfreich sein, mit der Handfläche langsam von der Stirn bis zum Kinn über das Gesicht des Atmenden zu streichen und mit der anderen Hand Druck auf die Schädelbasis des Atmenden auszuüben. Dies kann die Vollendung des Geburtsprozesses sehr erleichtern.

ANHANG 2

Das Holotrope Atmen und andere Atemtechniken

Wenn in unseren Vorträgen und Workshops die Zeit zur Diskussion gekommen ist, fragen die Leute oft, was das Holotrope Atmen charakterisiert und was es von anderen Ansätzen, die mit dem Atem arbeiten, unterscheidet. Verschiedene Atemtechniken wurden bereits seit unvordenklicher Zeit im Kontext des Schamanismus, der Rituale der Stammesvölker und in den Praktiken verschiedener religiöser und spiritueller Gruppen angewandt. Sie bilden auch einen wichtigen Teil vieler Therapien, die im Lauf des 20. Jahrhunderts entwickelt wurden – darunter das Autogene Training von Johannes Schultz, die verschiedenen neoreichianischen Ansätze (die Bioenergetik von Alexander Lowen, die Core Energy Therapy von John Pierrakos und die Radix-Therapie von Charles Kelley), das Rebirthing von Leonard Orr und die Radiance Breathwork von Gay und Kathlyn Hendricks, um nur einige wenige zu nennen. Anders als die Therapeuten, welche die erwähnten Ansätze praktizieren, geben wir keine spezifischen Anweisungen, wie der Atem während der Sitzung eingesetzt werden sollte – also etwa abwechselndes schnelles Atmen und Atemanhalten, Atmen aus der Spitze der Lungenflügel, die Übung von oberflächlichem und sanftem „Eidechsenatmen“, der Gebrauch von tiefem yogischen Atmen, abwechselndes Ein- und Ausatmen durch das rechte und das linke Nasenloch und so weiter. Wenn die Teilnehmer nach einer Periode schnelleren verbundenen Atmens in einen holotropen Bewusstseinszustand eintreten, dann fordern wir sie auf, ihr Atmen von der inneren Heilintelligenz lenken zu lassen und ihren einzigartigen eigenen Stil des Arbeitens mit dem Atem zu entwickeln.

Das Holotrope Atmen hat mehrere andere Charakteristika, die es von den in verschiedenen spirituellen Systemen und modernen Formen der erfahrungsorientierten Psychotherapie angewandten Ansätzen unterscheidet. Das erste Charakteristikum ist der Gebrauch von sorgfältig ausgewählter und stark stimulierender Musik, die aus verschiedenen spirituellen Traditionen und Stammeskulturen stammt oder von klassischen und zeitgenössischen Komponisten geschrieben wurde. Dies ist ein ganz wesentlicher Teil des Holotropen Atmens, und die verwenden viel Zeit und Mühe darauf, die wirksamsten und angemessensten Musikstücke für die verschiedenen Phasen der Sitzung zu finden. Das zweite unterscheidende Merkmal der Art und Weise, wie wir die Atemarbeit durchführen, ist das paarweise Arbeiten, wobei die Teilnehmer sich in der Rolle des Atmenden und des Sitters abwechseln. Wir haben außerdem eine einzigartige Form von Körperarbeit zur Energiefreisetzung entwickelt, die nicht Teil anderer Methoden der Atemarbeit ist. Die Art und Weise der Durchführung der Nachbearbeitungsgruppen und der Einsatz von Mandalas sind zusätzliche charakteristische Züge des Holotropen Atmens.

Was das Holotrope Atmen jedoch mehr als alles andere von anderen Methoden unterscheidet, ist sein umfassender theoretischer Rahmen, der auf Jahrzehnten der Erforschung von holotropen Bewusstseinszuständen beruht und der in der Transpersonalen Psychologie und im neuen Paradigma der Wissenschaft verankert ist (Grof 1985 und 2000). Die Bemühung, ein gewisses Maß an intellektueller Strenge in einen ansonsten sehr kontroversen Bereich einzubringen, macht das Holotrope Atmen für unvoreingenommene Fachleute mit akademischer Ausbildung akzeptabel. Dies unterscheidet das Holotrope Atmen insbesondere von Leonard Orrs Rebirthing. Fragen nach den Ähnlichkeiten und Unterschieden zwischen diesen beiden Methoden gehören zu den in den Diskussionen am häufigsten auftretenden Fragen.

Die Praxis des Rebirthing ist zweifellos eine sehr intensive und effektive Form der Selbsterforschung und Therapie. Leonard Orrs theoretische Spekulationen sind allerdings allzu simpel, und sein therapeutischer Slang hat wenig Chancen, von professionellen Kreisen übernommen zu werden. Dies lässt sich an seinen berühmten „Fünf Biggies im Leben“ demonstrieren, zu denen er zählt: 1. das Geburtstrauma; 2. spezifische negative Denkstrukturen; 3. das Elterliche-Missbilligungs-Syndrom; 4. der unbewusste Todestrieb; und 5. Einflüsse aus früheren Leben. Auch wenn Teilnehmer an Atemsitzungen gewiss all diesen Themen begegnen, ist diese Liste doch allzu unvollständig und kann wohl kaum als ein umfassender theoretischer Rahmen betrachtet werden. Das Rebirthing war aufgrund seiner Effektivität als ein wirksames und innovatives therapeutisches Werkzeug für viele Therapeuten attraktiv – allerdings *trotz* Leonard Orrs Ausflügen in die psychiatrische Theorie und nicht *wegen* dieser.

Zusammenfassend lässt sich sagen: Was die verschiedenen Atemtechniken gemeinsam haben, ist wichtiger als die Unterschiede zwischen ihnen. Seit unvordenklicher Zeit wurde das Atmen nicht nur als eine lebenswichtige Körperfunktion angesehen, sondern auch als eine Aktivität, welche die physische Welt (Luft) mit dem Körper, der Psyche und dem Geist des Menschen verbindet. Sein außerordentliches Potenzial als ein wichtiges Werkzeug in den Ritualen und im spirituellen Leben der Menschheit, aber auch in unterschiedlichen Heilmethoden wurde in vielen Ländern, Kulturen und historischen Zeitaltern immer wieder unter Beweis gestellt.

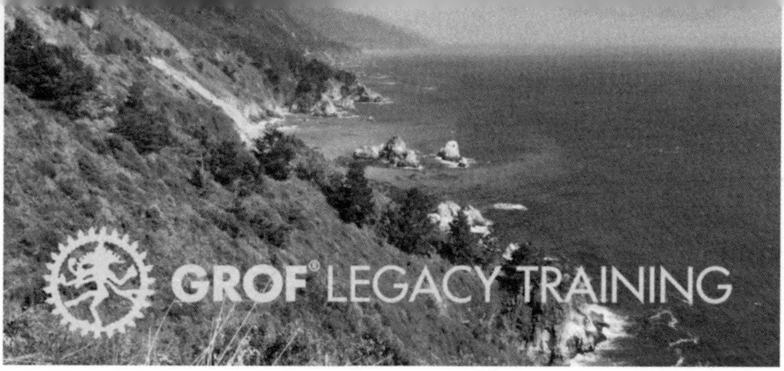

ANHANG 3
Grof® Legacy Training

Stan Grof ist nicht mehr mit dem Grof Transpersonal Training (GTT) und ihrer Marke Holotropic Breathwork® assoziiert. Im Mai 2020 riefen Stan und Brigitte Grof ihr neues internationales Grof® Legacy Training ins Leben. Es autorisiert qualifizierte Lehrer auf der ganzen Welt, die die Grof® Arbeit und sein Vermächtnis vertreten. Das Grof® Legacy Training basiert auf Stanislav Grofs Forschungen zu psychedelischer Therapie, holotropem Atmen, transpersonaler Psychologie und spirituellen Krisen. Seine Arbeit wurde in den zwei umfassenden Bänden *Der Weg des Psychonauten: Enzyklopädie für Reisen in innere Welten*, in Teleseminaren, Vorträgen, Interviews und vielen Büchern publiziert.

Teilnehmer dieser Ausbildung werden theoretische und praktische Kenntnisse und Fertigkeiten entwickeln, die das Ergebnis von mehr als 60 Jahren Forschung über holotrope Bewusstseinszustände darstellen – eine große Kategorie von außergewöhnlichen Zuständen, die ein heilendes, transformatives, heuristisches und evolutionäres Potenzial aufweisen. Holotrope Zustände wurden von Stanislav Grof entdeckt und geprägt; der Begriff *holotrop* bedeutet wörtlich „sich auf die Ganzheit zu bewegen".

Holotrop ist ein neues Wort (ein Neologismus), das sich aus zwei griechischen Wörtern zusammensetzt – *holos,* d. h. „ganz", und *trepo/trepein,* d. h. „sich auf etwas zubewegen" oder von etwas angezogen werden. Das Wort ist verwandt mit dem häufig verwendeten Begriff *Heliotropismus* – der Eigenschaft von Pflanzen, sich immer in Richtung der Sonne zu bewegen. Die holotropen Bewusstseinszustände, die die Teilnehmer in der Ausbildung untersuchen werden, bilden einen gemeinsamen Nenner für Phänomene, die für die Gesundheit und bei emotionalen Störungen der menschlichen Psyche wichtig sind.

Die unter der Bezeichnung Grof® Legacy Training autorisierten Kurse werden weltweit nach den Lehren Stanislav Grofs durchgeführt. Im Grof® Legacy Training werden Praxis und Ausbildung in Holotropem Atmen unter dem Markennamen Grof® Breathwork vermittelt. Stan und Brigitte Grof bevollmächtigen Lehrer, die den Grofs als außergewöhnliche Vermittler von Stans Arbeit bekannt sind.

Die Teilnehmer werden ausgebildet als:

- Sitter, Vermittler und Erfahrende in psychedelischen Sitzungen
- Unterstützer von Personen in spirituellen Notlagen
- Facilitators, Atmende und Sitter in holotropen Sitzungen (Grof® Breathwork)
- Studierende der transpersonalen Psychologie
- Begleiter von Sterbenden
- Lernende im Studium der archetypischen Astrologie für die Arbeit mit holotropen Bewusstseinszuständen.

Das Grof® Legacy Training stellt sowohl für Lehrer als auch für Schüler umfangreiche Ressourcen aus den 60 Jahrzehnten von Stans Bewusstseinsforschung bereit. Zu diesen Ressourcen gehören Bücher, Videos, Folien, Artikel, Bilder, Filme, Audios und Teleseminare, für die wir über eine Genehmigung verfügen.

Hilfsmittel für die Ausbildung von Lehrern und Schülern im Rahmen des Grof®Legacy Trainings

Die beiden Bände *Der Weg des Psychonauten* sind die grundlegenden Quellen für die Ausbildung. Diese Enzyklopädie wurde eigens dafür geschaffen, die wichtigsten Informationen für die Durchführung oder Leitung innerer Reisen (psychedelische Sitzungen und holotrope Atemsitzungen) und für die Arbeit mit spirituellen Krisen bereitzustellen. Alle Kapitel sind mit einer Literaturliste versehen, die Lehrern und Studenten hilft, Vorträge zu halten und Arbeiten oder Dissertationen zu schreiben. Die Bücher werden ergänzt durch einen 90-minütigen Film, der einen ähnlichen Namen trägt: *The Way of the Psychonaut: Stan Grof's Journey of Consciousness* von Susan Hess Logeais.

Die Psychonauten-Bücher liegen in vielen Weltsprachen vor (Spanisch, Portugiesisch, Deutsch, Französisch, Russisch, Tschechisch, Mandarin). So können die Schüler diese Bücher auch zu Hause lesen und das im Unterricht Gelernte vertiefen. Der Film *The Way of the Psychonaut* ist auf Englisch mit Untertiteln in mehreren Weltsprachen erhältlich (*www.thewayofthepsychonaut.com*).

Teleseminare

Psychologie der Zukunft (Shift Network) .... 7 Wochen
Der Weg des Psychonauten (Shift Network) .... 24 Wochen
Ist die archetypische Astrologie der Rosetta-Stein
für die menschliche Psyche? (Shift Network) .... 8 Wochen
(mit Rick Tarnas)
Psyche und Kosmos (Shift Network) .... 16 Wochen
(mit Rick Tarnas)

Holotrope Zustände des Bewusstseins: Technologien des Heiligen (Science and Nonduality)

1. Radikale Revision der Psychologie
2. Spirituelle Krisen
3. Gewalt und Gier verstehen
4. Das kosmische Spiel

Videovorträge von Stanislav Grof, je ca. 1,5 Stunden

Podcast

Tim Ferriss' Interview mit Stanislav Grof (ca. 3 Stunden).

Mit Ausnahme der Gelegenheiten, bei denen Stan und/oder Brigitte Grof in einem Grof® Legacy Training unterrichten, erhalten die Grofs keinerlei Gewinn aus dem Grof® Legacy Training oder aus dem Warenzeichen des Markennamens Grof® Breathwork. Das Grof® Legacy Training und der Markenname Grof® Breathwork für holotropes Atmen wurden mit dem Ziel geschaffen, die Grof®-Arbeit zu schützen und zu verbreiten. Stan und Brigitte Grof sind der Ansicht, dass sie der Welt gehört und an kommende Generationen weitergegeben werden sollte.

Seminare mit holotropem Atmen und Ausbildungen im Grof® Legacy Training im deutschsprachigen Raum bieten an:
Dr. Sylvester Walch und Team, *www.walchnet.de;*
Dr. Ingo Jahrsetz, Viktoria Luchetti und Team, *www.consciousness-exploration.org*

Bibliografie

Alexander, F. (1950): *Psychosomatic Medicine.* New York: W. W. Norton. – Dt.: Psychosomatische Medizin: Grundlagen und Anwendungsgebiete. Berlin: de Gruyter, 1951.

Aristotle (2006): *Poetics.* Newbury Port, MA: Focus Philosophical Library, Pullins Press. – Dt.: Aristoteles: Poetik. Stuttgart: Reclam 1984.

Bindrim, P. (1968): *A Report on a Nude Marathon.* Psychotherapy: Research and Practice 5,3: 180–188, Herbst.

Bindrim, P. (1969): *Nudity as a Quick Grab for Intimacy in Group Therapy.* Psychology Today 3,1: 24–28, Juni.

Blanck, G., und Blanck, R. (1974): *Ego Psychology I: Theory and Practice.* New York: Columbia University Press. – Dt.: Angewandte Ich-Psychologie. Stuttgart: Klett-Cotta, 1978.

Blanck G., und Blanck, R. (1979): *Ego Psychology II.* New York: Columbia University Press. – Dt.: Angewandte Ich-Psychologie 2: Psychoanalytische Entwicklungspsychologie. Stuttgart: Klett-Cotta, 1980.

Blin-Lery, B., und Chavas, B. (2009): *Guérir l'ego, révéler l'être: le défi des thérapies transpersonnelles.* Paris: Edition Trédaniel.

Bohm, D. (1980): *Wholeness and the Implicate Order.* London: Routledge and Kegan Paul. – Dt.: Die implizite Ordnung. München: Dianus-Trikont, 1985.

Browne, I. (1990): *Psychological Trauma, or Unexperienced Experience.* Re-Vision Journal 12(4):21–34.

Bubeev, Y. A., und Kozlov, V. (2001a): *Experimental Psychophysiological and Neurophysiological Study of Intensive Breathing.* In: Holotropic Breathwork: Theory, Practice, Researches, Clinical Applications (V. Maykov und V. Kozlov, Hrsg.). Moskau: Veröffentlichungen des Instituts für Transpersonale Psychologie.

Bubeev, Y. A., und Kozlov, V. (2001b): *Experimental Studies of the Influence of Intensive Breathing on an Individual and Group.* In: Holotropic Breathwork: Theory, Practice, Researches, Clinical Applications (V. Maykov und V. Kozlov, Hrsg.). Moskau: Veröffentlichungen des Instituts für Transpersonale Psychologie.

Cannon, W. B. (1932): *The Wisdom of the Body.* New York: Norton.

Capra, F. (1975): *The Tao of Physics.* Berkeley, CA: Shambhala Publications. – Dt.: Das Tao der Physik: Die Konvergenz von westlicher Wissenschaft und östlicher Philosophie. Bern: Scherz u. a., 1985.

Cardena, E., Lynn, S. J., und Krippner, S. (Hrsg.) (2000): *Varieties of Anomalous Experience: Examining the Scientific Evidence.* Washington, D. C.: American Psychological Association.

Cassou, M., und Cubley, S. (1995): *Life, Paint, and Passion: Reclaiming the Magic of Spontaneous Expression.* New York: Putnam.

Christie, R. V. (1935): *Some Types of Respiration in Neuroses.* Quarterly Journal of Medicine, 16:427–432.

Cohen, S. (1965): *LSD and the Anguish of Dying.* Harper's Magazine, 231:69.

Corbin, H. (2000): *Mundus Imaginalis, Or the Imaginary and the Imaginal.* In: Working with Images. Hrsg. v. B. Sells. Woodstock, CT: Spring Publications, 2000. 71–89.

Dante, A. (1990): *Il Convivio.* New York: Garland. – Dt.: Das Gastmahl. München (Winkler) 1965.

Dunbar, H. F. (1954): *Emotions and Bodily Changes.* New York: Columbia University Press.

Evans-Wentz, W. E. (1957): *The Tibetan Book of the Dead.* London: Oxford University Press. – Dt.: Das Tibetanische Totenbuch oder die Nachtod-Erfahrungen auf der Bardo-Stufe. Zürich: Rascher, 1953.

Fenichel, O. (1945): *Psychoanalytic Theory of Neurosis.* New York: W. W. Norton. – Dt.: Psychoanalytische Neurosenlehre, Band 1–3. Giessen: Psychosozial-Verlag, 1997.

von Foerster, H. (1965): *Memory without a Record.* In: The Anatomy of Memory. Hrsg. v. D. P. Kimble. Palo Alto, CA: Science and Behavior Books.

von Franz, M.-L. (1997): *Alchemical Active Imagination.* New York: C. G. Jung Foundation Books. – Dt.: Aktive Imagination und Alchemie. Küsnacht: Verlag Stiftung für Jung'sche Psychologie, 2009.

Freud, S. (1953): *The Interpretation of Dreams.* London: The Hogarth Press and the Institute of Psycho-Analysis, Band IV. – Dt.: Die Traumdeutung. In der Fassung der Erstausgabe von 1900. Köln: Anaconda, 2010.

Freud, S. (1955a): *Totem and Taboo.* London: The Hogarth Press and the Institute of Psycho-Analysis, Band. XIII. – Dt.: Totem und Tabu: Einige Übereinstimmungen im Seelenleben der Wilden und der Neurotiker. Frankfurt a. M.: Fischer Bücherei, 1956.

Freud, S. (1955b): *Group Psychology and the Analysis of the Ego.* London: The Hogarth Press and the Institute of Psycho-Analysis, Band XVIII. – Dt.: Massenpsychologie und Ich-Analyse. Leipzig: Internationaler Psychoanalytischer Verlag, 1921.

Freud, S. (1957a): *Dostoevsky and Parricide.* London: The Hogarth Press and the Institute of Psycho-Analysis, Band XI. – Dt.: Bildende Kunst und Literatur: Dostojewski und die Vatertötung. Frankfurt a.M.: Fischer, 1980.

Freud, S. (1957b): *Leonardo da Vinci and a Memory of His Childhood.* London: The Hogarth Press and the Institute of Psycho-Analysis, Band XI. –

Dt.: Eine Kindheitserinnerung des Leonardo da Vinci. Leipzig und Wien: Franz Deuticke, 1919.

Freud, S. (1960a): *The Psychopathology of Everyday Life.* London: The Hogarth Press and the Institute of Psycho-Analysis, Band VI. – Dt.: Zur Psychopathologie des Alltagslebens: Über Vergessen, Versprechen, Vergreifen, Aberglauben und Irrtum. Frankfurt a.M.: Fischer, 1992.

Freud, S. (1960b): *Jokes and Their Relation to the Unconscious.* London: The Hogarth Press and the Institute of Psycho-Analysis, Band VIII. – Dt.: Der Witz und seine Beziehung zum Unbewussten. Leipzig und Wien: Franz Deuticke, 1905.

Freud, S. (1962): *Three Essays on the Theory of Sexuality.* New York: Basic Books. – Dt.: Drei Abhandlungen zur Sexualtheorie. Leipzig und Wien: Franz Deuticke, 1920.

Freud, S. (1964a): *Future of an Illusion.* London: The Hogarth Press and the Institute of Psycho-Analysis, Band XXI. – Dt.: Die Zukunft einer Illusion. Leipzig u. a.: Internationaler Psychoanalytischer Verlag, 1927.

Freud, S. (1964b): *Civilization and Its Discontents.* London: The Hogarth Press and the Institute of Psychoanalysis, Band XXI. – Dt.: Das Unbehagen in der Kultur. Wien: Internationaler Psychoanalytischer Verlag, 1930.

Freud, S., und Breuer, J. (1936): *Studies on Hysteria.* New York: *Nervous and Mental Disease.* – Dt.: Studien über Hysterie. Frankfurt am Main: Fischer Bücherei, 1970.

Fried, R. (1982): *The Hyperventilation Syndrome: Research and Clinical Treatment.* Baltimore: Johns Hopkins University Press.

Friedman, M., und Rosenman, R. H. (1974): *Type A Behavior and Your Heart.* New York: Knopf. – Dt.: Der A-Typ und der B-Typ. Reinbek bei Hamburg: Rowohlt, 1975.

Frost, S. B. (2001): *SoulCollage.* Santa Cruz, CA: Hanford Mead Publishers.

Goldman, D. (1952): *The Effect of Rhythmic Auditory Stimulation on the Human Electroencephalogram.* EEG and Clinical Neurophysiology 4:370.

Goldberg, G. J. (1958): *Psychiatric Aspects of Hyperventilation.* South African Medical Journal 32:447–449.

Goswami, A. (1995): *The Self-Aware Universe: How Consciousness Creates the Material World.* Los Angeles: J. P. Tarcher. – Dt.: Das bewusste Universum: Wie Bewusstsein die materielle Welt erschafft. Stuttgart: Lüchow, 2007.

Grof, S., und Grof, C. (1989): *Spiritual Emergency: When Personal Transforma-tion Becomes a Crisis.* Los Angeles, CA: J. P. Tarcher. – Dt.: Spirituelle Krisen: Chancen der Selbstfindung. Darmstadt (Schirner) 2008.

Grof, C., und Grof, S. (1990): *The Stormy Search for the Self: A Guide to Personal Growth Through Transformational Crises.* Los Angeles, CA: J. P. Tarcher. – Dt.: Die stürmische Suche nach dem Selbst: Praktische Hilfe für spirituelle Krisen. München: Kösel, 1991.

Grof, S. (1975): *Realms of the Human Unconscious: Observations from LSD Research.* New York: Viking Press. Neuausgabe 2009 unter dem Titel *LSD: Doorway to the Numinous: The Ground-Breaking Psychedelic Research into Realms of the Human Unconscious.* Rochester, VT: Park Street Press. – Dt.: Topographie des Unbewussten: LSD im Dienst der tiefenpsychologischen Forschung. Stuttgart: Klett-Cotta, 1983.

Grof, S. (1980): *LSD Psychotherapy.* Pomona, CA: Hunter House. Neuausgabe 2006 der Multidisciplinary Association for Psychedelic Studies (MAPS) Publications in Ben Lomond, CA. – Dt.: LSD-Psychotherapie. Stuttgart: Klett-Cotta, 2000.

Grof, S. (1985): *Beyond the Brain: Birth, Death, and Transcendence in Psychotherapy.* Albany: State University of New York Press. – Dt.: Geburt, Tod und Transzendenz: Neue Dimensionen in der Psychologie. Reinbek bei Hamburg: (Rowohlt) 1995.

Grof, S. (1987): *The Adventure of Self-Discovery.* Albany: State University of New York Press. – Dt.: Das Abenteuer der Selbstentdeckung: Heilung durch veränderte Bewusstseinszustände, Reinbek bei Hamburg: Rowohlt, 994.

Grof, S., mit Hal Zina Bennett (1992): *The Holotropic Mind: The Three Levels of Consciousness and How They Shape Our Lives.* San Francisco, CA: Harper Collins. – Dt.: Die Welt der Psyche: Neue Erkenntnisse der Bewusstseinsforschung. Reinbek bei Hamburg: Rowohlt, 1997.

Grof, S. (1998): *The Cosmic Game: Explorations of the Frontiers of Human Consciousness.* Albany: State University of New York Press.– Dt.: Kosmos und Psyche: An den Grenzen des menschlichen Bewusstseins, Frankfurt am Main (W. Krüger) 1997.

Grof, S. (2000): *Psychology of the Future: Lessons from Modern Consciousness Research.* Albany: State University of New York Press. – Dt.: Die Psychologie der Zukunft: Erfahrungen der modernen Bewusstseinsforschung, Wettswil: Ed. Astroterra, 2002.

Grof, S. (2006a): *When the Impossible Happens: Adventures in Non-Ordinary Realities.* Louisville, CO: Sounds True. – Dt.: Impossible – Wenn Unglaubliches passiert: Das Abenteuer aussergewöhnlicher Bewusstseinserfahrungen. München: Kösel, 2009.

Grof, S. (2006b): *The Ultimate Journey: Consciousness and the Mystery of Death.* Sarasota, FL: MAPS Publications.

Grof, S. (2010): *The Visionary World of H.R. Giger.* New York: Scapegoat Publishing.

Harman, W. (1984): *Higher Creativity: Liberating the Unconscious for Breakthrough Insights.* Los Angeles, CA: J.P. Tarcher. – Dt.: Die Kunst, kreativ zu sein: Wie wir unser Unbewusstes aktivieren können, um unseren schöpferischen Fähigkeiten zum Durchbruch zu verhelfen. Bern u. a.: Scherz, 1987.

Harner, M. (1980)*: The Way of the Shaman: A Guide to Power and Healing. New York: Harper and Row.* – Dt.: Der Weg des Schamanen. Interlaken: Ansata, 1983.

Hellinger, B. (2003): *Farewell: Family Constellations with Descendants of Victims and Perpetrators.* Heidelberg: Carl-Auer-Systeme Verlag. – Dt.: Der Abschied: Nachkommen von Tätern und Opfern stellen ihre Familie. Heidelberg : Carl-Auer Systeme Verlag, 1998.

Hines, B. (1996): *God's Whisper, Creation's Thunder: Ultimate Reality in New Physics.* Brattleboro, VT: Threshold Publications. – Dt.: Wenn Gott flüstert, donnert es in der Schöpfung: Echos der geistigen Wirklichkeit in der neuen Physik. Salem: Adrasteia Pub, 2006.

Hubbard, L.R. (1950): *Dianetics: The Modern Science of Mental Health.* East Grinstead, Sussex, England: Hubbard College of Scientology. – Dt.: Dianetik: Die moderne Wissenschaft der geistigen Gesundheit. Dreieich: New Era Publishing, 1990.

Huey, S. R., und Sechrest, L. (1981): *Hyperventilation Syndrome and Psychopathology.* Center for Research on the Utilization of Scientific Knowledge, Institute for Social Research, University of Michigan (Manuskript).

Huxley, A. (1945): *Perennial Philosophy.* New York and London: Harper and Brothers. – Dt.: Die ewige Philosophie (Philosophia perennis). Zürich: Steinberg-Verlag, 1949.

Huxley, A. (1959): *The Doors of Perception and Heaven and Hell.* Harmondsworth, Middlesex, Great Britain: Penguin Books. – Dt.: Die Pforten der Wahrnehmung, Himmel und Hölle. München (Piper) 1970.

Jilek, W.J. (1974): *Salish Indian Mental Health and Culture Change: Psychohygienic and Therapeutic Aspects of the Guardian Spirit Ceremonial.* Toronto and Montreal: Holt, Rinehart, and Winston of Canada.

Jilek, W.J. (1982): *Altered States of Consciousness in North American Indian Ceremonials.* Ethos 10:326–343.

Jung, C. G. (1959a): *The Archetypes of the Collective Unconscious.* Collected Works, Vol. 9 Part 1. Bollingen Series 20. Princeton: Princeton University Press. – Dt.: Die Archetypen und das kollektive Unbewusste. Olten, Freiburg im Breisgau: Walter, 1976.

Jung, C.G. (1959b): *Mandala Symbolism.* Bollingen Series. Princeton: Princeton University Press. – Dt.: Mandala: Bilder aus dem Unbewussten. Olten, Freiburg im Breisgau: Walter, 1976.

Jung, C. G. (1961): *Memories, Dreams, Reflections.* New York: Pantheon. – Dt.: Erinnerungen, Träume, Gedanken. Zürich: Rascher, 1962.

Jung, C. G. (2009): *The Red Book.* New York: W. W. Norton and Company. – Dt.: Das Rote Buch, Liber novus. Düsseldorf: Patmos, 2009.

Kalff, D. (2003): *Sandplay: A Psychotherapeutic Approach to the Psyche.* Cloverdale, CA: Temenos Press. – Dt.: Sandspiel. Seine therapeutische Wirkung auf die Psyche. Zürich, Stuttgart: Rascher, 1966.

Kamiya, J. (1969): *Operant Control of the EEG Alpha Rhythm and Some of Its Effects on Consciousness.* In: Altered States of Consciousness. Hrsg. v. C.T. Tart. New York: Wiley. 489–501.

Kast, E. C., und Collins, V. J. (1966): *LSD and the Dying Patient.* Chicago Medical School Quarterly 26:80.

Katz, R. (1976): *Boiling Energy: Community Healing Among the Kalahari Kung.* Cambridge, MA: Harvard University Press.

Kellogg, J. (1977a): *The Use of the Mandala in Psychological Evaluation and Treatment.* American Journal of Art Therapy 16:123.

Kellogg, J. (1977b): *The Meaning of Color and Shape in Mandalas.* American Journal of Art Therapy 16:123–126.

Kellogg, J. (1978): *Mandala: The Path of Beauty.* Baltimore, MD: Mandala Assessment and Research Institute.

Kennell, J. H., und Klaus, M. (1998): *Parental Bonding: Recent Observations That Alter Perinatal Care.* Pediatrics in Review 19:4–2.

Klaus, M. H., Kennell, J. H., und Klaus, P. H. (1995): *Bonding: Building the Foundations of Secure Attachment and Independence.* Reading, MA: Addison Wesley. – Dt.: Der erste Bund fürs Leben: Die gelungene Eltern-Kind-Bindung und was Mütter und Väter dazu beitragen können. Reinbek bei Hamburg: Rowohlt, 1997.

Klaus, M. H. (1976): *The Impact of Early Separation: The Impact of Early Separation or Loss on Family Development.* St. Louis, MI: Mosby Publications. [Dieser Titel liegt nicht auf Deutsch vor, aber ein anderes Buch desselben Autors zum selben Thema: Mutter-Kind-Bindung: Über die Folgen einer frühen Trennung. München (Kösel) 1983].

Klein, D. F., Zitrin, C. M., und Woerner, M. (1978): *Antidepressants, Anxiety, Panic, and Phobia.* In: Psychopharmacology: A Generation of Progress. Hrsg. v. M. A. Lipton, A. DiMascio und K.F. Killiam. New York: Raven Press.

Laszlo, E. (1993): *The Creative Cosmos.* Edinburg: Floris Books. – Dt.: Kosmische Kreativität: Neue Grundlagen einer einheitlichen Wissenschaft von Materie, Geist und Leben. Frankfurt am Main, Leipzig: Insel Verlag, 1997.

Laszlo, E. (2004): *Science and the Akashic Field: An Integral Theory of Everything.* Rochester, VT: Inner Traditions. – Dt.: Zuhause im Universum: Eine neue Vision der Wirklichkeit. Berlin: Allegria, 2005.

Lee, R., und DeVore, I. (1999): *Kalahari Hunter-Gatherers: Studies of the !Kung San and Their Neighbors.* Cambridge, MA: Harvard University Press.

Lum, L. C. (1987): *Hyperventilation Syndrome in Medicine and Psychiatry: A Review.* Journal of the Royal Society of Medicine 80,4:229–231.

Mahl, G. F. (1949): *The Effect of Chronic Fear on Gastric Secretion.* Psychosomatic Medicine 11:30.

Mahr, A. (1999): Das wissende Feld: Familienaufstellung als geistig energetisches Heilen. München: Kösel.

Martin, J. (1965): *LSD Analysis.* Vortrag und Filmvorführung auf der Zweiten Internationalen Konferenz zur Anwendung von LSD in der Psychotherapie, 8.–12. Mai 1965, im South Oaks Hospital, Amityville, New York. Aufsatz veröffentlicht in: The Use of LSD in Psychotherapy and Alcoholism. Hrsg. v. H. A. Abramson. Indianapolis: Bobbs-Merrill. 223–238.

Maslow, A. (1962): *Toward a Psychology of Being.* Princeton: Van Nostrand. – Dt.: Psychologie des Seins. München: Kindler, 1973.

Maslow, A. (1964): *Religions, Values, and Peak Experiences.* Columbus: Ohio State University Press.

Maslow, A. (1969): *A Theory of Metamotivation: The Biological Rooting of the Value of Life.* In: Readings in Humanistic Psychology. Hrsg. v. A. J. Sutich und M. A. Vich. New York: The Free Press. 41–103.

Maxfield, M. C. (1990): *Effects of Rhythmic Drumming on EEG and Subjective Experience.* Unveröffentlichte Doktorarbeit. Institute of Transpersonal Psychology, Menlo Park, CA.

Maxfield, M. C. (1994): *The Journey of the Drum.* Re-Vision Journal 16:148–156.

McCririck, P. (1966): *The Importance of Fusion in Therapy and Maturation.* Unveröffentlichtes vervielfältigtes Manuskript.

McGee, D., Browne, I., Kenny, V., McGennis, A., und Pilot, J. (1984): *Unexperienced Experience: A Clinical Reappraisal of the Theory of Repression and Traumatic Neurosis.* Irish Journal of Psychotherapy 3:7.

Moreno, J. L. (1973): Gruppenpsychotherapie und Psychodrama. Stuttgart: Thieme.

Moreno, J. L. (1976): *Psychodrama and Group Psychotherapy.* Annals of the New York Academy of Sciences 49,6:902–903.

Neher, A. (1961): *Auditory Driving Observed with Scalp Electrodes in Normal Subjects.* Electroencephalography and Clinical Neurophysiology 13:449–451.

Neher, A. (1962): *A Physiological Explanation of Unusual Behavior Involving Drums.* Human Biology 14:151–160.

Orr, L., und Ray, S. (1977): *Rebirthing in the New Age.* Millbrae, CA: Celestial Arts.

Perls, F. (1973): *Gestalt Approach and Witness to Therapy.* Palo Alto, CA: Science and Behavior Books. – Dt.: Grundlagen der Gestalt-Therapie: Einführung und Sitzungsprotokolle, München: Pfeiffer, 1985.

Perls, F. (1976). *Gestalt Therapy Verbatim.* New York: Bantam Books. – Dt.: Gestalttherapie in Aktion. Stuttgart: Klett, 1974.

Perls, F., Hefferline, R. F., und Goodman, P. (1951): *Gestalt Therapy: Excitement and Growth in the Human Personality.* New York: Julian Press. – Dt.: Gestalttherapie: Lebensfreude und Persönlichkeitsentwicklung. Stuttgart: Klett-Cotta, 1979.

Pribram, K. (1971): *Languages of the Brain.* Englewood Cliffs, NJ: Prentice Hall.

Ramacharaka [William Walker Atkinson] (1903): *The Science of Breath.* London: L. N. Fowler and Company, Ltd.

Reich, W. (1949): *Character Analysis.* New York: Noonday Press. Dt.: Charakteranalyse, Köln (Kiepenheuer & Witsch) 1970.

Reich, W. (1961): *The Function of the Orgasm: Sex-Economic Problems of Biological Energy.* New York: Farrar, Strauss, and Giroux. – Dt.: Die Funktion des Orgasmus: Sozialökonomische Grundprobleme der biologischen Energie. Frankfurt am Main: Fischer, 1981.

Reich, W. (1970): *The Mass Psychology of Fascism.* New York: Simon and Schuster. – Dt.: Massenpsychologie des Faschismus. Zur Sexualökonomie der politischen Reaktion und zur proletarischen Sexualpolitik. Kopenhagen u. a.: Verlag für Sexualpolitik, 1933.

Rider, M. (1985): *Entrainment Mechanisms Are Involved in Pain Reduction, Muscle Relaxation, and Music-Mediated Imagery.* Journal of Music Therapy 22:183–192.

Ring, K., and Cooper, S. (1999): *Mindsight: Near-Death and Out-of-Body Experiences in the Blind.* Palo Alto, CA: William James Center for Consciousness Studies. – Dt.: Wenn Blinde sehen: Nahtoderfahrungen bei Blinden. Goch: Santiago Verlag, 2011.

Ring, K., und Valarino, E. E. (1998): *Lessons from the Light: What We Can Learn from the Near-Death Experience.* New York: Plenum Press. – Dt.: Im Angesicht des Lichts: Was wir aus Nah-Tod-Erfahrungen für das Leben gewinnen. Kreuzlingen, München: Hugendubel, 1999.

Ross, C. A. (1989): *Multiple Personality Disorder: Diagnosis, Clinical Features, and Treatment.* New York: John Wiley & Sons.

Sabom, M. (1982): *Recollections of Death: A Medical Investigation.* New York: Harper and Row Publications. – Dt.: Erinnerungen an den Tod: Eine medizinische Untersuchung, München (Goldmann) 1983.

Sabom, M. 1998. Light and Death: One Doctor's Fascinating Accounts of Near-Death Experiences. Grand Rapids, MI: Zondervan Church Source.

Selye, H. (1950): *The Physiology and Pathology of Exposure to Stress.* Montreal: Acta.

Shapiro, F. (2001): *Eye Movement Desensitization and Reprocessing: Basic Principles, Protocols, and Procedures.* New York: Guilford Press. – Dt.: EMDR, Grundlagen & Praxis: Handbuch zur Behandlung traumatisierter Menschen. Paderborn: Junfermann, 1998.

Shapiro, F. (2002): *EMDR as an Integrative Psychotherapy Approach: Experts of Diverse Orientations Explore the Paradigm Prism.* Washington, DC: American Psychological Association Books. – Dt.: EMDR als integrativer psychotherapeutischer Ansatz: Experten verschiedenster psychotherapeutischer Orientierung erforschen das Paradigmenprisma. Paderborn: Junfermann, 2003.

Sheldrake, R. (1981): *A New Science of Life: The Hypothesis of Formative Causation.* Los Angeles, CA: J. P. Tarcher. – Dt.: Das schöpferische Universum: Die Theorie des morphogenetischen Feldes. München: Meyster, 1983.

Sheldrake, R. (1988): *The Presence of the Past: Morphic Resonance and the Habits of Nature.* New York: Times Books. – Dt.: Das Gedächtnis der Natur: Das Geheimnis der Entstehung der Formen in der Natur. Bern u. a.: Scherz, 1990.

Stoll, W. A. (1947): „LSD, ein Phantastikum aus der Mutterkorngruppe". Schweizer Archiv für Neurologie und Psychiatrie 60:279.

Stone, H., und Stone, S. (1989): *Embracing Our Selves: The Voice Dialogue Manual.* Mill Valley, CA: Nataraj Publishing. – Dt.: Du bist viele: Das 100fache Selbst und seine Entdeckung durch die Voice-Dialogue-Methode. München: Heyne, 1994.

Sutich, A. (1976): *The Emergence of the Transpersonal Orientation: A Personal Account.* Journal of Transpersonal Psychology 8: 5–19.

Teilhard de Chardin, P. (1964): *The Future of Man.* New York: Harper and Row. – Dt.: Die Zukunft des Menschen, Freiburg im Breisgau: Walter, 1963.

Teilhard de Chardin, P. (1975): *The Human Phenomenon.* New York: Harper and Row. – Dt.: Der Mensch im Kosmos. München (Beck) 1959.

Tomatis, A. A. (1991): *The Conscious Ear: My Life of Transformation through Listening.* Barrytown, NY: Station Hill Press. – Dt.: Das Ohr und das Leben: Erforschung der seelischen Klangwelt. Solothurn u. a.: Walter, 1995.

Turner, V. W. (1969): *The Ritual Process: Structure and Anti-Structure.* Chicago: Aldine. – Dt.: Das Ritual: Struktur und Anti-Struktur. Frankfurt am Main: Campus, 2005.

Turner, V. W. (1974): *Dramas, Fields, and Metaphors: Symbolic Action in Human Society.* Ithaca, NY: Cornell University Press.

Vithoulkas, G. (1980): *The Science of Homeopathy.* New York: Grove Press. – Dt.: Die wissenschaftliche Homöopathie: Theorie und Praxis, Göttingen (Burgdorf) 1986.

Weil, A. (1972): *The Natural Mind.* Boston: Houghton Miflin. – Dt.: Das erweiterte Bewusstsein: Therapie in eigener Sache. Stuttgart: Deutsche Verlags-Anstalt, 1974.

Whitwell, G. E. (1999): *The Importance of Prenatal Sound and Music.* Journal of Prenatal and Perinatal Psychology and Health 13,3–4:255–262.

Wilber, K. (1980): T*he Atman Project: A Transpersonal View of Human Development.* Wheaton, IL: Theosophical Publishing House. – Dt.: Das Atman-Projekt: Der Mensch in transpersonaler Sicht. Paderborn: Junfermann, 1990.

Wilber, K. (1982): *A Sociable God.* New York: McGraw-Hill. – Dt.: Der glaubende Mensch: Die Suche nach Transzendenz. München: Goldmann, 1988.

Wolff, S., und Wolff, H. (1947): *Human Gastric Function.* London: Oxford University Press.

Zaritsky, M. G. (1998): *Complex Method of Treating Alcoholic Patients: Using Medichronal Microwave Resonance Therapy and Holotropic Breathwork.* Lik Sprava 7:126–132.

Studien über das Holotrope Atmen

Ashauer, B. (1988): *Healing Potential of Non-Ordinary States: Observations from Holotropic Breathwork.* Vorgetragen auf der 9. Internationalen Transpersonalen Konferenz in Santa Rosa, CA, unter dem Titel *The Transpersonal Vision: Past, Present and Future,* 9.–14. Oktober.

Binarová, D. (2003): *The Effect of Holotropic Breathwork on Personality.* Ceská a slovenská psychiatrie 99:410–414.

Binns, S. (1997): *Grof's Basic Perinatal Matrix Theory: Initial Empirical Verification.* Honors Year Dissertation. Department of Psychology, Australian Catholic University. Victoria, Australien.

Brewerton, T., Eyerman, J., Capetta, P., und Mithoefer, M. C. (2008): *Long-Term Abstinence Following Breathwork as Adjunctive Treatment of Substance Dependence.* Vorgetragen auf dem 10. Jahrestreffen der International Society of Addiction Medicine in Kapstadt, Südafrika.

Brouillette, G. (1997): *Reported Effects of Holotropic Breathwork: An Integrative Technique for Healing and Personal Change.* Doktorarbeit. ProQuest Dissertations and Theses 1997. Sektion 0669, Teil 0622, 375 Seiten; Vereinigte

Staaten, Kalifornien: Institute of Transpersonal Psychology. Publikationsnummer: AAT DP14336.

Byford, C. L. (1991): *Holotropic Breathwork: A Potential Therapeutic Intervention for Post-Traumatic Stress Disorder in Female Incest Victims.* MTP-Dissertation. ProQuest Dissertations and Theses. Sektion 0669, Teil 0621, 119 Seiten; Vereinigte Staaten, Kalifornien: Institute of Transpersonal Psychology. Publikationsnummer: AAT EP15296.

Cervelli, R. (2008): *Holotropic Breathwork, Mandala Artwork, and Archetypal Symbolism: The Potential for Self-Actualization.* Doktorarbeit. Institute of Transpersonal Psychology Palo Alto, Kalifornien, 21. Januar.

Crowley, N. (2005): *Holotropic Breathwork: Healing Through a Non-Ordinary State of Consciousness.* Aufsatz auf der Grundlage eines Vortrags von Dr. Crowley am 9. Mai 2005 beim Treffen einer Interessengruppe des Royal College of Psychiatrists, Vereinigtes Königreich.

Edwards, L. (1999): *Use of Hypnosis and Non-Ordinary States of Consciousness in Facilitating Significant Psychotherapeutic Change.* The Australian Journal of Clinical Hypnotherapy and Hypnosis. September-Ausgabe.

Everett, G. (2001): T*he Healing Potential of Non-Ordinary States of Consciousness.* Doktorarbeit, 251 Seiten. Australien, Norfolk Island. School of Psychology, College of Social Science, Greenwich University.

Grof, P., und Fox, A. (2010): *The Use of Holotropic Breathwork in the Integrated Treatment of Mood Disorders.* Canadian Journal of Psychotherapy and Counseling.

Hanratty, P. M. (2002): *Predicting the Outcome of Holotropic Breathwork Using the High-Risk Model of Threat Perception.* Doktorarbeit. ProQuest Dissertations and Theses 2002. Sektion 0795, Teil 0622, 171 Seiten; Vereinigte Staaten, Kalifornien: Saybrook Graduate School and Research Center. Publikationsnummer: AAT 3034572.

Henebry, J. T. (1991): *Sound Wisdom and the Transformational Experience: Explorations of Music, Consciousness, and the Potential for Healing.* Doktorarbeit. ProQuest Dissertations and Theses. Sektion 1033, Teil 0622, 329 Seiten; Vereinigte Staaten, Ohio: The Union Institute. Publikationsnummer: AAT 9125061.

Holmes, S. W. (1993): *An Examination of the Comparative Effectiveness of Experientially and Verbally Oriented Psychotherapy in the Amelioration of Client-Identified Presenting Problems.* Doktorarbeit. ProQuest Dissertations and Theses. Sektion 0079, Teil 0622, 257 Seiten; Vereinigte Staaten, Georgia: Georgia State University. Publikationsnummer: AAT 9409408.

Holmes, S. W., Morris, R., Clance, P. R., Thompson Putney, R. (1996): *Holotropic Breathwork: An Experiential Approach to Psychotherapy.* Psychotherapy: Theory, Research, Practice, Training 33,1:114–120. Frühjahr.

Jackson, P. A. (1996): *Stanislav Grof's Holotropic Therapy System.* (Dieser 50-seitige Aufsatz basiert auf Vorträgen, die Peter Jackson im März 1996 auf der Nelson-Konferenz der New Zealand Association of Psychotherapists und auf dem 1. Weltkongress des World Council for Psychotherapy im Juli 1996 in Wien hielt.) Online abrufbar unter www.geocities.com/hotsprings/villa/5484/Grof.html

Jefferys, B. (2003): *Holotropic Work in Addictions Treatment.* In: Exploring Holotropic Breathwork. Hrsg. v. K. Taylor. Santa Cruz, Kalifornien: Hanford Mead Publishers.

La Flamme, D. M. (1994): *Holotropic Breathwork and Altered States of Consciousness.* ProQuest Dissertations and Theses. Doktorarbeit. Sektion 0392, Teil 0622, 264 Seiten; Vereinigte Staaten, Kalifornien: California Institute of Integral Studies. Publikationsnummer: AAT 9410355.

Lahood, G. (2007): *From "Bad" Ritual to "Good" Ritual: Transmutations of Childbearing Trauma in Holotropic Ritual.* Journal of Prenatal and Perinatal Psychology and Health 22:81–112.

Lapham, J. A. (2000): *Holotropic Learning: The Language of Holotropic Light. Unpacking the Experience.* Doktorarbeit. ProQuest Dissertations and Theses. Sektion 1033, Teil 0451, 171 Seiten; Vereinigte Staaten, Ohio: The Union Institute. Publikationsnummer: AAT 9992717.

Lyons, C. (2003): *Somatic Memory in Non-Ordinary States of Consciousness.* Master-Arbeit. 86 Seiten. Vereinigtes Königreich, Merseyside. School of Psychology, Liverpool John Moores University.

Marquez, N. A. (1999): H*ealing Through the Remembrance of the Pre- and Perinatal: A Phenomenological Investigation.* Doktorarbeit. ProQuest Dissertations and Theses. Sektion 0669, Teil 0622, 250 Seiten; Vereinigte Staaten, Kalifornien: Institute of Transpersonal Psychology. Publikationsnummer: AAT 9934567.

Metcalf, B. A. (1995): *Examining the Effects of Holotropic Breathwork in the Recovery from Alcoholism and Drug Dependence.* In: Exploring Holotropic Breathwork. Hrsg. v. K. Taylor. Santa Cruz, CA: Hanford Mead Publishers.

Murray, M. (2001): *Deepening Presence: How Experiences of No-Self Shape the Self, an Organic Inquiry.* Doktorarbeit. ProQuest Dissertations and Theses. Sektion 0392, Teil 0620, 256 Seiten; Vereinigte Staaten, Kalifornien: California Institute of Integral Studies. Publikationsnummer: AAT 3016609.

Myerson, J. G. (1991): *Rising in the Golden Dawn: An Introduction to Acupuncture Breath Therapy.* Doktorarbeit. ProQuest Dissertations and Theses. Sektion 1033, Teil 0621, 76 Seiten; Vereinigte Staaten, Ohio: The Union Institute. Publikationsnummer: AAT 9216532.

Nelms, C. A. (1995): *Supporting People During Spiritual Emergency: A Manual and Resource Guide for Non-Clinicians.* MTP-Dissertation. ProQuest Dissertations and Theses. Sektion 0669, Teil 0622, 95 Seiten; Vereinigte Staaten, Kalifornien: Institute of Transpersonal Psychology. Publikationsnummer: AAT EP15327.

Pressman, T. E. (1993): *The Psychological and Spiritual Effects of Stanislav Grof's Holotropic Breathwork Technique: An Exploratory Study.* Doktorarbeit. ProQuest Dissertations and Theses. Sektion 0795, Teil 0622, 152 Seiten; Vereinigte Staaten, Kalifornien: Saybrook Graduate School and Research Center. Publikationsnummer: AAT 9335165.

Rhinewine, J. P., Williams, O. J. (2007): *Holotropic Breathwork: The Potential Role of a Prolonged, Voluntary Hyperventilation Procedure as an Adjunct to Psychotherapy.* The Journal of Alternative and Complementary Medicine 13,7:771–776. 1. September.

Robedee, C. (2008): *From States to Stages: Exploring the Potential Evolutionary Eficacy of Holotropic Breathwork.* Vorgelegt in Teilerfüllung der Voraussetzungen für das Erlangen des Master of Arts in Conscious Evolution am Graduate Institute in Millford, CT, Juli.

Selig, M. (2006): *Facilitating Breathwork at a Psychosomatic Clinic in Kassel, Germany.* In: The Inner Door 17:6–7.

Spivak, L. I., Kropotov, Y. D., Spivak, D. L., und Sevostyanov, A. V. (1994): *Evoked Potentials in Holotropic Breathing.* Human Physiology 20,1:17–19. (Eine englische Übersetzung des russischen Originals.)

Terekhin, P. I. (1966): *The Role of Hypocapnia in Inducing Altered States of Consciousness.* Human Physiology 22,6:730–735, 1996. (Eine englische Übersetzung des russischen Originals.)

Zaritsky, M. G. (1998): *Complex Method of Treating Patients Sick with Alcoholism Utilizing Medichronal Microwave Resonance Therapy and Holotropic Breathwork.* Lik Sprava 7:126–132.

Index

A

B

C

D

E

F

G

H

I

J

K

O

P

Q

R

S

T

U

V

W

Y

Z

Nachwort

Stan Grof ist ein Riese. In brandenden Atemsitzungen ein emotionaler Fels, ein mächtiger Geist mit einem großen Herzen in einem gewaltigen Körper. Er hielt mich an seinem baumstarken Unterarm so lange in der Luft, bis ich die Angst, loszulassen, aufgab und ins Leben stürzte.

Aus tiefer Dankbarkeit und Verbundenheit mit Stan und Christina Grof habe ich die Übersetzung dieses neuen Buches über das Holotrope Atmen vorangetrieben.

Schon 1989 durfte ich in der Ausbildung im Holotropen Atmen bei Stan lernen und erfahren, wie außerordentlich prägend die Umstände der Zeugung, die intrauterine Zeit, die Vorgänge um die Geburt und die Säuglingszeit für jeden Menschen in ihrer individuellen Einzigartigkeit sind. Essenziell ist das in diese Zeitspanne fallende innere und äußere Erleben der Mutter. Es bestimmt die Beschaffenheit der Bindung des Kindes zu seinen Eltern – zur Mutter vor allem –, die Art und Weise, wie bereits das Ungeborene unsere Welt wahrnimmt und wie der gleiche Mensch sie in seinem Leben deuten wird.

Das Holotrope Atmen öffnet ein Tor zu diesen tiefen unbewussten Erfahrungen. Wenn der Mensch sie erneut erlebt und bewusst zu sich nimmt, werden Traumata integriert, psychische Verletzungen verschmerzt, und Symptome können sich auflösen.

Während der annähernd 25 Jahre, in denen ich als Therapeutin mit dem Holotropen Atmen arbeitete, durfte ich dies immer wieder erfahren.

Stan verdanke ich außerdem die Erkenntnis, dass die transpersonale Dimension in unseren ganz normalen Erfahrungsbereich gehört und transformierend wirken kann.

Neurowissenschaften, Medizin und andere Disziplinen beginnen nun mit ihren Mitteln zu beweisen, was im Holotropen Atmen schon immer in Betracht gezogen wurde. Psychologie und Psychotherapie kommen nicht mehr umhin, ihre Spektren entsprechend zu erweitern.

Stan ist der Vorreiter dieses Paradigmenwechsels. Er ist ein einzigartiger Kenner der Tiefen des Bewusstseins und ein unbeirrbarer Forscher. Mit unermüdlicher Hingabe macht er seine Erkenntnisse einem breiten Publikum zugänglich. Die deutsche Fassung seines Buches über das Holotrope Atmen soll dazu beitragen, diesen – legalen – Weg zur Bewusstseinserweiterung noch bekannter zu machen.

Allen, die bei unserem Abenteuer mitgewirkt haben, danke ich: Chris Heidrich und Nina Seiler für die intensive Mitarbeit, Iwona Eberle für ihre Beratung und das Lektorat, Stephan Schuhmacher für seine sachkundige, sorgfältige Übersetzung und Roger Liggenstorfer für seine unternehmerische Flexibilität.

Von Herzen
Friederike Meckel Fischer

Das Lebenswerk des großen Pioniers der Bewusstseinsforschung

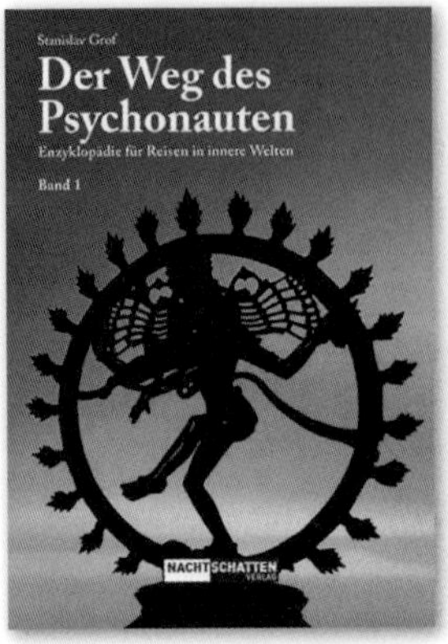

Stanislav Grof

Der Weg des Psychonauten

Enzyklopädie für Reisen in innere Welten – Band 1

ISBN 978-3-03788-577-2
392 Seiten, Format 17 x 24 cm, Hardcover

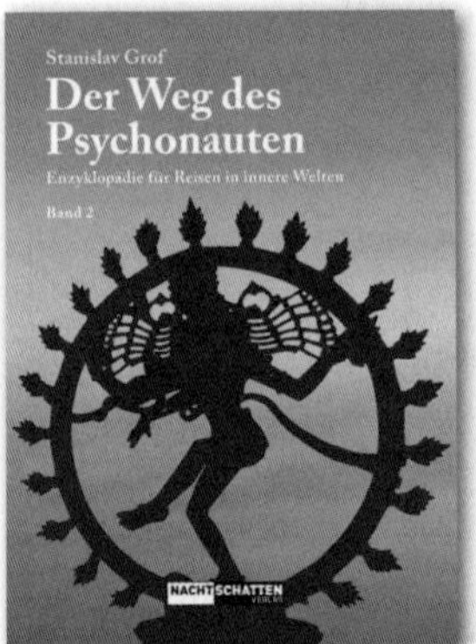

Stanislav Grof

Der Weg des Psychonauten

Enzyklopädie für Reisen in innere Welten – Band 2

ISBN 978-3-03788-606-9
360 Seiten, Format 17 x 24 cm, Hardcover

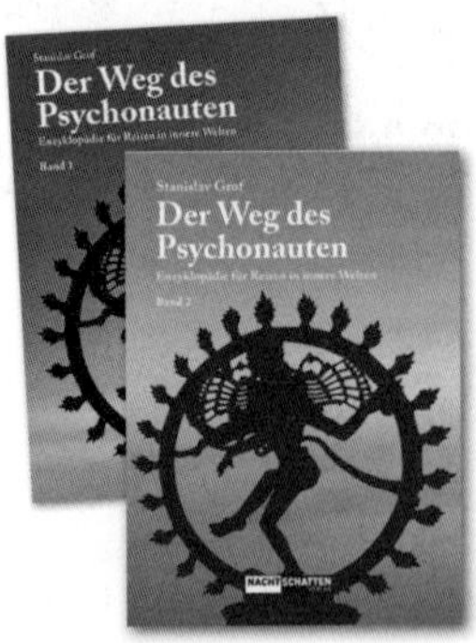

Der Weg des Psychonauten im Set

ISBN 978-3-03788-474-4
752 Seiten, Format 17 x 24 cm, Hardcover

NACHTSCHATTEN VERLAG

Nachtschatten Verlag AG
Kronengasse 11
CH-4500 Solothurn

info@nachtschatten.ch
www.nachtschatten.ch

Zum 90. Geburtstag von Stanislav Grof

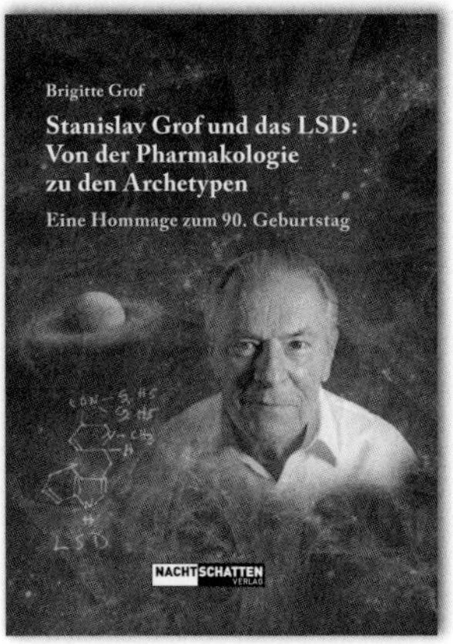

Brigitte Grof

Stanislav Grof und das LSD: Von der Pharmakologie zu den Archetypen

Eine Hommage zum 90. Geburtstag

ISBN 978-3-03788-487-4
160 Seiten, Format 24 x 17 cm, Hardcover
Mit Würdigungen von Freunden und Zeitgenossen sowie zahlreichen Fotos und Illustrationen.

Die visionäre Welt des Künstlers HR Giger, Bewusstseinsforschung und transpersonale Psychologie

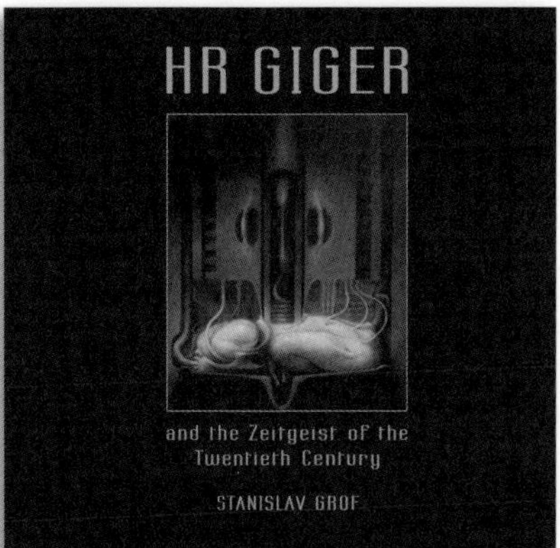

Stanislav Grof

HR GIGER and the Zeitgeist of the Twentieth Century

ISBN 978-3-03788-300-6
248 Seiten, 24 x 24 cm, Hardcover, d/e Ausgabe

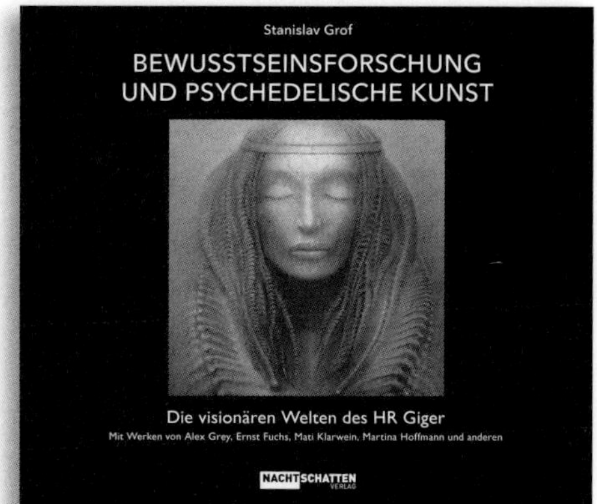

Stanislav Grof

Bewusstseinsforschung und psychedelische Kunst

Die visionären Welten des HR Giger

ISBN 978-3-03788-615-1
200 Seiten, 24 x 30,5 cm, Hardcover, d/e Ausgabe

NACHTSCHATTEN VERLAG

Nachtschatten Verlag AG
Kronengasse 11
CH-4500 Solothurn

info@nachtschatten.ch
www.nachtschatten.ch